国家“十一五”重点图书
现代生物医学科研技术丛书

常见人类疾病动物模型的制备方法

U0802740

主　编　秦　川
副主编　张连峰　潘振业　杜冠华
编　者
中国医学科学院实验动物研究所　秦　川　张连峰　魏　强
涂新明　孔　琪　杨秀红
刘　鹏　李国生　于　浩
鲍琳琳　邓　巍　代小伟
杜　静　许　晶
上海交通大学医学院　潘振业　严国锋　姜　莹
中国医学科学院药物研究所　杜冠华　郑元元　孙　兰
王金华
中国医学科学院肿瘤研究所　林　晨　张　谨
北京安贞医院　顾　云

北京大学医学出版社

图书在版编目（CIP）数据

常见人类疾病动物模型的制备方法/秦川主编.—北京：北京大学医学出版社，2007.4

（现代生物医学科研技术丛书）

ISBN 978-7-81116-231-8

Ⅰ.常… Ⅱ.秦… Ⅲ.疾病—实验动物—模型 Ⅳ.R441-33

中国版本图书馆 CIP 数据核字（2007）第 034556 号

常见人类疾病动物模型的制备方法

主　　编： 秦　川

出版发行： 北京大学医学出版社（电话：010—82802230）

地　　址：（100083）北京市海淀区学院路 38 号　北京大学医学部院内

网　　址： http://www.pumpress.com.cn

E — mail： booksale@bjmu.edu.cn

印　　刷： 莱芜市圣龙印务有限责任公司

经　　销： 新华书店

责任编辑： 药　蓉　　**责任校对：** 金彤文　　**责任印制：** 张京生

开　　本： 880mm×1230mm　1/32　**印张：** 8.75　**插页：** 4　**字数：** 265 千字

版　　次： 2007 年 10 月第 1 版　2007 年 10 月第 1 次印刷　　**印数：** 1－3000 册

书　　号： ISBN 978-7-81116-231-8

定　　价： 23.00 元

版权所有，违者必究

（凡属质量问题请与本社发行部联系退换）

出版说明

生物医学科研领域的技术多，方法杂，而且伴随着科技进步，还在不断涌现新的技术和方法。为了让该领域的研究人员能够扎实地掌握基本技术，提高在操作中解决实际问题的能力，并能在较短的时间内了解和应用新的方法、技术，我们策划并出版了这套《现代生物医学科研技术丛书》。本套丛书具有以下几点特色：

1. 专家牵头，组织有长期实践经验的一线科研工作者编写。每本书特别增加了“写在前面的话”，由作者介绍自己在科研实践中的思路和心得，为读者提供启示与帮助。

2. 内容全面，重点突出。本套丛书全面囊括了生物医学领域中的常用实验技术，并重点介绍一些新兴的、热门的技术，同时还包括几本专门介绍与科研相关的仪器设备的使用和计算机软件应用的图书，以方便读者使用。

3. 内容简明、实用。本套丛书注重操作，强调经验的总结。内容中的“注意事项”，介绍影响实验结果的关键步骤或易于出错的地方。

本丛书主要面向生物、医学专业的研究生、高年级本科生，以及相关专业的其他研究人员。我们真诚地希望，这套丛书能为各位读者的科研实践提供切实有效的帮助。

写在前面的话

实验动物科学是以为医学研究、药学研究和生命科学研究提供合格的实验动物、疾病模型和相应的实验条件为宗旨的交叉学科；比较医学是对动物模型的医学研究和人类医学研究进行比较，进而为人类医学研究服务的学科。

实验动物科学是医学研究的支撑条件之一，比较医学是联系实验动物科学和医学的桥梁。虽然我国利用动物进行医学研究有很长的历史，但现代意义上的实验动物科学和比较医学的起步是在中国改革开放之后，我们这一代从事实验动物科学和比较医学研究的科学工作者大多是从医学和动物科学转入这一领域的。可以说，我们是在摸索和学习中建立了中国实验动物科学和比较医学的基础。以下是我 20 多年研究的粗浅体会，希望对年轻的研究者有所启发。

（1）比较医学是医学研究的前沿

比较医学是应用实验动物的生命系统对人类健康与疾病关系及其发生发展规律进行类比研究的科学，是生命科学、医学高水平研究的重要支撑学科，在研究人类疾病的发病机理、预防、治疗等方面有着不可替代的作用。它是生命科学的重要组成部分，也是多个相关学科相互融合、相互渗透的重要交叉学科。比较医学是一门发展前景广阔、应用潜力巨大的学科。正如诺贝尔奖获得者 G. D. Snell 博士说，“比较医学是推动人类健康研究的焦点学科，比较医学永远站在生物医学发展的基础之上。”比较医学的重要性在于更深入了解人类疾病发生、发展规律，寻找到预防、诊断、治疗疾病的正确途径，达到控制人类疾病、衰老和延长寿命的目的。同时对于扩大人们的视野、更新理论观念、拓展思维方式与空间、促进学术交流、加速现代医学的发展，起着十分重要的作用。近 50 年来，世界有 57 项重大发现，其中 35

项是通过动物实验方法学获得的，近 10 年医学相关的诺贝尔奖，有 7 次是使用动物研究取得的成果。我国的医学研究和生命科学研究工作者应该认识到这一学科的重要作用，在医学研究工作中充分利用这一重要的工具。

（2）关爱模型动物是研究者的责任和取得可靠研究结果的条件

实验动物在医学研究中是人类的替难者，正是它们不自觉的，或不自愿的牺牲，为人类医学的进步做出了贡献。研究者对使用的实验动物的关爱是体现国民素质——对生命基本价值尊敬的体现，也是现在国际社会对实验动物使用者的要求。在模型制作过程中对动物进行适当的麻醉、消炎和术后护理，使动物的痛苦减到最小，并在适宜的环境中饲养，对模型制作的成败和一系列生理生化指标都有影响；牺牲模型动物的方法对组织样品的质量也有影响。实验动物的微生物和寄生虫背景更是和实验的成败和可靠性直接相关。所以，关爱模型动物也是取得可靠研究结果的条件，这也是本书中设专门章节介绍动物伦理的目的。

（3）动物模型的局限性

比较医学的研究内容分为两个方面：一是比较不同动物对同一病原或病因所引发的各种反应，综合成多维的“全息图像”，寻求接近人类疾病的最大公约数的动物模型——人类疾病动物模型；二是对人类疾病的特定替代模型的实验数据进行诠释，界定特定疾病模型和人类疾病在组织病理、细胞和分子机制方面的相似度，开展实验动物模型的可控研究，力求阐明特定模型在人类疾病研究中的适用范围。对不同物种的疾病发生、发展进行比较，以求获得疾病四维全息图像，从而通过疾病模型了解人类疾病的致病过程，用于疾病的诊断和治疗、病理学、生理学、药理学、毒理学以及新药创制等的研究。作为毒性安全评价，实验动物是公认的有效的工具，但是在药效学和疾病机理研究方面，人类疾病动物模型作为人类的替难者仍然存在很多问题。有两个方面的原因使得动物模型不能完全反映人类疾病，一是动物和人类存在遗传背景的差异；二是模型制作方法、研究方法的限制和研究信息的缺乏。研究者在使用疾病模型进行研究时，要考虑模型的适应性，选择最适宜的模型，同时在将模型上的研究结果向人类疾病类推时，也要考虑模型的局限性。

综上，疾病动物模型是活的生物系统，它对环境的要求、对操作人员的要求等比高科技设备要求得更高。只有最严谨的科学态度对待实验动物，才能得到可靠的研究结果；同时比较医学研究的成果不能没有限制地外推到人类，在研究中要认识到疾病模型的局限性。

秦　川

病理生理学博士

比较病理学教授

国家实验动物病理检测实验室主任

实验动物研究所所长

目　录

第1章 生化和病理检测的基本方法

1.1 取尿样、血样、体液

1.1.1 尿液的采集方法

1. 代谢笼采集尿液　将动物放在特制的笼内饲养（图 1.1），动物排便时，可通过笼子底部的大小便分离漏斗，将尿液与粪便分开，达到采集尿液的目的。

2. 输尿管插管采集尿液　在动物输尿管内插一根塑料套管收集尿液。适用于兔、猫、犬等。常用于一侧肾功能研究时分侧收集尿液。以兔为例，操作方法如下：用 20%氨基甲酸乙酯静脉麻醉家兔（5ml/kg），仰卧固定在实验台上。于耻骨联合上缘向上沿正中线作 4cm 长皮肤切口，再沿腹白线剪开腹壁寻找膀胱，将其翻出腹外，在膀胱底两侧找到输尿管。在输尿管靠近膀胱处，用细线扣一松结，以玻璃分针或有钩小镊提起输尿管管壁，于输尿管上剪一小口。从小口向肾脏方向插入一根适当大小的细塑料导管，并将松结打紧以固定插管，这时可见尿液慢慢由导管流出。如图 1.1 所示，将导管开口固定于记滴器上，记录单位时间内尿液滴数。将滴下的尿液用量器收集，测其尿液量。实验过程中，应用温生理盐水纱布，将手术部位覆盖，以保持动物腹腔温度和湿润肠管。

3. 尿道插管采集尿液　以雄性家兔尿液的收集为例，一般用 2kg 以上的雄兔，按 30～60ml/kg 给兔灌水，1h 后用 25%乌拉坦溶液 4ml/kg 耳缘静脉麻醉，将家兔固定于兔台上，由耳缘静脉以每分钟 2ml 速度注入 5%葡萄糖盐水，由尿道徐徐插入导尿管（顶端应先用液体石蜡涂抹），一般均无阻力。插入深度约 22cm 左右，可根据动物大小而定。当导尿管插入膀胱时，尿液立即从管中流出，证明插入正确（图 1.2），用胶布将导尿管固定好，压迫下腹部排空膀胱，然后收集正常尿液，给药后再收集尿液。在收集尿液期间应经常转动导尿管。

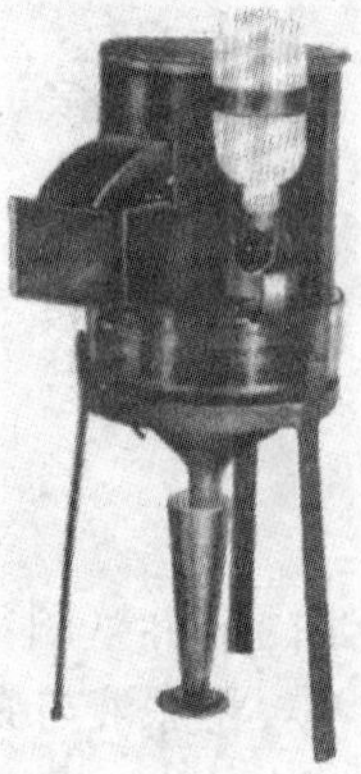

图 1.1　兔代谢笼采集尿液

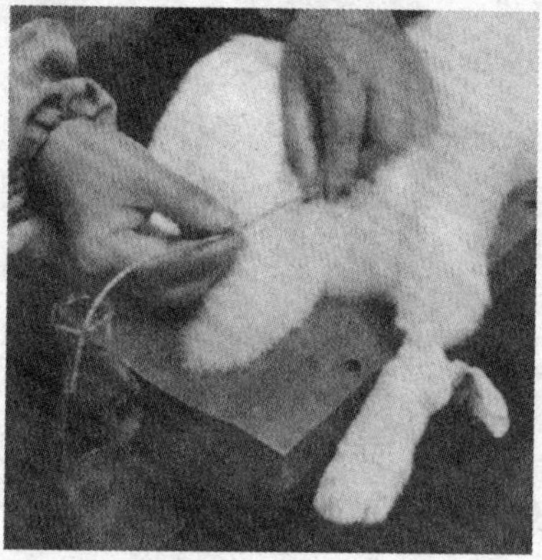

图 1.2　兔尿道插管采集尿液

4. 膀胱手术插管采集尿液　一般用于犬等较大动物，麻醉后固定于手术台上在下腹部做手术切口，长约 6～8cm，从切口处取出膀胱，将金属套管插入膀胱，套管应当用小型而其底的边缘应向下翻成杯状，以免当膀胱缩小时损伤膀胱壁。用粗线在膀胱体部的前壁穿过肌肉层作一椭圆形荷包口缝线。在荷包缝线下面用手夹住膀胱体部，然后顺着荷包口缝线的长轴切开膀胱，两端保留长约 3～4mm 的边缘。用小钩钩住切口的两端，将套管底盘插入膀胱腔内，随后把荷包口缝线结扎紧。然后将套管固定在腹壁切口上，同时缝合腹壁切口。平时用套管塞塞住瘘管口，实验时将其打开，用橡皮带将一漏斗绑到膀胱瘘管上，漏斗下面放小瓶收集尿液。

5. 穿刺膀胱采集尿液　此方法具有快速、方便和对尿道损伤小的优点。以犬为例，操作方法如下：将犬麻醉后仰卧并固定于手术台上，剃去腹正中线区域皮毛，在耻骨联合上方准备穿刺点处消毒后，用左手触摸并固定膀胱，右手持事先准备好的连有 5ml 注射器 10cm 长的粗针头经皮刺入膀胱，入皮后针头应稍改变一下角度，以免穿刺后漏尿。刺入时慢慢深入，边进边抽吸，以抽出尿液为度。穿刺位置在耻骨联合上 18cm，如一次抽不到尿液，需拔出针头重新刺入。抽到尿液后用左手固定针头，取下针筒，再选用5号儿童导胃管经针头管道插入膀胱内，直到尿液从导管流出，然后轻轻拔出针头，留置导管，用缝一针法固定导管，以免滑脱，将导尿管尾端夹一静脉夹，可以定时控制尿液的收集和排放。

6. 压迫膀胱采集尿液　在有些动物实验中，常为了某种实验目的，要求间隔一定的时间采集一次尿液，以观察药物的排泄情况。动物轻度麻醉后（20%氨基甲酸乙酯静脉麻醉家兔5ml/kg），实验人员用手在动物后腹部加压，手要轻柔而有力。当压力足以使动物膀胱括约肌松弛时，尿液就会自动由尿道排出，如图1.3。此法适用于家兔、猫、犬等较大动物。

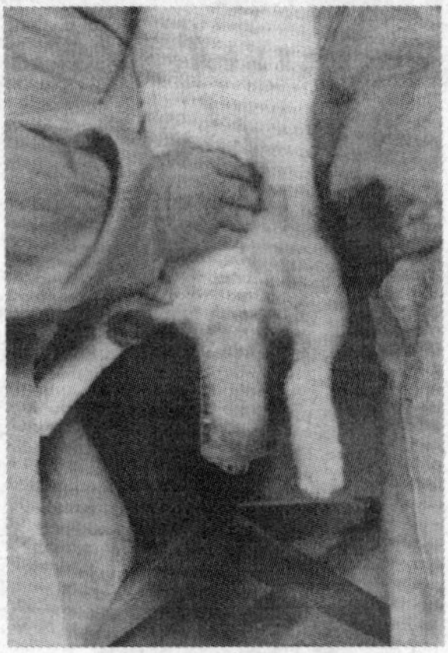

图1.3　压迫膀胱采集尿液

7. 剖腹采集尿液　术前准备同上述穿刺法。皮肤切口范围应大一些，剖腹暴露膀胱，用无齿镊夹住一小部分膀胱壁，然后将针在小镊夹住的膀胱部位直接穿刺抽取尿液。抽尿时，应避免针头贴在膀胱壁上而抽不出尿液。

8. 反射排尿采集尿液　这种采集尿液的方法适用于小鼠，因小鼠被人抓住尾巴提起时排尿反射比较明显。当实验需要采取少量尿液时，可提起小鼠，将小鼠排出的尿液吸取，供实验用。

1.1.2　血液的采集方法

实验研究中，经常要采集实验动物的血液进行常规检查或某些生化分析，故必须掌握血液的正确采集、分离和保存的操作技术。

实验动物的采血方法很多，按采血部位不同，可分为：尾静脉采血、耳静脉采血、眼眶静脉丛采血、断头采血、心脏采血、颈动（静）脉采血、股动（静）脉采血等。选择什么采血部位与使用何种采血方法，视动物种类、检测目的、试验方法以及所需血量而定。不同动物采血部位、采血量及常见实验动物的最大安全采血量与最小致死采血量见表1.1。

表1.1　常用实验动物采血部位、采血量及最大安全采血量与最小致死采血量

动物品种	采血量	采血部位	最大安全采血量（ml）	最小致死采血量（ml）
小鼠	取少量血	尾静脉、眼底静脉丛	0.2	0.3
	取中量血	心脏、断头		
	取大量血	摘眼球		
大鼠	取少量血	尾静脉、眼底静脉丛	1	2
	取中量血	心脏、断头		
	取大量血	摘眼球		
豚鼠	取少量血	耳缘剪口	5	10
	取中量血	心脏		
	取大量血	股动脉、颈动脉		
兔	取少量血	耳静脉、眼底静脉、舌下静脉	10	40
	取中量血	耳中央动脉		
	取大量血	股动脉、颈动脉、心脏		
犬	取少量血	耳静脉	50	200
	取中量血	后肢外侧皮下小隐静脉、前肢内侧皮下头静脉、耳中央动脉、颈静脉		
	取大量血	股动脉、颈动脉、心脏		
猴	取少量血	毛细血管	15	60
	取中量血	后肢外侧皮下小隐静脉、前肢内侧皮下头静脉		
	取大量血	股动脉、颈动脉、心脏		

采血时要注意：（1）采血场所有充足的光线；室温最好保持在夏季25～28℃，冬季15～20℃为宜；（2）采血用具、采血部位一般需要进行消毒；（3）采血用的注射器和试管必须保持清洁干燥；（4）若需抗凝全血，在注射器或试管内需预先加入抗凝剂；（5）所需采血量应控制在动物的最大安全采血量范围内。

1. 小鼠、大鼠采血法

（1）剪尾或切开尾静脉采血：需血量很少时采用本法。首先固定动物并露出鼠尾，将尾部毛剪去后消毒，然后浸泡在45℃左右的温水中数分钟，也可用乙醇或二甲苯反复擦拭使尾部血管扩张。再将尾擦干，用剪刀割去尾尖（小鼠1～2mm，大鼠5～10mm）让血液自由滴入盛器或用血红蛋白吸管吸取，采血结束，伤口消毒并压迫止血。也可在尾部作一横切口，割破尾动脉或静脉，收集血液的方法同上，如图1.4。每只鼠一般可采血10余次。小鼠每次可取血0.1ml，大鼠0.3～0.5ml。

（2）针刺鼠尾静脉采血：大鼠用血量不多时（仅做白细胞计数或血红蛋白检查），可采用本法。固定动物，先将鼠尾用温水擦拭，再用乙醇消毒和擦拭，使鼠尾充血。用7号或8号注射针头，在尾尖部向上数厘米处刺入鼠尾静脉，拔出针头时即有血滴出。如果长期反复取血，应先靠近鼠尾末端穿刺，以后再逐渐向近心端穿刺，然后局部压迫止血。

（3）眼眶静脉丛采血：当需要多次反复采血时，常使用本法。首先用乙醚将动物浅麻醉，采血者的左手拇、示两指从背部较紧地握住小鼠或大鼠的颈部，应防止动物窒息。取血时，左手拇指及示指轻轻压迫动物的颈部两侧，使眶后静脉丛充血。右手持7号针头的1ml注射器或长颈（3～4cm）硬质玻璃滴管（毛细管内径0.5～1.0mm），使采血器与鼠面成45°的夹角，由眼内角刺入，针头斜面先向眼球，刺入后再转180°使斜面对着眼眶后界（图1.5），刺入深度小鼠约2～3mm、大鼠约4～5mm。当感到有阻力时即停止进针，再将针后退约0.1～0.5mm，边退边抽。若穿刺适当，血液能自然流入毛细管中。当得到所需的血量后，即除去加于颈部的压力，同时将采血器拔出，用消毒纱布压迫眼球30秒，以防止术后穿刺孔出血。若技术熟练，用本法短期内可重复采血均无大困难。

左右两眼轮换更好。体重20～25g的小鼠每次可采血0.2～0.3ml；体重200～300g大鼠每次可采血0.5～1.0ml。

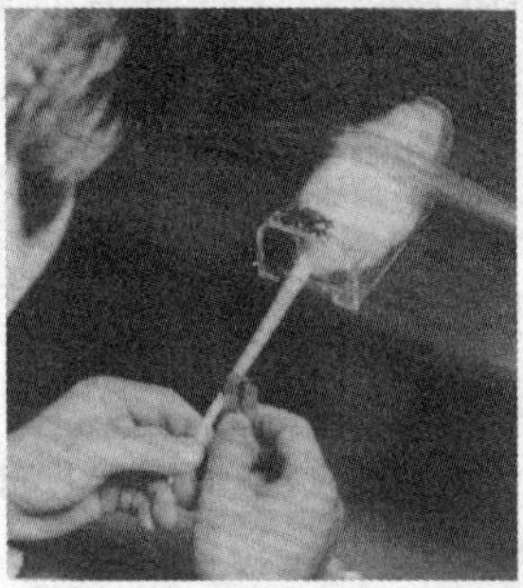

图1.4 剪尾静脉采血

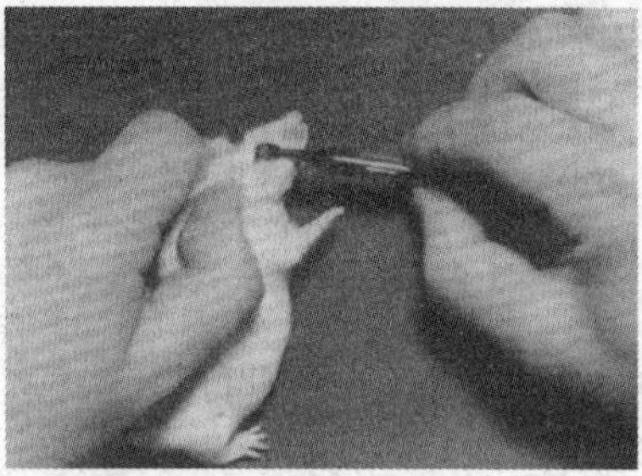

图1.5 眼眶静脉丛采血

（4）心脏采血：鼠类的心腔较小，且心率较快，心脏采血比较困难，故较少采用心脏采血。操作时，将动物仰卧固定于鼠板上，剪去胸前区的皮毛，用碘酒、乙醇消毒皮肤。在左侧第3～4肋间，用左手示指摸到心搏处，右手持带有4～5号针头的注射器，选择心搏最强处穿刺。心脏采血注意要点：①要迅速直接插入心脏，否则，心脏将从针尖移开；②如第一次没刺准，将针头抽出重刺，不要在心脏周围乱探，以免损伤心、肺；③要缓慢而稳定地抽吸，否则太多的真空反而使心脏塌陷。

若做开胸一次死亡采血，先将动物作深麻醉，打开胸腔，暴露心脏，用针头刺入右心室，吸取血液。小鼠约0.5～0.6ml；大鼠约0.8～1.2ml。

（5）颈动静脉采血：先将动物仰位固定，切开颈部皮肤，分离皮下结缔组织，使颈静脉充分暴露，用动脉夹夹住近心端，针尖斜面向上朝远心端刺入静脉，缓慢抽吸。在气管两侧分离出颈动脉，远心端结扎，将针头朝近心端刺入，动脉血压力大，勿需或只需轻轻抽吸。

（6）腹主动脉采血：先用乙醚将动物麻醉，仰卧固定在手术架上，从腹正中线皮肤切开腹腔，将肠管向左或向右推向一侧，使腹主动脉清楚暴露。在腹主动脉远心端结扎，再用动脉夹夹住近心端，然后在其间平行刺入，松开动脉夹，立即采血。

(7) 股动（静）脉采血：先由助手握住动物，采血者左手拉直动物下肢，使静脉充盈。或者以搏动为指标，右手用注射器刺入血管。体重15～20g小鼠采血约0.2～0.3ml，大鼠约0.4～0.6ml。

2. 豚鼠采血法

(1) 耳缘剪口采血：将耳消毒后，用锐器（刀或刀片）割破耳缘，在切口边缘涂抹20%柠檬酸钠溶液，阻止血凝，则血可自切口自动流出，进入盛器。此法能采血0.5ml左右。

(2) 心脏采血：此法常用。取血前应探明心脏搏动最强部位，通常在胸骨左缘的正中，选心跳最明显的部位作穿刺。针头宜稍细长些，以免发生手术后穿刺孔出血，其操作手法详见兔心脏采血。因豚鼠身体较小，一般可不必将动物固定在解剖台上，而可由助手握住前后肢进行采血即可。成年豚鼠每周采血不应超过10ml。

(3) 股动脉采血：将动物仰位固定在手术台上，剪去腹股沟区的毛，麻醉后，局部用碘酒消毒。切开长约2～3cm的皮肤，暴露并分离股动脉。然后，用镊子提起股动脉，远心端结扎，近心端用止血钳夹住，在动脉中央剪一小孔，用无菌玻璃小导管或聚乙烯、聚四氟乙烯管插入，放开止血钳，血液即从导管口流出。一次可采血10～20ml。

(4) 背中足静脉取血：此法主要用于豚鼠。操作时，由助手固定动物，将其右或左膝关节伸直提到术者面前。术者将动物脚背面用乙醇消毒，并找出背中足静脉，以左手的拇指和示指拉住豚鼠的趾端，右手拿注射针刺入静脉采血。拔针后立即出血，呈半球状隆起。采血后，用纱布或脱脂棉压迫止血。反复采血时，两后肢交替使用。

3. 兔采血法

(1) 耳缘静脉采血：本法为最常用的取血法之一，常作多次反复取血用。操作时，将兔放入仅露出头部及两耳的固定盒中，或由助手固定。选择耳静脉清晰的耳朵，将耳缘静脉部位的毛拔去，用75%乙醇局部消毒，待干。用手指轻轻弹兔耳，使静脉扩张，用连有6号针头的注射器在耳缘静脉末端将针头逆血流方向斜面向上刺入耳缘静脉取血（图1.6），取血完毕用棉球压迫止血，此种采血法一次最多可采血5～10ml。也可在耳缘静脉末端刺破血管待血液自然流出取血。

(2) 耳中央动脉采血：在兔耳的中央有一条较粗、颜色较鲜红的中央动脉。操作时，将兔置于兔固定筒内，用左手固定兔耳，右手取注射器，在中央动脉的末端，沿着动脉平行地向心方向刺入动脉，即可见动脉血进入针筒，取血完毕后注意止血。抽血时应注意：①由于兔耳中央动脉容易发生痉挛性收缩，因此抽血前，必须先让兔耳充分充血。当动脉扩张，未发生痉挛性收缩之前立即进行抽血，如果等待时间过长，动脉经常会发生较长时间的痉挛性收缩。②取血用的针头一般用 6 号针头，不要太细。③针刺部位从中央动脉末端开始。不要在近耳根部取血，因耳根部软组织厚，血管位置略深，易刺透血管形成皮下血肿。

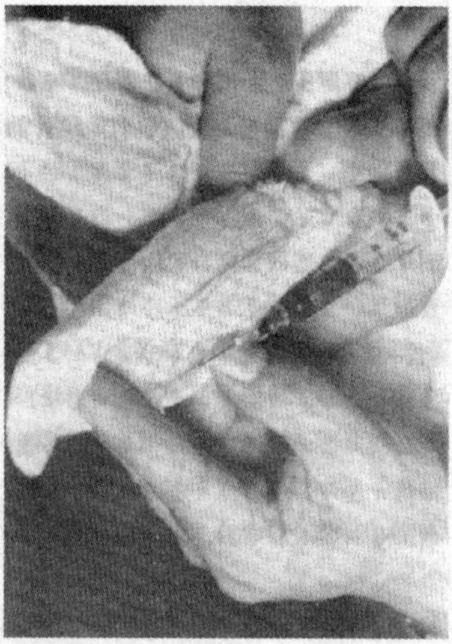

图 1.6　兔耳缘静脉采血

(3) 心脏取血：一般不需开胸，基本方法同小动物的心脏采血，且更易掌握。将家兔仰卧固定，在左侧胸部心脏部位去毛、消毒。于第 3 肋间胸骨左缘 3mm 心跳最明显处将注射针垂直刺入心脏，血液随即自然进入针管。注意事项有：①动作宜迅速，以缩短在心脏内的留针时间，防止血液凝固。②如针头已进入心脏但抽不出血时，应将针头稍微后退一点。③在胸腔内针头不应左右摆动以防止伤及心、肺，一次可取血 20～25ml。

(4) 股静脉、颈静脉取血：先作股静脉和颈静脉暴露分离手术。①股静脉取血：注射器平行于血管，从股静脉下端向心方向刺入，徐徐抽动针栓即可取血。抽血完毕后，用干纱布轻压取血部位止血。若连续多次取血，取血部位宜尽量选择靠近离心端。②颈静脉取血：注射器由近心端（距颈静脉分支 2～3cm 处）向头侧端顺血管平行方向刺入，使注射针一直引深至颈静脉分支处，即可取血。此处血管较粗，很容易取血，取血量也较多，一次可取 10ml 以上。取血完毕，拔出针头，用干纱布轻轻压迫取血部位止血。

4. 狗、猫采血法

(1) 后肢外侧小隐静脉和前肢内侧皮下头静脉采血：此法最常用，且方便。后肢外侧小隐静脉在后肢胫部下1/3的外侧浅表的皮下，由前侧方向后行走。抽血前，将狗固定在狗架上或使狗侧卧，由助手将狗固定好。将抽血部位的毛剪去，碘酒、乙醇消毒皮肤。采血者左手拇指和示指握紧剪毛区上部，使下肢静脉充盈，右手用连有6号或7号针头的注射器迅速穿刺入静脉，左手放松将针固定，以适当速度抽血（以无气泡为宜）并防止抽瘪血管。采集前肢内侧皮下的头静脉血时，操作方法基本与上述相同。

(2) 股动脉采血：本法为采狗动脉血最常用的方法。操作也较简便，可不麻醉。将狗卧位固定于狗解剖台上。伸展后肢向外伸直，暴露腹股沟三角动脉搏动的部位，剪去毛，用碘酒消毒。左手中指、示指探摸股动脉跳动部位，并固定好血管，右手取连有5(1/2)号针头的注射器，针头由动脉跳动处直接刺入血管，若刺入动脉一般可见鲜红血液流入注射器，有时还需微微转动一下针头或上下移动一下针头，方见鲜血流入。有时刺入静脉，必须重新抽取。待抽血完毕，迅速拔出针头，用干药棉压迫止血2～3min。

(3) 心脏采血：操作时，先将狗用戊巴比妥钠30mg/kg麻醉，然后固定在手术台上，前肢向背侧方向固定，暴露胸部，将左侧第3～5肋间的被毛剪去，用碘酒、乙醇消毒皮肤。采血者用左手触摸左侧3～5肋间处，选择心跳最明显处穿刺。一般选择胸骨左缘外1cm第4肋间处。取连有6(1/2)号针头的注射器，由上述部位进针，并向动物背侧方向垂直刺入心脏。采血者可随针接触心跳的感觉，随时调整刺入方向和角度，摆动的角度尽量小，避免损伤心肌过重，或造成胸腔大出血。当针头正确刺入心脏时，血即可进入抽射器，可抽取多量血液。

(4) 耳缘静脉采血：本法适用于取少量血液作血常规或微量酶活力检查等。有训练的狗不必绑嘴。剪去耳尖部短毛，即可见耳缘静脉，手法与兔基本相同。

(5) 颈静脉采血：狗不需麻醉，经训练的狗不需固定，未经训练的狗应予固定。取侧卧位，剪去颈部被毛约10cm×3cm范围，用碘酒、乙醇消毒皮肤。将狗颈部拉直，头尽量后仰。用左手拇指压住颈静脉入胸部位的皮肤，使颈静脉怒张，右手取连有6（1/2）号针头的注射器。针头沿血管平行方向向心端刺入血管。由于此静脉在皮下易滑动，针刺时除用左手固定好血管外，刺入要准确。取血后注意压迫止血。

猫的采血法与狗基本相同。常采用前肢皮下头静脉、后肢股静脉、耳缘静脉取血。需大量血液时可从颈静脉取血。方法同前述。

5. 猴的采血法

（1）毛细血管采血：需血量少时，可在猴拇指或足跟等处采血。采血方法与人的手指或耳垂处的采血法相同。先消毒采血针和取血部位（耳垂或手指），用采血针刺破皮肤，用消毒干棉球擦去第一滴血，毛细血管采血。注意不要挤压针刺部位。

（2）静脉采血：最适宜部位是后肢皮下静脉及颈外静脉。后肢皮下静脉的取血法与狗相似。用颈外静脉采血时，把猴固定在猴台上，侧卧，头部略低于台面，助手固定猴的头部与肩部。先剪去颈部的毛，用碘酒消毒，即可见位于上颌角与锁骨中点之间的怒张的颈外静脉。用左手拇指按住静脉，右手持连接6（1/2）号针头的注射器，其他操作与人的静脉取血同。也可在肘窝、腕骨、爪背及足背选静脉采血，但这些静脉更细、易滑动、穿刺难，血流出速度慢。

（3）动脉采血：股动脉可触及。取血量多时常被优先选用，手法与狗股动脉采血相似。此外，肱动脉与桡动脉也可用。

6. 羊的采血方法

常采用颈静脉取血方法，也可在前后肢皮下静脉取血。颈静脉粗大，容易抽取，而且取血量较多，一般一次可抽取50～100ml。将羊蹄捆缚，按倒在地，由助手用双手握住羊下颌，向上固定住头部。在颈部一侧外缘剪毛约2寸范围，碘酒、乙醇消毒。用左手拇指按压颈静脉，使之怒张，右手取连有粗针头的注射器沿静脉一侧以39°倾斜由头端向心方向刺入血管，然后缓缓抽血至所需量。取血完毕，拔出针头，采血部位以乙醇棉球压迫片刻，同时迅速将血液注入盛有玻璃珠的灭菌烧瓶内，振荡数分钟，脱去纤维蛋白，防止凝血，或将血液直接注入装有抗凝剂的烧瓶内。

7. 鸡、鸽、鸭的采血方法

鸡和鸽常采用的取血方法是从其翼根静脉取血。如需取血时，可将翅膀展开，露出腋窝，将羽毛拔去，即可见到明显的翼根静脉，此静脉是由翼根进入腋窝的一条较粗静脉。用碘酒、乙醇消毒皮肤。抽血时用左手拇指、示指压迫此静脉向心端，血管即怒张。右手取连有5（1/2）号针头的注射器，针头由翼根向翅膀方向沿静脉平行刺入血管内，即可抽血。一般一只成年动物可抽取10～20ml血液。也常采用右侧颈静脉取血。右侧颈静脉较左侧粗，故用右侧颈静脉。以示指和中指按住头的一侧，用乙醇棉球消毒右侧颈静脉的部位。以拇指轻压颈根部以使静脉充血。右手持注射器刺入静脉取血。常用取血法还有爪静脉取血和心脏取血。在爪根部与爪中所见血管尖端之间切断血管，以吸管或毛细管直接取血。亦可将注射针刺入心脏内取血。

1.1.3 其他体液的采集方法

1. 淋巴液的采集方法

以犬为例，3%戊巴比妥钠30mg/kg麻醉犬，将其仰卧位固定于实验台上。剃除颈前部毛，在甲状软骨下颈前正中线直线切开皮肤，切口下达胸骨上缘。从该切口下端向右再作一条长约10cm的切口，这两条切口彼此垂直。逐步分离左颈外静脉，沿此静脉向心脏端剥离，直至暴露出锁骨下静脉。胸导管在这两条静脉交接处的后方注入静脉，在此处插入导管。分离暴露淋巴管时，注意不必与周围组织分离得太干净，应使淋巴管周围保持一定的组织，增加淋巴管的张力，以便插管时更容易插入。

2. 唾液的采集方法

通常采用刺激法，通过食物的颜色、气味等刺激动物的视觉、嗅觉而使动物消化液分泌增加。唾液腺有三对，包括腮腺、颌下腺、舌下腺等，开口位置各不相同，对于大动物可通过手术放置聚乙烯管于舌下唾液腺开口处采集唾液。以犬为例，先将犬进行静脉麻醉（3%戊巴比妥钠30mg/kg），然后仰卧位固定于手术台上，由下颌部开始进行颈部剃毛。切开皮肤，并仔细地用镊子将颌舌骨肌剥离。用牵开器在颌骨与颌舌骨肌之间打开，可以看到腮腺管、颌下腺管、舌下腺管、舌神经及鼓索神经。采集来自不同唾液腺的唾液，可采用不同的手术插管。插管到达腺体内部附近时进行结扎。在舌神经的头端结扎、切断（保留鼓索神经），当刺激舌神经外周末端时，腺体受到刺激，有唾液流出。

3. 胃液的收集方法

取少量胃液时，可用灌胃针插入胃内抽取。如需大量、连续采集胃液时，可先手术装置瘘管，然后通过刺激方法采集。以犬全胃瘘收集胃液法为例，犬禁食 12h 后，用 3%戊巴比妥钠 30mg/kg 静脉注射麻醉后，背位固定于手术台上。在腹部、髋关节等处剪毛。先作股静脉血管插管，插管的另一端与装有戊巴比妥钠的注射器相连接，可随时追补注射少量麻醉药，以维持适当的麻醉深度。然后开腹，由剑突下开始沿腹白线向下做正中切开。分离走行于胃贲门部外表面的迷走神经。在食管下端的无血管及神经区，用两把肠钳并排钳夹，相距 1cm，沿此用刀将胃与食管切断分开。幽门部同样操作，将胃与十二指肠切断分开。然后将十二指肠断端与食管下端作端端吻合。如果十二指肠口比食管小，则做端侧吻合，而后将胃的贲门与幽门断端分别作双层缝合。在胃前壁近大弯作切口，埋入胃瘘管，缝合，局部用大网膜覆盖以防渗漏。在原腹部切口的左侧另作一小口，将瘘管经此引出，缝合于皮肤表面。经静脉插管将乙酰胆碱溶液注入静脉，瘘管收集胃液。

4. 胆汁的收集方法

通常采取手术收集。以大鼠为例，手术前禁食 16～18h，自由饮水。3%戊巴比妥钠 40mg/kg 将动物腹腔麻醉后，仰卧于实验台上，从背至腹中线去毛、消毒。自剑突下及腹中线做3～5cm 的切口。肌肉钝性分离，切开腹膜，暴露腹腔，将肝脏向上翻起。在门静脉一侧，找到肝、胆总管。大鼠没有胆囊，几支肝管汇集成肝总管，肝总管和胰管一起汇成胆总管，开口于十二指肠。分离出胆总管，在胆总管靠近十二指肠的膨大后端剪开小切口，插入聚乙烯管，一直向上插入至肝总管后，结扎固定，可收取胆汁。

5. 脑脊液的采集方法

（1）兔脑脊液的采集：兔麻醉后，去其颈背侧区及颅的枕区皮肤上被毛，消毒。侧卧位，固定兔耳朵，并弯曲其颈部以暴露颅底。用22号针头刺入枕外隆凸尾端约2mm处。

(2) 犬脑脊液采集：用3%戊巴比妥钠30mg/kg静脉注射麻醉犬后，使犬头尽量向胸部屈曲，用左手触摸到枕骨大孔凹陷处，右手取7号针头（针尖磨钝），由凹陷顺平行犬嘴的方向小心地刺入小脑延髓池。当针头阻力突然消失时，表示已进入小脑延髓池，此时可抽出脑脊液，一般2～3ml，抽取后，需向小脑延髓池注入等量的生理盐水，以保证脑脊髓腔内的压力。

(3) 小鼠脑脊液采集：小鼠用乙醚麻醉后，俯于三角形棒上，用胶带固定其头部，使头下垂与体位成45°角。从头至枕骨粗隆作中线切开4mm，再至肩部1mm，钝性分离。用虹膜剪剪去枕骨至寰椎肌肉，露出白色硬脑膜，用针头在枕骨和寰椎间2mm处刺破，用微量吸管吸取2.5μl脑脊液。

1.2 病理标本的取材、固定、切片

1.2.1 常用器械及使用方法

常用的器械有解剖刀、外科手术剪、脑刀、骨剪、镊子、骨锯、探针、拉钩、载玻片、放大镜、注射器等。

1. 解剖刀　主要用于切开和分割软组织，刀片宜用血管钳（持针钳也可）夹持安装，避免割伤手指。常用的持刀法有以下4种：执弓式、抓持式、执笔式、反挑式。

2. 手术剪　用于分离与剪开。

3. 血管钳　用于分离和钳夹组织，钳夹缝合针和布巾等。

4. 手术镊　用于夹持组织，以利于解剖和缝合。

5. 拉钩　用于牵引和暴露。

1.2.2 病理取材的基本要求

从大体标本上按照病理检查的目的和要求切取适当大小的组织块，供制片进行显微镜检查。为达到诊断的目的，取得合适的组织是关键。这不仅要求材料要尽可能新鲜，而且要有一定的数量和良好的质量。

1. 活检组织标本在手术切下后应立即放入10%福尔马林固定（电子显微镜标本则用适当的固定液固定）。尸检标本应争取在死亡后尽可能短的时间内取材。

2. 通常选择正常与病变交界处组织，即包括病变本身及病变周围组织。

3. 对照组动物相同器官取材时，选材部位应尽量一致。

4. 肉眼看不到明显的病变时，各试验组选取标本位置应一致。

5. 所选组织应包括脏器全部层次结构或重要结构，如肾应包括皮质、髓质和肾盂。

6. 体积大和分叶的器官，应视不同组织选取多个部位，小器官可整体取材并固定，如淋巴结、扁桃体、甲状腺等。

7. 胃肠标本应将内容物冲洗掉，以免内容物影响组织固定，产生自溶。

8. 所取材料应尽量保持肉眼标本的完整性，不宜过厚或过薄，一般厚约3～5mm，大小为1.5～2cm^2。

9. 切取组织时不要挤压，应使用锋利刀具，少用剪刀，勿选用被器械钳压过的部位。

10. 标本取材要熟练，尽可能快地完成整个过程，特别是易自溶的组织，如肠道、脑、腺体等。

11. 第一次取材组织不能作出确诊时，须再次甚至多次取材。每次取材均应将送检单加以记录。

12. 组织取材完毕，标本应按序存放，并加足固定液以备复查之用。通常保留1个月后，再清理销毁。

1.2.3　病理取材的基本操作

1. 切开　在同一平面上时，先绷紧组织，将刀刃与平面垂直，用力要得当，一次垂直切开，切口整齐而不偏斜，禁止斜切和锯切，以减少损伤。切开多层组织时，一般应按组织层次分层切开，避免损伤深层组织器官。

2. 组织分离法　可用锐性分离法，使用刀、剪等锐性器械直接切割，如皮肤、黏膜、精细结构和紧密连接组织的分离；也可用钝性分离法，使用分柄、止血钳、剥离器、手指等分离，如肌肉、疏松结缔组织等的分离。

3. 结扎　用丝线打结的方法结扎组织和血管，用于缝合器官和皮肤。

4. 止血　大量出血导致胸、腹部积血使剖检视野模糊不清，可能会影响和干扰病变的辨别和取材，因此动物剖检有时要进行止血，常用方法有纱布块压迫止血法、钳夹止血法、结扎止血法。

1.2.4　取材程序

剖检顺序多为先腹腔后胸腔，再脑、脊髓、骨髓、皮肤肌肉等。取材顺序基本与此相同。

1. 腹腔和腹腔器官　沿腹部正中线切开剑突至肛门之间的腹前壁，再沿最低位肋骨分别向左右两侧切开侧腹壁至脊柱两旁，完全暴露腹腔器官。观察有无积液、血液和炎性渗出物，如有则用吸管吸出，测量容积并经离心沉淀涂片检查，必要时作细菌培养。检查黏膜是否光滑，有无充血、淤血、出血、破裂、脓肿、粘连、肿瘤、寄生虫等，检查膈的紧张度及有无破裂。

(1) 脾：检查大小、厚薄、硬度、性状、色泽，是否肥厚、破裂等。然后沿长轴将脾切成两半，切面要平整，检查脾小梁、红髓、滤泡的色泽、切面的出血量。

(2) 胰腺：检查胰腺色泽和硬度，切面检查有无出血。

(3) 胃肠：检查胃的大小、胃肠道浆膜面的色泽，有无粘连、肿瘤、寄生虫结节。然后沿胃大弯、肠系膜附着部依次剪开胃、十二指肠、空肠、回肠、盲肠、结肠、直肠。观察胃内有无异物，内容物的气味及性状，除去内容物，检查黏膜颜色，有无充血、出血、化脓。采用边剪开边观察的办法检查肠管，观察肠内容物数量、性状，有无气体、血液、异物、寄生虫，肠黏膜皱襞有无增厚、水肿、充血、黏液量、溃疡、坏死、淋巴组织性状及有无炎症。

(4) 肾：首先检查肾的大小、硬度，被膜是否容易剥离，肾表面的色泽、平滑度，有无瘢痕、出血变化。然后检查切面皮质和髓质的色泽，有无淤血、出血、化脓和梗死。注意观察皮质和髓质交界处的切面是否隆凸，以及肾盂、输尿管、肾淋巴结的性状，有无肿瘤及寄生虫等。

(5) 肝：首先检查肝的大小、被膜的性状、边缘的厚薄、实质的硬度和色泽，以及肝淋巴结、血管、肝管等的性状。然后作切面，检查切面的出血量、色泽，肝小叶性状、有无脓肿、肝坏死等变化。

(6) 肾上腺：观察外形、大小、色泽和硬度，作纵切和横切，检查皮质和髓质的色泽及有无出血。

2. 盆腔器官

(1) 膀胱：检查膀胱的大小、尿量及色泽，黏膜有无出血、炎症和结石等。

(2) 雄性生殖器官：检查睾丸、附睾、凝固腺、前列腺有无粘连、出血、水肿、积液等。

(3) 雌性生殖器官：沿子宫体背侧剪开子宫角，检查子宫内膜的色泽、有无充血、出血、炎症等，观察卵巢和输卵管有无粘连、出血、水肿、积液等。

3. 胸腔、口腔及其器官　用镊子夹住胸骨剑突，剪断膈肌与胸骨的连接，提起胸骨，在胸椎两侧分别剪断左、右侧胸壁的肋骨，取下整个胸壁，打开胸腔，依次取出胸腺和心脏。将下颌骨的两下颌支内侧与舌连接的肌肉切断，将咽、喉、气管、食管与周围组织分离，用镊子夹住气管向上提起，剪断肺与胸膜的连接韧带，然后将咽、喉、气管、食管连同整个肺一并取出。如有积液应观察其数量和性状，尽量吸取，测量容积并涂片，检查胸膜色泽，有无出血、充血或粘连。

(1) 心脏：剪开心包膜，暴露心脏，注意心包的光泽度及心包内液体的情况，心脏的大小、外形、心外膜情况。自下腔静脉入口处至右心房作直线剖开，从此直线中点沿心脏右缘剖至心尖部，从距离心尖部与心室间隔右侧 1cm 处平行地剖至肺动脉；检查右心房、右心室、三尖瓣、肺动脉瓣、腱索有否病变。自左、右静脉入口处将左心房直线切开，沿心脏左缘剖至心尖部，再从距离心尖部与心室间隔左侧 1cm 处平行地剖开左心室的前壁和主动脉，检查二尖瓣、主动脉瓣、腱索有无病变，左心房、左心室内壁有无出血和感染。自冠状动脉口起剪开前降支和旋支，在主动脉根部右侧，于右心室的心外膜找到右冠状动脉主干，先横切一刀，再剪至后降支；观察有无粥样硬化和血栓等。

(2) 口腔：检查牙齿的变化，口腔黏膜的色泽，有无外伤、溃疡和白斑，舌黏膜有无出血、外伤及舌苔的情况。

(3) 咽喉：观察喉头、会厌软骨黏膜的色泽、淋巴结的性状及喉囊有无积脓。

(4) 鼻腔：检查鼻腔和鼻中隔黏膜的色泽，有无出血、炎性水肿、结节、糜烂、溃疡穿孔及瘢痕等。

(5) 下颌及颈部淋巴结：检查下颌及颈部淋巴结的大小、硬度、有无出血和化脓等。

(6) 气管：检查气管有无出血、黏液量等。

(7) 肺：检查肺的色泽，有无出血、炎症、肺气肿、肺萎缩、肿瘤等。

(8) 其他器官：检查胸腺、甲状腺、扁桃体等的色泽，有无粘连、出血、水肿等。

4. 颅腔及脑　以猴为例，剥离颅顶部软组织，沿眉弓至枕外隆凸上 0.5cm 处的连线，用弓形锯环绕该线锯开颅骨外板及板障，然后用丁字凿轻轻凿开内板，揭开颅盖，此时可见覆盖于脑表面的硬脑膜，切开硬脑膜暴露脑组织，在距颅骨锯口断端上 0.5cm 处，从前向后环行剪开硬脑膜，枕部的硬脑膜应保留 1.5cm 长，防止取脑过程向后推压脑组织时，枕骨断端损坏枕叶脑组织。向后方轻轻揭起硬脑膜及大脑镰，暴露脑组织，用手指从额骨前上方伸入颅前窝，轻轻推压大脑额叶，直至见到筛板上的嗅球为止，切断嗅丝与嗅球的联系，将嗅球与脑一齐拉起，见到视神经和视交叉时立刻停止，在脑底附近依次切断颈内动脉、视神经，再将脑向后拉，可见到垂体及漏斗，继续将脑向后拉起，切断连于脑的脑神经。从脑干腹侧面把手术刀伸入枕骨大孔，切断脊髓，即可将脑取出，用流水冲洗干净备用。新鲜脑很软，易变形和受挫伤，操作过程中必须用手扶托，取出脑后应立刻用纱布包裹，浸泡固定液中保存，以免变形。

检查软脑膜、硬脑膜血管充盈情况，脑回之间的脑沟中液体的数量与色泽，脑表面凸起或凹下的地方是否明显，可用手触摸判定其硬度。用刀将脑做一水平切面，保留胼胝体，暴露侧脑室，注意检查尾状核有无出血、软化灶，侧脑室内容物数量、性质，然后将脑做多处切面，检查有无变化。

1.2.5 不同组织的取材方法

对犬进行尸检取材时，各器官组织的取材部位和组织块数大致如下：

1. 心和大血管：左、右心室，室间隔各1块，包括由外膜到内膜各层肌组织。左、右心耳各一块。主动脉1块。

2. 气管、肺：气管1块。肺3～5块，取自不同的叶。

3. 肝、胆囊：肝2～3块，切成正方形和长方形。胆囊1块。

4. 脾：1～2块。

5. 胰：1块。

6. 肾：右肾1块，切成正方形，左肾1块，切成长方形，都包括皮质、髓质和肾盂。

7. 膀胱：1块。

8. 肾上腺：左、右各取1块。

9. 消化道：食管、胃、十二指肠、小肠、大肠各取1块。

10. 骨：胸骨1块。

11. 胸腺、甲状腺、甲状旁腺、唾液腺：各1块。

12. 子宫：宫颈1块，宫体1～2块。

13. 睾丸、附睾或卵巢：1块。

14. 大脑、小脑、脑干：各1块。

15. 垂体：1块，前叶或包括前、后叶。

16. 视神经：1块。

17. 颈髓、胸髓、腰髓、坐骨神经：各1块。

18. 乳腺或前列腺：1块。

19. 注射部位皮肤：1块。

20. 颈部淋巴结：2～3个。

注意如某些脏器有严重病变，或有特殊情况，应增加取材组织块数，以便彻底检查明确诊断。

对小鼠、大鼠进行尸检取材时，各器官组织的取材部位和组织块数大致如下：

1. 心和大血管：心脏1块，其中包括左、右心室，左、右心耳，室间隔。主动脉1块。

2. 气管、肺：气管1块。肺3～5块，取自不同的叶。

3. 肝、胆囊：肝2块，切成正方形和长方形。胆囊1块。

4. 脾：1～2块，取最宽处。

5. 胰：1块。

6. 肾：右肾1块，切成正方形，左肾1块，切成长方形，都包括皮质、髓质和肾盂。

7. 膀胱：1块。

8. 肾上腺：左、右各取1块。

9. 消化道：食管、胃、空肠、回肠、结肠有淋巴结处和直肠各取1块。

10. 骨：胸骨1块。

11. 胸腺、甲状腺、甲状旁腺、唾液腺：各1块。

12. 子宫：宫颈1块，宫体1～2块。

13. 睾丸、附睾或卵巢：1块。

14. 大脑、小脑、脑干：各1块。

15. 垂体：1块，前叶或包括前、后叶。

16. 视神经：1块。

17. 颈髓、胸髓、腰髓、坐骨神经：各1块。

18. 乳腺或前列腺：1块。

19. 注射部位皮肤：1块。

20. 颈部淋巴结和肠系膜淋巴结：2～3个。

1.2.6 活检组织取材

除以上各点外（见前述），还应注意取材后立即用液氮速冻，而且制作冰冻切片的同一块组织一份标本要做常规石蜡切片，用于HE染色和特殊染色等，有的还要进行免疫组织化学染色甚至电子显微镜观察，因此其组织取材要迅速完成，尽量保持组织结构完整。

细胞标本取材和制片方法一般有印片法、穿刺法、沉淀法和活细胞标本的制备等。

1. 印片法常用于活检和手术标本，新鲜标本沿病灶中心剖开，将病灶区轻压于载片上，吹干后立即将其浸入固定液内 5～10min，取出自然干燥，低温储存。

2. 穿刺法常用于淋巴结、软组织、肝、肾和肺等，穿刺液少，可直接涂在载片上，细胞尽量涂均匀。穿刺液多，细胞丰富，可滴入装有 1～2ml Hanks 液试管内，轻轻搅拌，以 500 转/分低速离心 5～10min，弃上清，将沉淀制成细胞悬液（2×10^5/ml）。吸一滴涂于载片上，镜检以细胞较密不重叠为好。干燥后即可固定。

3. 沉淀法主要用于胸水、腹水、尿液和脑脊液等体液多而细胞少的标本。常规细胞标本制备：细胞多时，可直接吸取少量液体直接涂片，细胞少时，可吸取底部自然沉淀液 5ml，以 1500 转/分离心 10min，再涂片。

1.3 病理标本的固定

1.3.1 固定时的注意事项

1. 组成细胞的主要成分为蛋白质、脂类和糖类，根据研究目的不同分别选用不同的固定剂和固定方法。

2. 固定液要足量，一般应为组织块总体积的 4～5 倍，应在组织取下后立即或尽快放入固定液中。对于有特殊要求组织（如神经染色及酶组织化学染色等）的固定，应特别注意。组织块的大小、固定时间、固定温度都应考虑。

3. 组织块的大小、厚度可根据组织类型而不同，但组织要得到良好的固定，以 3mm 较为合适。

4. 固定时间　大多数组织应固定 24h，然后保存于 70%乙醇中。有些组织固定的时间与使用固定液的种类、组织块大小、温度等有关。

5. 固定温度　大多数可在室温（25℃）固定，在低温（如 4℃）固定时，固定时间应相应延长。

6. 加热可使蛋白质凝固，但一般不要求加热，因为加热可加速组织的自溶。

1.3.2 常用固定液

1. 10%甲醛 市售的为40%的甲醛水溶液，也称为福尔马林，需用pH7.2的磷酸盐缓冲液配成10%的固定剂，对蛋白质、高尔基体、线粒体等固定效果好，价格低，可用于固定和保存大标本。

2. Bouin液 是一种混合固定液，用于固定大多数器官和组织，固定效果好，组织细胞结构完整。尤其适用于固定含脂肪的淋巴结、乳腺组织等标本。

3. Zenker液 常用的混合固定液，可用于固定多种组织，使细胞核和细胞质染色清晰，常用于三色染色。

4. 中性缓冲甲醛液 为免疫组织化学最常用的固定液，对组织穿透性好，组织收缩小，对大多数抗原物质保存较好。固定时间以24h为宜。

5. 中性甲醛液 是最常用的固定液之一，固定效果好。

1.3.3 病理标本的切片

1. 组织的脱水、透明、浸蜡

组织经固定和水洗后含大量水分，水与石蜡不能混合，因此在浸蜡和包埋前，必须进行脱水。最常用的脱水剂有乙醇、丙酮等。为避免组织过度收缩，脱水时配成不同的浓度进行梯度脱水。

为使石蜡能浸入组织块，组织脱水后，必须经过既能与乙醇混合又能溶解石蜡的二甲苯、苯、甲苯等透明剂透明。

组织经透明后，在熔化的石蜡内浸渍的过程称浸蜡。为使石蜡充分渗入组织块中，常需经过2～3次石蜡浸渍才能完成。在具体应用时，还应考虑当时的情况，一般在夏天气温较高的情况下，应采用高熔点的硬蜡，而在气温较低的季节，应用低熔点的石蜡，这样有利于切片制作。组织块总的浸蜡时间约3～4h。当然也应根据组织块的种类和大小以及温度情况加以灵活掌握。时间不宜过长，否则易造成组织块脆硬，切片成豆渣样。时间不足，也难制作良好的切片。对不同厚度的组织块，相应时间也不同。

2. 组织的包埋

组织经过浸透剂（石蜡、树脂等）浸透后，用包埋剂（石蜡、树脂等）包埋制成组织块，有利于切成薄片。不同的包埋剂包埋方法不同，以常规石蜡包埋为例简述如下：先将熔化的石蜡倒入包埋筐，而后用加温的镊子将浸蜡的组织块放入。包埋面必须平整，包埋温度不应过高，一般用56℃的石蜡。包埋完毕，蜡块稍凝后，可移入冷水加速凝固。

3. 组织切片法

组织切片法包括石蜡切片法、冰冻切片法、火棉胶切片法、树脂包埋切片法等。以最常用的石蜡切片法为例简述如下：

切片前首先检查切片刀是否锋利，有无缺口。准备充足的经过处理的清洁载玻片和恒温烤片装置、大中号优质狼毫毛笔和铅笔（用于在载玻片的粗糙端写号）。

（1）预先修好的组织块先在冰箱中冷却，而后装在切片机固定装置上。将切片刀装在刀架上，刀刃与蜡块表面呈50°夹角。将蜡块固定，调整蜡块与刀至合适位置，并移动刀架或蜡块固定装置，使蜡块与刀刃接触。

（2）切片多使用轮转式切片机，使用时左手执毛笔，右手旋转切片机转轮。先修出标本，直到组织全部暴露于切面为止，但小标本注意不要修得太多，以免无法切出满意的用于诊断的切片，大标本应注意切全。切出蜡片后，用毛笔轻轻托起，而后用眼科镊夹起，正面向上放入展片箱，待切片展平后，即可进行分片和捞片。切片经30%的乙醇初展后，再用载玻片捞起放入展片箱展片更易展平。

（3）轮转式切片机切取组织，是由下向上切，为得到完整的切片，防止组织出现刀纹裂缝，应将组织硬脆难切的部分放在上端。

（4）捞片时注意位置，要留出贴标签的空间，并注意整齐美观。捞起切片后，立即写上编号。

（5）切片捞起后，在空气中略微干燥后即可烤片。一般在60℃左右烤箱内烤30min即可。血凝块和皮肤组织应及时烤片。但脑组织（人体较大组织）完全晾干后，才能进行烤片。否则，可能产生气泡影响染色。

4. 切片的注意事项

(1) 组织块的大小：厚薄应适当，过大、过厚的组织，固定液不易渗透，易引起固定不良。过小、过薄的组织，在固定和脱水的过程中易变硬或产生弯曲扭转，同样影响切片质量。

(2) 组织脱水、透明和浸蜡：组织脱水用的各级乙醇，应保证相应浓度，以便组织脱水彻底。组织脱水、透明和浸蜡过度，组织块变硬变脆，因此对于小块组织或小动物标本应注意时间。但若时间不够，组织块硬化不够，也不利于切片和染色，为诊断带来困难。

(3) 切片组织块固定不牢时，切片上常形成横皱纹。切片刀要求锋利且无缺口，切片自行卷起多因切片刀不锋利所致，切片刀有缺口时，易造成切片断裂破碎和不完整。

(4) 切片刀和切片机：切片刀放置的倾角过大切片上卷，不能连在一起；过小则切片皱起，一般倾角放置以20°～30°为好。

(5) 特殊要求切片的制作：石蜡切片虽然有很多优点，但制片过程中要经过乙醇和二甲苯等有机溶剂处理，因此很易造成组织内抗原性的丧失，在用于免疫组织化学染色时影响结果的准确性。因而有人采用冷冻干燥包埋法，即将新鲜组织低温速冻，利用冷冻干燥机在真空和低温条件下除去组织内的水分，然后用甲醛蒸气固定干燥后的组织，而后再进行浸蜡、包埋和切片。此法可保存组织内的可溶性物质，防止蛋白质变性和酶的失活，减少抗原的丢失。用于免疫荧光标记、免疫酶标记等。

1.4 常见染色方法

1.4.1 苏木精-伊红染色方法的基本原理

苏木精（haematoxylin）和伊红（eosin）染色方法，简称HE染色方法，是生物学和医学中细胞与组织学最广泛应用的染色方法。HE染色的基本原理：细胞核内的染色质主要是脱氧核糖核酸（DNA），带负电荷，呈酸性，很容易与带正电荷的苏木精碱性染料结合呈蓝色。细胞浆内主要成分是蛋白质，为两性化合物，在酸性条件下，其带正电荷的氨基可与带负电荷的酸性染料伊红结合呈不同程度的红色或粉红色。

1.4.2 苏木精-伊红染色方法的具体步骤

随着科学技术快速发展和电子计算机的广泛应用，染色自动仪器的出现，许多实验室已用全自动染色机代替人工染色。

1. 人工操作 HE 染色方法

(1) 二甲苯Ⅰ脱蜡 10min。

(2) 二甲苯Ⅱ脱蜡 5min。

(3) 无水乙醇洗去二甲苯 1 min×2 次。

(4) 95%乙醇 1min。

(5) 90%乙醇 1min。

(6) 85%乙醇 1min。

(7) 自来水洗 2min。

(8) 苏木精染色 1～5min。

(9) 自来水洗 1min。

(10) 1%盐酸乙醇分化 20s。

(11) 自来水洗 1min。

(12) 稀氨水（1%）反蓝 30s。自来水洗或蒸馏水洗 1min。

(13) 伊红染色 20s～5min。

(14) 自来水洗 30s。

(15) 85%乙醇脱水 20s。

(16) 90%乙醇 30s。

(17) 95%乙醇Ⅰ 1min。

(18) 95%乙醇Ⅱ 1min。

(19) 无水乙醇Ⅰ 2min。

(20) 无水乙醇Ⅱ 2min。

(21) 二甲苯Ⅰ 2min。

(22) 二甲苯Ⅱ 2min。

(23) 二甲苯Ⅲ 2min。

(24) 中性树胶或加拿大树胶封片。

2. 染色结果

细胞核呈蓝色，细胞浆、肌肉、结缔组织、红细胞和嗜伊红颗粒呈不同程度的红色。钙盐和各种微生物也可染成蓝色或紫蓝色。

3. 冰冻切片 HE 染色

(1) 恒冷箱冰冻切片，粘贴在载玻片上，用 95%乙醇 95ml 和冰醋酸 5ml 的混合固定液固定 1min。自来水洗。

(2) 苏木精染色 1～2min。

(3) 自来水洗 30s。

(4) 1%盐酸乙醇分化 20s。

(5) 自来水洗 20s。

(6) 稀氨水 30s。

(7) 自来水洗 20s。

(8) 伊红染色 20s～1min。

(9) 自来水洗 10s。

(10) 85%乙醇 20s。

(11) 90%乙醇 30s。

(12) 95%乙醇 1min。

(13) 无水乙醇Ⅰ 1min。

(14) 无水乙醇Ⅱ 2min。

(15) 二甲苯Ⅰ 1min。

(16) 二甲苯Ⅱ 2min。

(17) 二甲苯Ⅲ 2min。

(18) 中性树胶或加拿大树胶封片。

1.4.3 染色液的配制

1. 苏木精的配制

苏木精的配方很多，可根据不同需要选用，Harris 配方最常用。

(1) Harris 苏木精的配制

苏木精 1g

硫酸铝钾 15g

无水乙醇 10ml

蒸馏水 200ml

先用蒸馏水加热溶解硫酸铝钾，用无水乙醇溶解苏木精再倒入已溶解的硫酸铝钾蒸馏水中，煮 1min 后稍冷却，慢慢加入红色氧化汞 0.5g，继续加热至染液变为紫红色，用纱布盖瓶口，用前滤纸过滤后每 100ml 加冰醋酸 5ml。

(2) Mayer 苏木精改良配法

A 液

苏木精 2g

无水乙醇 40ml

B 液

硫酸铝钾 100g

蒸馏水 600ml

稍加热使硫酸铝钾在水中溶解，将苏木精溶于乙醇中，再将 A 与 B 液混合煮沸 2min。用蒸馏水补足 600ml，加入 400mg 碘酸钠充分混匀，苏木精染液呈紫红色。

(3) Gill 改良苏木精染液的配制

苏木精 2g

无水乙醇 250ml

硫酸铝钾 17g

蒸馏水 750ml

碘酸钠 0.2g

冰醋酸 20ml

先将苏木精溶于无水乙醇，再将硫酸铝钾溶于蒸馏水中。两液溶解后将其混合，加入碘酸钠，待苏木精氧化成紫红色，再加入冰醋酸。

2. 伊红溶液的配制

(1) 水溶性伊红

伊红 Y 0.5～1g

蒸馏水 100ml

先将水溶性伊红加入蒸馏水中，用玻璃棒将伊红搅起泡沫后过滤，每 100ml 加冰醋酸 1 滴。

（2）乙醇性伊红液的配制

伊红 Y 0.5～1g

90%乙醇 100ml

先将伊红溶于乙醇中，用玻璃棒研碎溶解后，每 100ml 加冰醋酸 1 滴。用乙醇性伊红液染细胞浆后可不经水洗直接用 85%乙醇脱水。

3. 盐酸乙醇分化液的配制

浓盐酸 0.5～1ml

75%乙醇 99ml

此液用一段时间后需要延长分化时间或更换液体，新液分化时间要短。

4. 染色中注意事项

（1）脱蜡：石蜡切片必须经过脱蜡后才能染色，脱蜡前切片要经烘烤，这样使组织与玻璃片粘贴牢固。组织切片脱蜡应彻底，脱蜡好坏主要取决于二甲苯的温度和时间，所有的时间都是指新的二甲苯在室温 25℃以下时，如果二甲苯是用过一段时间，切片又比较厚，室温低，应增加脱蜡时间，脱蜡不净是影响染色不良的重要原因之一。

（2）染色：石蜡切片经水洗后放入 Harris 苏木精染色，一般情况下在新配的苏木精溶液中只需要染 1min 左右，应根据染片的多少，逐步把染色时间延长。苏木精染色后，不宜在水中和盐酸乙醇停留过长，切片分化程度应在镜下观察，分化过度，应水洗后重新在苏木精中染色，再水洗分化和使切片在自来水或稀氨水中充分变蓝。

新配的伊红染色快，切片染色时间不宜过长，应根据染切片的多少逐步延长染色时间，切片经伊红染色后，水洗时间要短。

（3）脱水：切片经过染色后，通过各级乙醇脱水，首先从低浓度到高浓度，低浓度乙醇对伊红有分化作用，切片经过低浓度时间要短，向高浓度时逐步延长脱水时间，脱水不彻底，使切片发雾，在显微镜下组织结构模糊不清。

（4）透明与封片：石蜡组织切片染色经过脱水后必须经二甲苯

处理，使切片透明，才能用树胶封片。常用切片封片胶有国产的中性树胶、光学树胶、加拿大树胶和合成树脂（DPx）。在封片时，树胶不能太稀或太稠，不能滴加得太多或太少，太稀或太少切片容易出现空泡，树胶也不可太多，不要使树胶溢出玻片四周太多。标签要附贴牢固。封片过程中不能对着切片呼气。

1.5 动物行为观察方法

动物行为是目前生物学研究中的一个十分活跃的领域。动物行为是指动物的任何活动，包括动物的运动、取食、繁殖、攻击和防御等。目前可借助于数字化的各种动物行为观察分析系统进行研究。荷兰 Noldus 公司 Observer 系统是研究动物行为过程的标准工具，可用来记录分析动物的各种活动，例如：吃、喝、睡、卧、行走、奔跑、攀爬、追逐、打斗等；记录被研究动物各种行为发生的时刻、持续时间和发生次数。

EthoVision 是荷兰 Noldus 公司开发的新一代摄像式小动物行为记录分析系统，包括摄像系统和信号处理系统两部分。摄像系统安装固定在实验区上方，实验区域大小可通过调整镜头焦距以适合不同的实验条件。实验区域内可根据具体实验要求搭制或放置各种形状的结构件，如 Morris 水迷宫、Y 迷宫、探索实验装置或饮食装置等。处理系统可以将实验区域划分成若干小区域（实验人员自定），然后自动描记实验动物在各个小区域里的运动轨迹，统计在不同时间段内的活动规律。

意大利 UGO 公司动物行为监测仪（图 1.7）可记录大小鼠（个体或群体）自发性活动及随时间而发生的变化，用于研究毒理学、精神药理学、行为科学等方面，评估药物对动物行为的改变，药物对神经系统的作用，动物对不同环境的行为变化等。设备包括透明观察室，两组相对的红外线阵列记录水平方向的活动和垂直方向的活动。

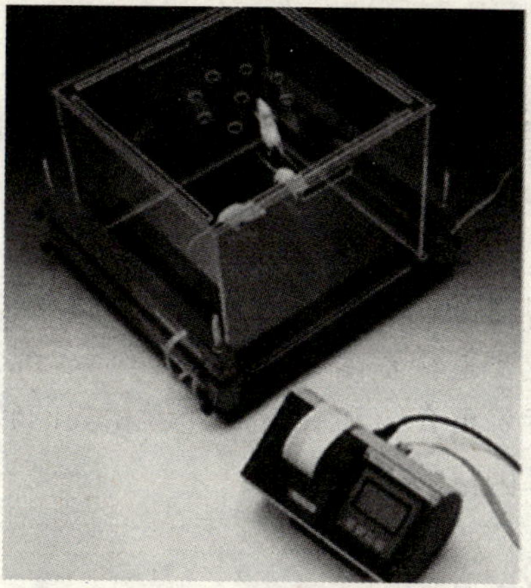

图 1.7 常用的动物行为监测仪

参考文献

1. 李正理编．植物组织制片学．北京：北京大学出版社，1996
2. 龚志锦，詹镕洲编著．病理组织制片和染色技术．上海：上海科学技术出版社，1994
3. 范少光，汤浩，张衡主编．人体生理学．北京医科大学中国协和医科大学联合出版社，1996
4. 李叔庚，贲长恩主编．实用酶组织化学．长沙：湖南科学技术出版社，1996
5. 李学骥主编．医用化学实验技术．西安：陕西科学技术出版社，1986
6. 孙敬方编．动物实验方法学．北京：人民卫生出版社，2001
7. 陈主初，吴端生主编．实验动物学．长沙：湖南科技出版社，2002
8. 鈴木潔编．初心者のための動物試験手技Ⅲ－イヌ・ネコ－．第 8 版発行．株式会社，講談社発行所，1990
9. 鈴木潔编．初心者のための動物試験手技Ⅱ－ウサギ・モルモット－．第 8 版発行．株式会社，講談社発行所，1990
10. 鈴木潔编．初心者のための動物試験手技Ⅰ－マウス・ラット－．第 8 版発行．株式会社，講談社発行所，1990

第2章 转基因小鼠的制备方法

转基因小鼠的制备一般由专业实验室或商业化服务机构完成，涉及的研究技术主要是转基因载体构建、DNA纯化、基因型鉴定和品系维持。本章着重介绍和一般研究者相关的转基因载体构建、基因型分析和转基因鼠的饲养技术。

2.1 转基因载体

2.1.1 可以根据研究项目的不同选择转基因载体

质粒载体（plasmid）一般不超过12kb（13～15kb亦可，但操作上比较困难）。

逆转录病毒载体（retroviral vector）质粒可以超过12kb，其中病毒包装区一般不超过8kb，大于8kb后不易完成病毒包装过程。

黏粒（cosmid）不超过45kb。

酵母人工染色体（YAC）和细菌人工染色体（BAC）都能携带300万以上碱基的DNA片段。

DNA片段的大小对转基因的效率影响不大。

2.1.2 转基因载体的设计

启动子：在实施转基因之前，首先是选择启动子，主要有如下几类启动子可供使用：

1. 系统表达启动子；
2. 组织特异启动子；
3. 可诱导启动子；
4. 时空特异启动子。

5′非编码区：5′非编码区是同核糖体识别并启动翻译的重要区

域，不同基因在 5′非编码区具有不同的结构特点，构建载体时要注意靶基因的 5′非编码区的结构。

编码区：编码区的遗传密码在不同物种中有所偏爱，如：在小鼠中表达细菌、植物或其他种类动物的基因时，应把一些密码置换成小鼠偏爱的同义密码子，这样可以提高表达效率。分泌蛋白的分泌信号区可以同非分泌性蛋白靶基因融合形成分泌性蛋白。具有特异细胞定位的蛋白基因同靶基因融合可形成特异细胞定位的融合蛋白。在靶 cDNA 5′端加一个内含子可以提高表达效率。

3′非编码区：cDNA 3′非编码区一般比较长，并含有控制 mRNA翻译和稳定性的多种信号，如果使用商业化的表达载体，一般都已具备了 3′非编码区元件。

终止子：终止子提供 Poly（A）结合蛋白和起始复合物的相互作用位点，是转基因的关键。商业化的表达载体一般包含终止子。

IRES 序列：在同一个载体中表达一个以上的基因时，可以在两个基因之间插入 IRES 序列，IRES 序列可以使两个基因分开翻译成不同的蛋白。现在有一些含有 IRES 序列的商业化的载体。

转基因小鼠完成后，影响外源基因表达的因素可能有如下几个：

1. 5′非编码区的结构不合理；
2. 编码区的序列有待优化；
3. 过早地遇到终止密码；
4. 编码区有沉默子或 RNA 剪切；
5. 3′非翻译区的结构不合理；
6. 启动子选择不合理；
7. 靶基因染色体插入位置的位置效应。

2.2 DNA 的制备与纯化

2.2.1 试剂用水

分子生物学实验中，水是问题的主要来源，在制备 DNA 的过程中，所用的水必须是 18MΩ 以上的去离子水。

2.2.2 DNA 纯化

质粒 DNA 一般应用大量或中量制备。用足以获得 5～20μg 插入片段的质粒 DNA 进行酶切，制备大的琼脂糖胶分离 DNA 片段，用凝胶纯化试剂盒纯化后，再经以下步骤来完成：

1. DNA 用等体积酚-氯仿抽取两次。

2. 再用氯仿抽取两次。

3. 加入 1/10 体积的 2mol/L NaCl 和 3 倍体积的无水乙醇，于 −20℃过夜。12 000×g 离心 10min，沉淀 DNA，70%乙醇洗两次，空气干燥。

4. 干燥后的 DNA 沉淀以小于或等于 25ng/μl 的浓度溶解于显微注射缓冲液中（0.1×TE，1mmol/L Tris，0.01mmol/L EDTA，pH=7.4），终体积为 100～300μl。置透析袋中，在 4℃对 500ml 显微注射缓冲液透析过夜。−20℃冻存以备显微注射。也可用 Sephedex G50 脱盐代替透析。

Sephedex G50 脱盐程序如下：

（1）加 1ml Sephedex G50 悬液到 1ml 柱子里。

（2）3000 转/分，离心 2 min，柱床体积约 500μl。

（3）加500 μl 0.1× TE 缓冲液到柱子里，3000 转/分离心 2min。

（4）重复第 3 步 3 次。

（5）换一个新的消毒过的 1.5ml 离心管。

（6）将 50～100μl DNA 样品加到 Sephedex G50 表面。

（7）3000 转/分，离心 4min。收集离心出的 DNA 溶液，DNA 可以用荧光仪作定量测定，也可通过凝胶电泳进行浓度估测，DNA 稀释到 2～3ng/μl。分装在显微注射的 0.5ml 离心管中，在 −20℃或 4℃下保存。

（8）注射前 12 000×g 4℃离心 60min，上面 1/3 体积的 DNA 用于注射。

2.2.3 注射用 DNA 应注意的问题

1. 线性 DNA 比超螺旋 DNA 整合效率高。

2. DNA 片段长度不影响整合频率。

3. DNA 浓度 1.0～3.0ng/μl 之间产生阳性小鼠的频率最高。

4. 黏性末端 DNA 比平末端 DNA 整合效率高。

5. DNA 注射雄原核比雌原核效率高。

2.3 小鼠的超排卵

2.3.1 小鼠品系与年龄的确定

BALB/c 和改良的 BALC/c 品系一般在 12 周龄具有较好的超排卵效果。而 C57/6、BL/10、FVB、ICR 等品系在 3～5 周龄具有较好的超排卵效果。

2.3.2 注射量

用 1ml 或 3ml 注射器接 26 号针头，在小鼠腹腔注射 2.5～10U PMCG（宁波激素厂），视品系而定。一般在下午 4 点钟实施注射，48h 后，用同样型号的注射器注入 10U HCG（宁波激素厂）。注射后与雄鼠合笼。

2.3.3 受精卵的收集

第二天上午 9 点前检查阴栓，有阴栓的小鼠用来做受精卵的收集。

1. 有阴栓的小鼠进行安乐死后切开中背部腹侧，获取输卵管（带小部分子宫）。

2. 将输卵管移至干净的平皿中，用充满 5ml 无血清培养液的 5ml 注射器（26 号针头），从子宫端刺入子宫角，用镊子夹住子宫端，缓缓注入 5ml 培养基。

3. 另一个子宫角重复同样的操作，受精卵在培养基的压力下，从输卵管的切口处冲出。

4. 用无菌的巴氏移液管把卵丘移至 3ml 加透明质酸酶的培养液中，消化至卵周围的卵丘细胞被消化，透明带上无细胞碎片黏附。再用移管把卵移至没有透明质酸酶的培养基中，将卵洗一次，在体视显微镜下进行观察，因受精卵排出第二极体，所以未受精卵和其他变成异常形态的卵可以很容易地进行区别。选好的受精卵，移到塑料皿（直径 35mm）里并用矿物油（胚胎级：SIGMA）覆盖着的培养液液滴之中，在二氧化碳孵箱（37℃，5%二氧化碳）中培养直到用于显微注射为止（约从 11：30～13：30）。显微注射的最佳时机是从卵膜周质辨认出雄原核到第一次卵裂前，雌雄原核刚要融合之时，一般注射最佳时段为 3～4h。

5. 为了检验注射效果，可以对注射过的卵进行体外培养，观察二分裂的比例。

2.3.4 输精管结扎公鼠的制备

1. 选 4～6 周健康雄鼠（一般用 ICR），进行麻醉。
2. 用 70%乙醇消毒。
3. 在中腹正中作 10～15mm 皮肤切口，切开腹壁肌肉，从两侧可以发现睾丸，用钝镊子夹住睾丸脂肪垫，向外牵拉，显露出输精管，结扎、灼烧或切去 15～25mm 均可，两侧睾丸复位后，用可吸收的手术线缝合。
4. 手术后 10d，同雌鼠交配，通过统计阴栓数，评估手术后雄鼠的交配能力。

2.3.5 DNA 的显微注射

通过微分干涉显微镜观察受精卵，就会看到两个大的原核在直径约为 100μm 的卵中，原核大的时候，能达到 20μm。注入 DNA 溶液要在原核期核膜清晰可见的时期进行。两个原核分别来源于精子和卵子。而通常来自精子的雄性原核较大。因此，雄性原核要比雌性原核能容纳更多量的 DNA 溶液，一般都是向雄性原核注入 DNA 溶液。

将注入 DNA 用的玻璃针装到右手的操作器上，将持卵管安装在左手的操作器上。以石蜡油充满管中，缓慢地使操作器的注射筒成为正压，当尖端有培养液溢出即可停止。另一方面，注入用吸管可直接安装充满石蜡油的管。

接着在载玻片上加上覆盖有矿物油的培养液滴。固定在倒置显微镜的载物台上，先将持卵的吸管推进视野。接着，在另外的载玻片上作成约有20个左右受精卵的培养液滴和DNA溶液滴，固定到载物台上。

将DNA溶液滴移进视野，DNA注入用玻璃吸管的尖部要调整到视野中心部位。通常，吸管内是正压，稍使压力降低，使其接近负压的时候，继续使操作器的注射筒内压力降低，则DNA溶液就吸进到吸管中。吸入量要以DNA溶液和矿物油之间出现的弯月形位置为准，一般距尖端1mm为好。

当吸完DNA溶液，将吸管退出DNA溶液滴。同时移动载物台，将吸管位置放到视野中心。移动载物台，使注入用吸管进入含有受精卵的培养液中，然后落下持卵吸管。视野里如有两支吸管和受精卵进入，则以持卵吸管将受精卵一个一个地加以固定，每固定一次就要将显微镜倍率加以提高（接物镜10～14倍；接目镜为15倍），将DNA溶液注入雄性原核。为了确定是否已经注入，须用眼睛确定雄性原核是否膨大。注入用吸管因不洁而多有尖端堵塞的情况。即便稍有堵塞也必须更换。而且，2μm以上的尖端会使受精卵核受到物理损伤，进而会妨碍小鼠的发育，故而不可用做实验。即使完全达到上述要求，也会有约20%的操作卵受到物理性破坏。仅仅吸管稍微大些，就会损坏约40%～50%，制作工具的好坏与实验结果的优劣紧密相关。

仅将未损坏的完成操作的卵收集起来，在二氧化碳孵箱（37℃）中培养一夜。第2天，将发育成2细胞的卵选出来，移植到假妊娠小鼠输卵管中。发育成2细胞的卵可达60%～80%。

2.3.6 妊娠小鼠移植

注入DNA之后，立即移植，或者待其发育成2细胞的卵时（次日晨）移植到假妊娠雌小鼠的输卵管中。

2.4 导入基因的鉴定

生育的仔鼠之中，转入基因阳性者，约占全部仔鼠的20%～30%。可以用Southern印记法（Southern blot）或PCR法对鼠尾

DNA进行分析，以此对转基因小鼠进行鉴定。

用剪指（趾）法或文身法进行个体标记。将各个仔鼠尾巴切下1cm，从鼠尾提取DNA，用蛋白酶K和链酶蛋白E，50℃消化过夜，用酚-氯仿法或DNA提取试剂盒提取DNA。

在判定是否有导入基因之后，立即将转基因小鼠另行饲养，对不用的小鼠进行处理。

2.5 PMSG、HCG的配制方法

PMSG，1000U溶解在20ml生理盐水中，浓度为50U/ml，每只注射2.5～10U。

HCG，1000U溶解在20ml生理盐水中，浓度为50U/ml，每只注射4～10U，视小鼠品系而定。

2.6 检查阴栓的方法

合笼后的次晨检查阴栓。用手的中指、小指和拇指捏住雌鼠尾根处，使小鼠头部向下，交尾过的雌性小鼠可看到有白色橡皮擦状的栓。经过激素处理的雌性小鼠交尾率为75％～90％。

2.7 颈椎脱臼法

以右手紧捏小鼠尾部于笼具盖铁网上让小鼠抓住。慢慢地提起尾部将后肢悬起来，仅让小鼠前肢向前用劲。这时用左手的拇指到中指按压小鼠颈部，将其固定。右手拉尾，要迅速把颈椎拉断。使用这种方法牺牲动物时，关键是在最短时间内使动物失去知觉，动物感到的痛苦减到最小。如果是大批量地处理动物，应该使用CO_2室息法。

2.8 显微操作仪使用规程

1. 电源开关置于“ON”，将亮度调节至6。

2. 将载物平台推后复位，转动换镜转盘，将 10 倍物镜送入光路，聚光镜调至 MCL。

3. 旋转显微操作仪的三维旋钮，使之分别置于刻度中间位置。

4. 把注射器及金属凹槽一起取下，摘下针头式油管，旋转吸取液体石蜡，将气泡赶出，接好油管，安在固定架上，赶走油管及持针管中气泡。

5. 将注射针和持卵管分别安装到持针杆上，左侧接持卵管，右侧接注射针。

6. 聚光镜要和物镜一致，即使用 10×、20×、40×物镜时，聚光镜调至 MC1、MC2、MC3 位置。低倍镜观察，高倍镜下显微注射。

7. 显微注射操作完毕将物镜头旋开，前拉载物台将注射器、持卵管取下。

8. 将显微操作仪三维微调旋钮调至“0”以外。

9. 调低光亮度将电源开关置于“OFF”。

【注 1】假妊娠小鼠的制作方法

用结扎了输精管的雄性小鼠与发情期雌性小鼠进行交配，交尾虽然成立（以阴栓来认定）但未引起受精，然而能够获得黄体活化并继续妊娠的雌性小鼠。这种小鼠称作假孕雌性小鼠。将卵移植到这种鼠的体内，可以受孕。一般用 ICR 作为假妊娠小鼠。

【注 2】将操作卵移植至输卵管

用戊巴比妥钠将假妊娠小鼠麻醉，剃去脊背中央偏尾侧的毛，切开约 1cm 大的开口。用剪刀剥开皮肤和肌层。从外边可看到附着在卵巢上的白色脂肪。用剪刀剪开约 5mm 的切口。用镊子夹住脂肪将卵巢拉出（应尽量减少对卵巢的损伤），输卵管就会跟着露出体外。在充分将输卵管拉出来的部位，以止血钳夹住脂肪，并以其重量将输卵管固定。在倒置显微镜下，直径约 150～250μm 的玻璃管里吸进约 12 个操作卵，切开输卵管伞的上部将吸管插入进行移植。即便合计移植约 24 个卵，良好时也只得到 8 个，这是因为 DNA 注入造成的损伤会使相当多的受精卵在中途停止发育。

【注 3】移植用吸管制作

将微量红细胞比容用玻璃管以煤气燃烧器加热拉长之后，将外径为 200μm 的部位用安瓿刀切断，以镍合金线加热器将尖端加热，将棱角变成钝圆，再于距尖端 3mm 处弯曲成 30°之后，在巴斯德吸管尖部以石蜡油来固定。

【注 4】小鼠剪指（趾）标记法

国际认证的实验室不提倡小鼠剪指（趾）标记法（图 2.1），要使用这种方法要求小鼠年龄不超过 14 天，并且要喷雾局部麻醉。比较流行的方法是在小鼠的尾部文身编号，这种设备已经有商业供应。

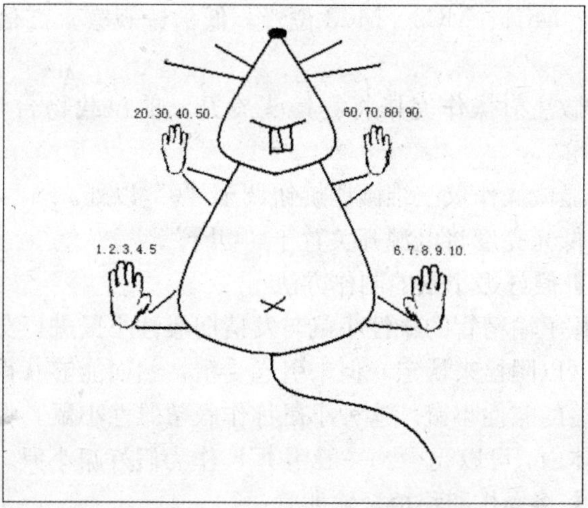

图 2.1　小鼠剪指（趾）标记法

参考文献

1. Gallie DR. A tale of two termini: a functional interaction between the termini of an mRNA is prerequisite for efficient translocation initiation. Gene, 1998, 216 (11) : 1-11
2. Tang W, Tseng H. A GC-rich sequence within the 5′untranslated region of human basonuclin mRNA inhibits its translation. Gene, 1999, 237 (1) : 35-44
3. Morris DR, Geballe AP. Upstream open reading frames as regulators of mRNA translation. Mol Cell Biol, 2000, 20 (23) : 8635-8642

第3章 神经系统疾病动物模型

3.1 卒中

卒中（中风）系脑实质血流供应减少，导致细胞膜功能的丧失，继而出现细胞水肿，最终细胞坏死和神经胶质细胞增生。依据此原理可以通过各种脑血管阻断途径，制作中风疾病动物模型。

目前大鼠是常用的研究脑血管疾病的实验动物。在不同的大鼠品种之间，Fischer-344 大鼠大脑中动脉（middle cerebral artery，MCA）变异较小，大脑中动脉闭塞（middle cerebral artery occlusion，MCAO）后形成的脑梗死体积一致性好；Wistar Kyoto 大鼠变异相对较大；而 SD 大鼠居于二者之间。

蒙古种沙鼠缺少连接颈动脉和椎基底动脉系统的后交通动脉，用其制作单侧或双侧颈动脉（common carotid artery，CCA）结扎脑缺血模型较为理想。此外，研究者也可根据研究目的选用兔、猫、狗和非人灵长类等大型动物作为动物模型。近期有人提出，猪的脑血管解剖特性与人类相似，而且侧支循环较少，比较适合于脑血管病的基础研究。

3.1.1 实验动物和实验模型的选择

在脑缺血模型的具体选用过程中，首先要明确所选用模型的形成原理和特点，然后再根据其原理结合实验所需达到的目的来选用。MCAO 模型被普遍认为是局灶性脑缺血的标准动物模型。血管内直接线栓闭塞法（线栓法）MCAO 模型，具有不开颅、效果肯定且可准确控制缺血及再灌注时间的优点，因此，用其研究神经元对缺血的敏感性、耐受性以及再灌注损害和治疗时间较为理想，同时该模型对动物全身的生理功能影响较小，动物存活时间长，也适用于慢性脑损伤的研究，近几年该模型得到研究者们的偏爱。

3.1.2 麻醉剂的选择

脑缺血动物模型均是建立在动物麻醉的基础上，这与人类脑血管病的发生情况不同，因此，需严格控制麻醉剂对实验结果的影响。目前，国内多采用水合氯醛、苯巴比妥钠、戊巴比妥钠或乌拉坦麻醉。大量研究结果表明，全身麻醉剂可直接或间接影响脑血流、颅内压、脑代谢以及神经递质的传递。

在制作线栓法大鼠 MCAO 模型的过程中发现：水合氯醛、苯巴比妥钠、戊巴比妥钠或乌拉坦对 Wistar 大鼠呼吸、肛温、脑温、心电图、动脉血压及血气等指标均有不同程度的影响。常规麻醉量的苯巴比妥钠、乌拉坦可使脑温明显下降；而水合氯醛、苯巴比妥钠则可使大鼠呼吸频率下降50%，致使动物出现明显的酸中毒和二氧化碳潴留，其中戊巴比妥钠对大鼠生理指标影响最小。人工辅助通气可使麻醉剂对大鼠生理指标的影响得到明显矫正。

国际上，脑缺血研究通用的麻醉方案是使用肌松弛药及人工辅助通气状态下的氟烷吸入麻醉，术中连续监测心电图、血压及血气。整个过程接近人类的手术麻醉过程。

在脑缺血动物实验过程中以空气为气源，给予动物人工辅助通气，术中控制好呼吸频率及潮气量，采用戊巴比妥钠麻醉也达到了较为理想的效果。在缺乏以上条件的实验室，我们推荐使用2%戊巴比妥钠，45mg/kg 体重腹腔注射麻醉。实验中出现严重呼吸困难或有明显呼吸暂停的鼠除外。

3.2 麻痹症和特发性多神经根神经炎

猎犬麻痹症和猎犬特发性多神经根神经炎动物模型多用于研究人类疾病格林-巴利综合征。

Kingma 等 1954 年报道的猎犬所患的一种神经麻痹症，发生于捕猎浣熊的猎犬与浣熊争斗而被咬伤或抓伤后。其他种类的犬在与浣熊的争斗中亦可致病。犬被咬伤后 7～14d 出现症状，表现为后肢无力与反射减弱，此后症状迅速发展，可致四肢对称性弛缓性瘫痪。尽管病犬卧地不起，但仍保持警觉，且无发热，运动障碍比感觉障碍更明显。在严重病犬的病程后期可见脊髓反射完全缺如、面肌无力与呼吸困难，肌电图可见纤颤波、正相尖波与其他失神经支配的特征。尽管少数病犬可死于呼吸衰竭，但麻痹症状通常可逐渐康复，不过康复的速率与程度不尽相同。

病理改变集中在前根、脊神经与周围神经。前根的病理损害远较后根严重，与临床表现相符。此种损害包括前阶段性脱髓鞘伴轴索相对完整、华勒变性伴轴索与髓磷脂解体以及常有小静脉周围的白细胞浸润。白细胞浸润的组分和以何种细胞类型为主各有不同。轴索解体后继发脊髓前角神经元的退行性染色以及神经源性肌萎缩。

猎犬麻痹症的临床特征与人类格林-巴利综合征的特征十分相似，两者病理改变的类型与部位亦相似，但人类发病前常有上呼吸道感染史。人类格林-巴利综合征的病因不明，目前推测可能与自身免疫有关，至今亦未在病犬中分离出传染性病原体。由于病犬的损害与格林-巴利综合征者以及在某些程度上与实验诱发的变态反应性神经炎者相似，故在发病机制方面应考虑免疫功能障碍的因素。但有关浣熊在促发此种脱髓鞘性神经炎中起何种作用仍未搞清。

3.3 先天性脑积水

脑脊液循环与分泌吸收障碍，脑脊液聚积于脑室内或蛛网膜下腔内，称为脑积水。婴儿常见，多发于2岁以内，其他年龄也可发生。病因复杂，以先天性畸形为主要病因。人类先天性脑积水表现为脑室扩大、导水管狭窄伴多分支，周围胶质细胞增生或神经胶质隔膜封闭麦氏孔和罗氏孔。Kohn等在远交系大鼠中偶然见到脑积水病例，发病率约为0.2%。来自于albino大鼠繁殖群的突变鼠经定向培育和连续兄妹交配11代，发病率升高到44%。先天性脑积水的遗传学方式是受多基因控制的，临床体征可按鼠龄来推测。1日龄幼鼠表现为头部轻度隆起，出生后3周内头盖迅速进行性增大。15～21日龄患病大鼠的体重增长速度、运动能力都较正常大鼠差，部分大鼠于产后2周死亡，多数于21～42d死亡，仅有少数（5%）病鼠可存活10周左右。病理学检查见脑室扩张仅局限于侧脑室，少数病例的第三脑室也会扩张，未发现中脑导水管分叉和神经胶质细胞增生现象。albino大鼠可以从国内的各实验动物研究所购得。

3.4 急性脑积水

【材料与试剂】外科手术器械、麻醉剂、固定器、硅胶、抗生素、止痛剂、造影剂、测压计、MR影像设备等。

【操作步骤】3%戊巴比妥钠45mg/kg腹腔注射麻醉，犬头用定向固定器固定在上矢状窦伸展位，犬颈部屈曲。暴露后枕部的硬脑膜，血管套管从中线部位朝向第四脑室插入。进入2～3mm后取出探针，导管继续进入约2cm，使其尖端位于第四脑室头侧的中部。缓慢注入0.3～0.4ml的硅胶填充第四脑室并扩展至导水管。硅胶多聚化的时间大约为5min。随后缝合伤口，给动物注射抗生素（头孢呋辛10～12mg/kg，肌注，3～4次/天）和止痛剂（0.1%盐酸丁卡因10ml/kg，肌注）。然后，在侧脑室内测定脑脊液的压力。测压后，以0.1ml的0.5mol/L的二甲葡胺酯注入犬的侧脑室。30min后由MR测定硅胶阻塞的程度。

【注意事项】外科手术操作的准确性和MR影像设备监测准确性。

【结果分析】与其他方法相比较，第四脑室硅胶注射造模的操作简单且无并发症。这种脑积水模型是急性阻断脑脊液流经第四脑室和导水管的正常环流途径。在脑脊液压力和容量方面造成的变化容易被监测。

另外Margolis Kilham曾通过在胎猴脑内接种流感病毒A弱毒疫苗的方法获得先天性脑积水疾病模型。具体做法是：选择妊娠100～105d的母猴，在胎猴脑内接种0.25ml流感A/HK/68-Its 1E弱毒疫苗，妊娠期满后剖腹取胎，获得先天性脑积水疾病模型的动物。接种前需证实母猴对流感病毒A呈阴性血清反应。接种后通过母体和脐带血的血清学检查判定感染情况，并取胎盘或胎儿组织作病毒培养，接种 11d 后可在羊膜液和胎儿的多种脏器中发现减毒病毒，胎儿特异性血凝抑制抗体滴度增高。受感染的胎儿几乎都有脑积水，侧脑室后角的病变最为严重，第三脑室轻度扩张，但一般不会影响到第四脑室，导水管无阻塞现象。除流感病毒 A 外，副流感病毒-Ⅱ、呼肠孤病毒-Ⅰ、Ross River 病毒和新城疫病毒疫苗都可引起动物的导水管狭窄，发生阻塞性脑积水。

3.5 肌营养不良症

肌营养不良症是一种肌肉呈进行性变性的遗传性疾病。肌营养不良症，除了非炎性肌肉变性外，还呈现出脂肪蓄积、血清肌酸激酶（CK）上升、各种同工酶异常以及肌红蛋白变性等多向性变化。本病有 X 染色体隐性的肌萎缩病型、Becker 型，常染色体显性的颜面肩胛上腕型、常染色体隐性的肢带型，先天型等多种遗传方式。发病时机和临床经过也是多种多样的。作为人的肌营养不良的模型动物，1956 年就发现了肌营养不良性雏鸡，其症状仅见于骨骼肌，所以被作为肌源性疾病动物模型而被广为利用。临床表现是，患病雏鸡不能由仰卧位站立起来，鸡的羽翼缺乏柔软性，呈僵直状，胸肌明显肥大，肌肉颜色不透明，病鸡的寿命和正常鸡没有大的差别。通过对 412 和 413 两个品系鸡的改良，培育出发病快、肌肉脂肪少的常染色体隐性遗传的肌营养不良鸡种。随后又通过转基因技术培育出多种小型化肌营养不良鸡。

肌营养不良症小鼠作为进行性肌营养不良症的动物模型，现在应用最多的肌营养不良症小鼠是 2 个同基因异系的小鼠，即 129/Re－dy 系和把 dy 基因转入 C57BL/6J 系而建立起来的 C57BL/6J－dy 系。这两个系异性交配产生的 F1（129B_6 F1）小鼠被广泛应用于实验研究。在 WK/Re J 品系中发现 dy 的复等位基因 dy^{2J}，用基因转入技术建立起 C57BL/6J－dy^{2J} 品系。在 WK/Re J－dy^{2J} 小鼠中由 dy^{2J} 表现出来的症状比 dy 表现出来的症状更为稳定，动物的寿命也更长，能生存 1 年以上。在 C57BL/6J 系的遗传背景中 dy^{2J} 和

dy 小鼠所表现的症状几乎相同。出生 2 周后即可见临床症状。开始时后肢萎缩，继而发展到前肢，逐渐侵蚀到胸肌，引起呼吸困难，或因不能摄食，约经 5 个月的时间死亡。本模型小鼠的体格较同窝的正常小鼠明显瘦小，疾病的末期出现脊柱后屈。动物常伴发肺炎和肾结石。dy 纯合体小鼠的睾丸、卵巢都能发育成熟，但没有生殖能力。寿命受饲养环境的影响，平均为 4～5 个月。骨骼肌病理组织学变化和人的进行性肌营养不良症相似，生后 6～8 周的小鼠肌纤维坏死最为明显。dy/dy 小鼠存活率很低，只有少数的动物可以活到 10 周以上，无繁殖力。繁殖通常采用杂合体个体同胞交配的方法。

近来报道水貂中存在一种非强直性肌营养不良症，表现为全身骨骼肌进行性变性。水貂肌营养不良症系常染色体隐性遗传，与人类的 Duchenne 肌营养不良症相比，疾病的发生与发展均较慢。就病程而言，本动物模型类似人类的肢带型、面肩肱型、少儿常染色体隐性遗传的肌营养不良症。另外有一种被命名为肌营养不良（myodystrophy，MYD）的小鼠，它是萎缩性肌紧张症模型动物。仓鼠中已知的有 BIO、146 品系。这些动物肌营养不良症的发病率几近 100％。Duchenne 型肌营养不良症（Duchenne muscular dystrophy，DMD）是一种致死性的 X 连锁隐性遗传性肌病，以骨骼肌膜缺乏抗肌萎缩蛋白为特点。最常用的 DMD 动物模型是 C57BL/10ScSn mdx 鼠。mdx 鼠来源于 C57BL/10 克隆的自然突变，mdx 小鼠被认为是 X 连锁隐性遗传的 DMD 的良好动物模型。dystrophin 与 utrophin 基因双敲除鼠可用作 DMD 模型鼠。mdx/utrn$^{-/-}$ 鼠病情更严重，与人的 DMD 更相似。

肌聚糖（β－sarcoglycan）基因剔除小鼠（BSG$^{-/-}$）：BSG$^{-/-}$ 鼠生后 2 周即可见进行性肌营养不良的骨骼肌的病理改变，而且随年龄的增长而加重。肌纤维的变性在第 4～8 周时最重，大约 14 周时 BSG$^{-/-}$ 鼠的骨骼肌出现再生现象，BSG$^{-/-}$ 鼠心脏表现一些较大的纤维化灶（Division of Cell Biology，National Institute of Neuroscience，National Center of Neurology and Psychiatry，Japan）。

3.6 老年性痴呆症

目前为止，还没有发现适用于老年性痴呆症（Alzheimer's disease，AD）研究的理想的能够完全呈现人类临床症状和病理变化的动物模型。现在使用的模型各有优缺点。

3.6.1 物理方法减少海马区神经元

【材料】实验动物用雄性大白鼠（SD或Wistar鼠种），3～5月龄，体重250～300g。脑立体定位仪，特制刀片，注射器，开颅钻。

【操作步骤】动物经腹腔注射1%戊巴比妥钠麻醉（40mg/kg），固定于脑立体定位仪上，颅顶区备皮常规消毒手术区皮肤，无菌下操作，沿颅顶中线作长2.0cm切口，用湿棉球分离骨膜。于前囟后2.0mm，中线旁1.0mm处，用牙科钻或自制颅钻打开颅骨，仔细切开硬脑膜，暴露大脑皮质，用特制的宽2.0cm双刃刀片（剃须刀片制作）按照脑立体定位仪图谱于前囟后2.0mm，中线左侧置刀于脑表面，然后操作定位仪降刀4.1mm，并向外向内各移动1.0mm和0.5mm。然后再降刀1.0mm，外移1.5mm，此时上下抽动刀片数次，依次切断胼胝体缘、扣带回、背侧穹隆海马伞。留刀3min后退出刀片。另一种损害方法是分离和移除一部分大脑皮质，直接暴露穹隆，直视下切断穹隆或移除一段（1.0mm长）穹隆。

【注意事项】手术中要避免损伤上矢状窦，并观察有无出血现象，关闭头皮。

【结果分析】动物存活1周至2周，灌注牺牲动物，取基底前脑组织切片，用胆碱乙酰转移酶（chAT）免疫组化方法验证，损伤同侧内侧隔核胆碱能神经元较对照侧减少50%～60%左右，斜角带垂直支约减少40%。同时，损伤侧海马内胆碱能纤维（AchE染色）明显减少。迷宫测试显示该模型鼠的获取能力和记忆能力均较对照组明显降低。

3.6.2 慢性缺血模型

【材料】14～16 月龄雄性 SD 或 Wistar 大鼠。脑立体定位仪，手术显微镜，单极或双极电凝器，显微手术器械。

【操作步骤】大鼠经戊巴比妥钠腹腔麻醉（40mg/kg），固定于脑立体定位仪。硅胶管或橡皮栓扎鼠尾轻轻牵引，使颈椎伸展，翼孔呈水平位，便于观察。消毒头皮后，枕骨下第一颈椎水平正中切口，仔细分离一侧第一颈椎横突，暴露第一颈椎横突翼孔，翼孔下有椎动脉通过。用小的单极或双极电凝器插入翼孔烧灼闭塞一侧椎动脉。然后，动物取背位，取颈部正中切口，分离颈总动脉，注意避免损伤迷走神经和鞘后方的颈交感干。结扎和切断一侧的颈总动脉，用外科缝线套住另一侧颈总动脉（不结扎），将线头藏于皮下，简单关闭切口。待动物麻醉清醒后送回饲养笼，自由饮水，禁食。12～24h 后，将动物于清醒状态下取背位，分别用绳子固定四肢和门齿，以控制动物挣扎。小心分离颈前部的切口，辨认套在未结扎侧颈总动脉上的缝线，轻轻牵起，结扎和切断该侧的颈总动脉，缝合皮肤切口。对照组动物经历同样的手术程序和血管暴露，但未行椎动脉烧灼和颈总动脉结扎。脑的供血不足可以导致脑损伤和一系列的临床症状，用老年动物慢性脑缺血模型引起的行为缺失和脑组织病理生理改变在许多方面与人类的老年期痴呆相似。

【注意事项】手术时避免损伤迷走神经和鞘后方的颈交感干。

【结果分析】术后动物存活 10～12 周，此时皮质和海马的脑血流分别较对照组减少 20%和 60%。Morris 水迷宫测试显示空间记忆能力缺失明显，组织学检查证实，海马神经元减少，胶质纤维酸性蛋白免疫反应增强，以 CA1 区最明显。虽然经历了慢性缺血，但缺血动物脑内并未发现梗死灶。

3.6.3 鹅膏蕈氨酸损害模型

【材料】实验动物以 SD、Wistar 大鼠皆可，鼠龄 3～5 月龄，体重 300g 左右。脑立体定位仪，微量注射器，鹅膏蕈氨酸（ibotenic acid，IBO）。

【操作步骤】动物经戊巴比妥钠（40mg/kg）腹腔麻醉后，固定于脑立体定位仪，头皮备皮切口和开颅同前，参照立体定位坐标，耳杆＋0.2mm，中线外0.3mm，颅骨下7.0mm推进微注射针，每点注射IBO 0.5μl（0.05mol/L），注射时间持续2～3min，留针5min，以防扩散，缓慢退针后缝合头皮。动物存活1周后以相同坐标行对侧损害注射。对照组取同样坐标，但深度坐标减1.0mm，进针后不注射任何物质。

【结果分析】注射IBO大鼠较对照组胆碱能神经元损伤明显，学习记忆能力明显下降。

3.6.4 β-淀粉样蛋白注射模型

【材料】实验动物以SD、Wistar等纯种大鼠皆可，鼠龄为3～5月龄。脑立体定位仪，微型渗透泵。

【操作步骤】动物经戊巴比妥钠（40mg/kg）腹腔麻醉后，固定于脑立体定位仪。按照脑立体定位仪图谱（Paxinos G and Watson C）将β-淀粉样蛋白注入中央脑室。

【结果分析】注射了β-淀粉样蛋白的大鼠同对照组大鼠相比，额皮质区和海马的乙酰胆碱转移酶明显下降，但皮质神经胶质纤维酸性蛋白免疫活性在停止灌注当时和两周后增加。在β-淀粉样蛋白处理的大鼠一些脑区域中，睫状神经营养因子含量显著增高。在神经传导中起重要作用的P物质和微管相关蛋白下降。此外，处理后的大鼠去极化后，皮质/海马和纹状体乙酰胆碱及多巴胺的释放低于未处理的对照组大鼠。这些结果表明，β-淀粉样蛋白使活体动物中枢神经系统功能障碍，该模型可作为AD病理学药物模型之一。

3.6.5 基因工程动物模型

1. APP转基因动物模型

（1）中国医学科学院实验动物研究所于1999年建立的人APP转基因鼠就是选用的C57BL/6L品系小鼠，转入hAPP751V717I（伦敦突变）和hAPP695V717I采取显微注射的方法成功建立的早老性痴呆转基因动物模型（图3.1）。

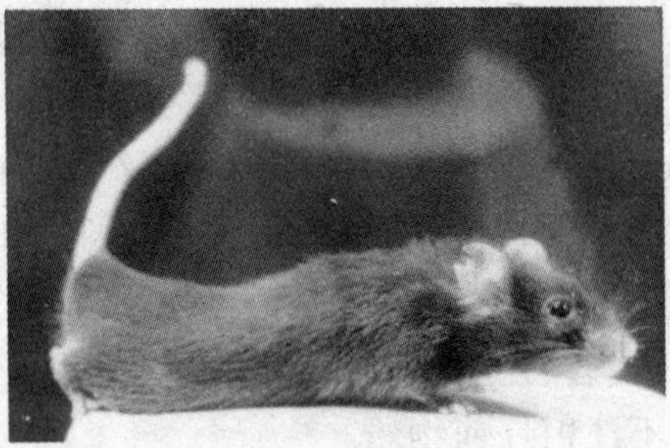

图 3.1　C57BL/6J－APP 转基因痴呆症小鼠

(2) 转基因质粒图（图 3.2）

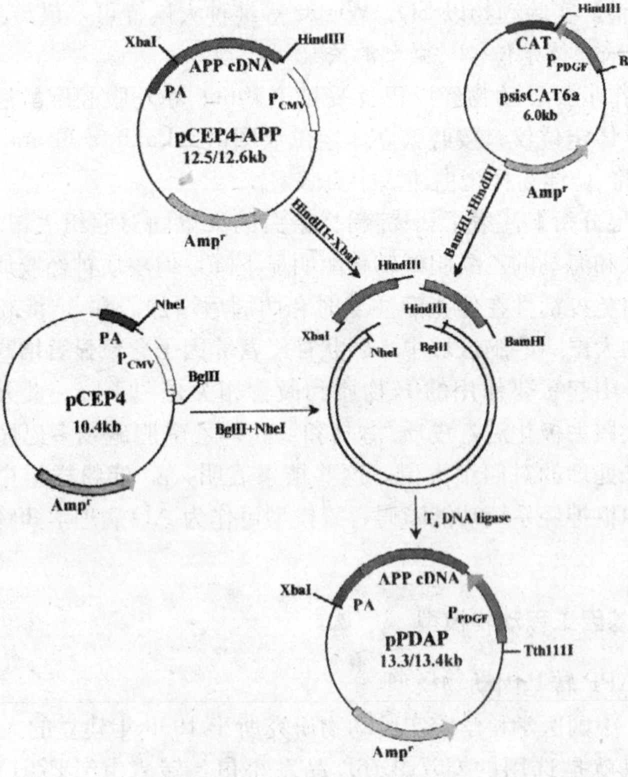

图 3.2　转基因质粒的构建

（3）病理表型（彩图 3.3，3.4，3.5）

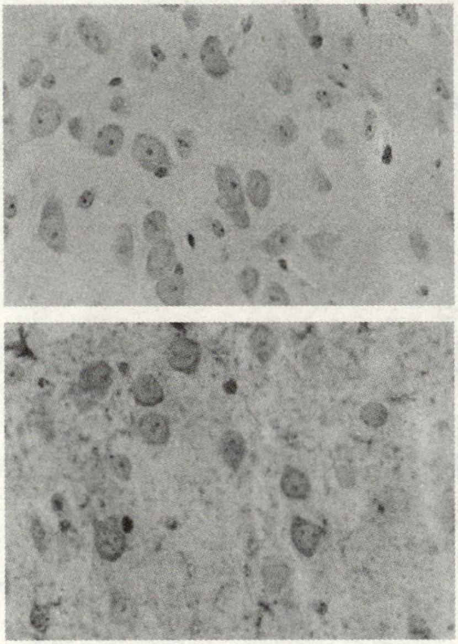

彩图 3.3 上图：免疫组化染色，抗体 Aβ1－16（×400），大脑皮层神经元细胞以锥体细胞为主，胞浆呈明显阳性着色，神经胶质细胞及间质内未见阳性着色（9 月龄）；下图：免疫组化染色，抗体 Aβ1－42（×400），大脑皮层神经元细胞以锥体细胞为主，胞浆呈明显阳性着色，间质内亦可见分布不均的阳性着色颗粒（9 月龄）

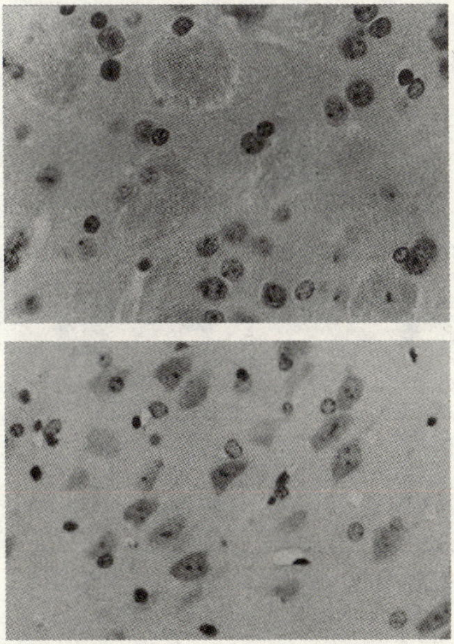

彩图 3.4 上图：刚果红染色（×400），间质内类淀粉样物质沉积（9 月龄）；下图：阴性对照

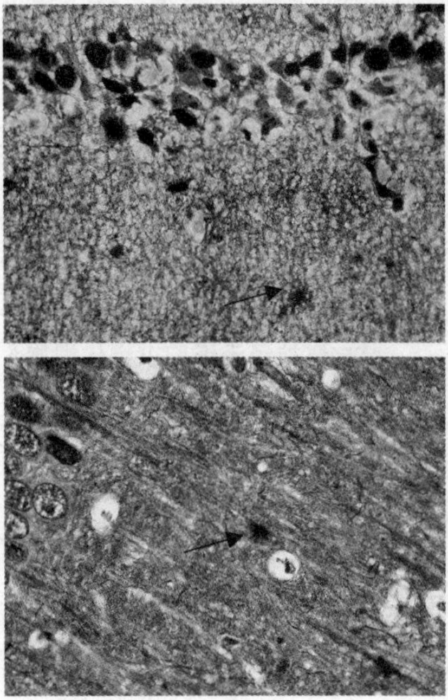

彩图 3.5　Bielschowsky 改良法银染（×100），箭头所指为早期老年斑（12 月龄）

（4）行为表型

①APP 转基因阳性动物随着月龄的增加，学习、记忆能力呈下降趋势。

②APP 转基因阴性动物在 6～11 月龄学习、记忆无明显差异。

表 3.1　6～9 月龄转基因阳性及转基因阴性动物水迷宫实验结果

实验指标（n=15）	6月龄/＋	6月龄/－	8月龄/＋	8月龄/－	9月龄/＋	9月龄/－
潜伏期(秒) M±SD	23.2±8.1	17.5±17.1	20.9±9.3	14.5±13.2	27.8±14.8*	22.0±7.7
错误次数 M±SD	2.5±2.3	1.9±2.7	3.1±2.8	1.5±1.1	3.0±2.6	2.0±1.3

* $P<0.05$，与 6 月龄转基因阳性动物相比

表 3.2　10～12 月龄转基因阳性及转基因阴性动物水迷宫实验结果

实验指标（n=15）	10月龄/＋	10月龄/－	11月龄/＋	11月龄/－	12月龄/＋	12月龄/－
潜伏期（秒）M±SD	37.8±19.1△	22.1±16.9	36.3±12.9△	26.3±16.1	45.6±18.1△	32.2±16.8
错误次数 M±SD	3.3±2.8	2.0±1.9	3.6±3.8*	2.2±2.6	4.2±3.5*	2.8±2.4

△ $P<0.01$，与 6 月龄转基因阳性动物相比

* $P<0.05$，与 6 月龄转基因阴性动物相比

表 3.3　6～9 月龄转基因阳性动物和转基因阴性动物跳台结果

观察指标	6月龄/＋ M±SD	6月龄/－ M±SD	8月龄/＋ M±SD	8月龄/－ M±SD	9月龄/＋ M±SD	9月龄/－ M±SD
次数（学习）	0.9±2.3	0.1±0.3	2.5±3.7	0.3±0.6	2.38±1.261	0.9±1.0
潜伏期（秒）	244.1±116.2	265.1±92.3	244.3±114.5	263.5±90.7	208.7±135.4	231.7±121.3
次数（记忆）	0.3±0.5	0.1±0.6	0.7±0.3	0.2±0.6	1±1.9	0.3±0.5

表 3.4　10～12 月龄转基因阳性动物和转基因阴性动物跳台结果

观察指标	10月龄/＋ M±SD	10月龄/－ M±SD	11月龄/＋ M±SD	11月龄/－ M±SD	12月龄/＋ M±SD	12月龄/－ M±SD
次数（学习）	2.6±4.0	0.8±0.7	3±4.7	0.9±0.6	3.27±3.28*	1.4±1.8
潜伏期（秒）	205.6±132.7	215.1±128.9	228.1±124.1	262.2±99.8	232.9±121.6	253.1±99.6
次数（记忆）	0.4±0.5	0.5±0.7	0.3±0.6	0.2±0.6	0.6±1.1	0.54±1.53

* 12 月龄转基因阳性动物与 6 月龄阳性动物比较 $P<0.05$

2. APP 基因敲除小鼠

纯合子 APP 基因敲除小鼠可以存活和发育，但可见各种异常，包括体重减轻，运动减少，自发性惊厥和行为障碍，常在成熟

前死亡。免疫组化分析指出反应性胶质细胞增生以及synaptophysin和 synapsin 减少。这些结果指出成熟前死亡是突触损害的结果，说明 APP 对维持 CNS 神经元突触功能的重要性。

3. PSⅠ和 PSⅡ转基因动物模型

早老素Ⅰ（presenilin Ⅰ，PSⅠ）基因位于染色体 14q243 位点。最初报道该基因突变引起的 AD 在 30～60 岁之间发病，并且所占 3 个基因引起易感家系的 70%。早老素Ⅰ蛋白约 50kD，推测为 7 次跨膜蛋白，其中 5 个位点的突变可引起 AD 易感。另外一个与早发 AD 有关的基因定位于 1 号染色体，其编码的蛋白与 PSⅠ同源，被命名为 PSⅡ。PSⅡ的突变引起的 AD 发病年龄（平均 61 岁）略晚于 PSⅠ，这点与 APP 基因相似。在散发病例脑部检出早老素阳性神经炎性斑块，说明早老素也可能参与一些散发病例的病理改变。到目前，已在 PSⅠ发现 37 个突变位点和 1 个剪切位点突变，以及 PSⅡ上的突变位点与早发性 AD 共分离，PS 基因突变同 APP 基因突变是导致家族遗传性 AD（familiar Alzheimer's disease，FAD）的最重要因素。早老素是保守的膜内在蛋白质家族，包括 SPE4、SEL12 和 ALG3。它们具有广泛的组织分布。研究数据表明早老素在 Aβ 形成中的重要作用：体内和体外研究表明，早老素与较长的高度纤维原生成的 Aβ42、Aβ43 多肽增加相关，在带有 PSⅠ和 PSⅡ突变的 FAD 病人脑中有 Aβ42 免疫活性斑块数量的明显增多。转基因鼠共表达PSⅠ（A246E）和突变的 APP 产生大量的淀粉样沉淀。说明突变的PSⅠ通过加速脑中淀粉样沉淀形成速率而导致 AD。

3.6.6 自身免疫损伤性动物模型

【材料】实验动物用雄性 SD 或 Wistar 大鼠，3～5 月龄，体重 250～300g。

【操作步骤】提取电鳐（torpedo）的胆碱能神经元中高分子量神经纤丝蛋白（high molecular weight neurofilament protein，NF－H）作为抗原。按一般免疫程序，皮下注射持续免疫大鼠。目前已证实在老年斑中有各种免疫球蛋白（Igs）及补体沉积，病人脑中有 HLA－DR 抗原过度表达，被激活的小胶质细胞参与“老年斑”及神经元纤维缠结的形成，机体产生胆碱能神经自身抗体，NF－H抗体在AD神经元变性中发挥一定的作用。

【结果分析】实验性自身免疫痴呆大鼠模型中免疫组化神经元染色在海马、齿状回和隔区神经元胞核和轴突内均有抗NF－H的抗体IgG存在，白质传导束的胼胝体、伞部也存在IgG，传导束IgG量明显高于其他部位神经元。这种病理变化发生的机制被认为与①外周免疫系统产生特异的抗NF－H抗体，②抗体聚集在隔核、海马及白质传导束，③抗体与特异抗原反应，导致前脑胆碱能神经元损伤有关。这种动物模型可复制AD的某些病理形成过程，也证明了抗胆碱能NF－H抗体在AD神经元变性中发挥一定的作用。

3.7 帕金森综合征

3.7.1 6-羟基多巴胺模型

【操作步骤】目前常用单侧损毁模型。选用体重200～300g SD或Wistar大鼠，戊巴比妥钠（50mg/kg）腹腔注射麻醉，固定于立体定位仪上，颅骨钻孔，8μg 6-羟基多巴胺（6-OHDA），溶于2μl生理盐水（其中含2g/L维生素C），微量注射于一侧黑质或内侧前脑束，注射完毕留针5min再缓慢拔出，封闭伤口。一般注射后24h出现多巴胺（DA）能神经元变性，2～3d后出现纹状体DA含量减少，成功的模型DA含量减少80％～90％。行为方面表现为身体向损毁侧偏斜。注射靶点也可选择单侧纹状体，在数周内逐渐引起黑质-纹状体DA系统逆行性变性，可部分模拟DA能神经元渐进性变性的特点。饲养12～14d后可外周注射苯丙胺或阿扑吗啡检验损毁效果，前者可引起大鼠向损毁侧旋转，后者则可使大鼠向损毁对侧（健侧）旋转。记录用药后30min的旋转次数，可作为帕金森综合征（Parkinson disease，PD）症状的定量指标。一般连续4周用阿扑吗啡诱发旋转次数保持稳定，即表示损毁作用已达稳定，可供实验之用。

【结果分析】6－OHDA单侧损毁制备的旋转模型是目前用得最多的PD模型之一，其病理、生化方面的表现同人类PD有不少相似之处，如黑质DA能神经元变性、死亡、缺失，胶质细胞增生，黑质和纹状体酪氨酸羟化酶（TH）活性及 DA 含量降低。另一突出的优点是药物诱发的旋转行为的量化，是评价抗 PD 药物疗效稳定可靠的指标。缺点是该模型仍属急性损伤模型，不能模拟 PD 慢性进行性病程特点，病理方面也与人类 PD 有一定差异（如无细胞内 Lewy 小体）。此模型可用于 PD 的发病机制及药物疗效判定、细胞移植治疗、基因治疗、神经保护治疗方面的研究。

3.7.2 甲基苯丙胺模型

【操作步骤】选用体重 200～300g SD 或 Wistar 大鼠，按体重 10～25mg/kg 皮下注射甲基苯丙胺（methamphetamine），1 次/天，连续 4 天用药后可出现短暂活动过多，随之是定向运动及活动减少。4～5 天后可有“幻觉样”行为，表现为颤抖、舔毛、咬皮毛。1 周后检测即可发现黑质和纹状体中 TH 活性降低，DA 含量减少，但黑质 DA 能神经元丢失不明显。

【结果分析】这一模型可模拟 PD 生化方面的改变，但没有明显 PD 病理、运动行为方面的症状。可用于 PD 神经保护方面的研究。

3.7.3 1-甲基-4-苯基-1，2，3，6-四氢吡啶模型

1. 猴双侧损毁 PD 模型

成年恒河猴（猕猴、松鼠猴亦可），按体重0.135～0.15mg/kg 从下肢静脉注射 1-甲基-4-苯基-1，2，3，6-四氢吡啶（1-methyl-4-phenyl-1，2，3，6-tetrahydropyridine，MPTP），第 1 天 3 次，第 2、3 天每日 2 次。在 2～4 次注射后出现短暂海洛因样急性反应，表现为仰卧、瞌睡、间歇性闭眼、动作减少、重复点头、四肢伸展、头向后仰并向一侧旋转。1 周后出现类似于人类的 PD 症状，如眨眼少，两眼凝视，动作减少，动作迟缓，肢体发僵，震颤，屈曲姿势，发音、吞咽困难等。少动、强直、姿势及步态异常在不同种系及个体之间有较好的一致性，但震颤表现有明显差异，恒河猴多为姿势性、动作性震颤，非洲绿猴有静止性震颤表现。抗 PD 药物如左旋多巴可改善上述症状。

2. 小鼠双侧损毁 PD 模型

一般选 10～12 周龄，体重 25～30g C57/BL 小鼠，按体重

30～40mg/kg 腹腔注射 MPTP，连续 7d，于第 6～7 次注射后出现暂时性（2～3h）躯干震颤、竖毛、尾巴过伸、动作减少及爬杆试验障碍。

3. 猫双侧损毁 PD 模型

成年家猫，按体重 5mg/kg 腹腔注射 MPTP 连续 5d，于第 2 次注射后每次注射时可见短暂海洛因样毒性反应，如瞳孔散大、流泪、流涎、凝视、活动异常等。在首次注射后次日起逐渐表现出表情呆滞、两眼凝视、瞬目减少、低头弓背、发音低弱、活动减少、动作笨拙、进食困难等 PD 症状。

4. 猴单侧损毁 PD 模型

恒河猴，按体重 0.15～0.17mg/kg 一侧颈内动脉注射 MPTP，1 周后出现损毁对侧肢体活动减少，以及自发性向损毁侧转身。腹腔注射苯丙胺诱发向损毁侧快速旋转，注射阿扑吗啡后向损毁对侧快速旋转。利用 MPTP 制备的灵长类 PD 模型，在症状及病理、生化改变方面均酷似人类 PD，而且稳定可靠，对抗 PD 药物的反应（包括副作用）也同人类相似。这是目前所建立的最能反映人类 PD 特征的动物模型，因而被广泛用于 PD 发病机制、诊断及治疗方面的研究工作中。费用高和管理不便是其缺点，尤其是双侧模型因进食、饮水困难，常需要应用抗 PD 药物才能保证其长期存活。MPTP 诱发小鼠、猫的 PD 模型在症状方面不及灵长类模型典型，但由于经济方便，也常被采用。MPTP 在其他动物诱发的 PD 模型应用不多。

3.7.4 鱼滕酮模型

【操作步骤】选 Lewis 大鼠，体重 300～350g，戊巴比妥钠按体重 50mg/kg 腹腔注射麻醉，将渗透微泵埋入背部皮下，从下颌角静脉插管并将插管与微泵相连接，每日按体重 2～3mg/ kg 灌注鱼滕酮（rotenone）（溶于 1∶1 的二甲亚砜/ 聚乙二醇溶液中），每周更换 1 次微泵，连用 5 周。可选择性引起黑质-纹状体 DA 系统变性，在黑质细胞内有类似 Lewy 小体 α－synuclein 阳性包涵体形成。行为方面有屈曲体姿、运动减少，有时伴强直、震颤。

【结果分析】制备模型的神经毒素来自自然环境，其慢性暴露的制备方式能较好地模拟PD发病过程，在病理、生化、致病机制、行为等方面均能较好地模拟PD相关特征。该模型对研究环境因素与PD病因及发病机制之间的关系具有独特的价值，其慢性、进行性病程特征还特别适合PD的神经保护治疗研究。缺点是制备过程费时、费力，不同个体制备效果不一（有些动物无明显毒性效应）。另外，由于是双侧病变，其PD症状使饲养较困难。

3.7.5 PD遗传模型

PD多数为散发型，在PD人群中有少数的家族性PD病例，其遗传因素起关键作用，目前至少已发现两个家族性PD致病基因，包括α-synuclein和Parkin。可表达与PD发病有关的野生或突变基因的转基因动物，可作为PD遗传模型，用于相关致病基因的致病机制、环境因素与遗传因素的相互作用等方面的研究。目前已制备成功的PD遗传模型主要有α-synuclein转基因小鼠和转基因果蝇。高表达人类α-synuclein的转基因小鼠具有PD的部分特征，如纹状体DA神经末梢丢失，在胞浆有α-synuclein和ubiquitin阳性的包涵体形成，运动功能障碍。这些转基因小鼠包涵体与人类Lewy小体有差别，主要表现在缺乏纤维样结构特征。有时在细胞核内也可见到包涵体，这与人类PD明显不同。一些转基因小鼠只有包涵体形成和运动功能障碍但无DA能神经元变性，这些小鼠脑干运动神经元病变更明显。还有一个现象是野生型与突变型转基因小鼠病理改变基本一样。

α-synuclein转基因果蝇具备PD的一些重要特征，包括DA能神经元缺失、神经细胞内包涵体形成、运动功能障碍等。由于果蝇的遗传规律研究较透彻加上寿命较短，这一模型对了解某些新蛋白在PD发病机制中的作用有重要价值。

3.7.6 偏侧部分损伤性帕金森病模型

【操作步骤】经检疫的健康成年恒河猴，年龄3～13岁，体重3.0～6.0kg，最小额宽与颅高均大于40mm，面角大于100°。立体定向仪采用日本成茂（NAR2ISHIGE）SN22型。配制6-OHDA溶液，浓度为2mg/ml，以氯胺酮8mg/kg肌肉注射，再以戊巴比妥25mg/kg腹腔注射麻醉，阿托品0.11～0.115ml（0.15mg/ml）肌肉注射，肌松剂0.12ml（Bayer公司出品，猫、犬用）肌肉注射。头部固定后，剃去猴头顶部毛发，碘酊消毒并铺巾。正中矢状线向右旁开5mm，以耳间线前7mm为中点，作长约2cm的矢状切口。将头皮和骨膜向两侧牵开。用颅钻钻出一8mm直径的骨窗。立体定向仪校正0点后，以Hamilton微量进样器每次抽取10μl溶液（含6-OHDA 20μg）以A（0点前方）710mm、R（0点右侧）310mm、H（0点下方）0.15mm为中心共7个靶点注射，每次注射时间为5min，留针8min，出针时在前10mm内每次出针1mm，停留20s，10mm后稍快。注射结束后，头部伤口以3％双氧水和庆大霉素生理盐水冲洗，缝合骨膜和头皮。庆大霉素1mg肌注。

3.8 记忆减退和痴呆

3.8.1 四血管阻断模型（4-VO）

【操作步骤】成年SD或Wistar大鼠用10％的水合氯醛（5ml/kg）腹腔麻醉后，背侧颈正中切口，暴露双侧第一颈椎横突翼小孔，用直径为0.5mm的电凝针插入双侧翼小孔烧灼双侧椎动脉，造成永久性闭塞。然后腹侧颈正中切口，分离双侧颈总动脉，穿线备用。24h后，用微动脉夹夹闭双侧颈总动脉5min，共夹闭3次，每次间隔1h。术后手术部位施以适量青霉素，然后缝合，常规饲养观察。

【结果分析】此模型成功率高，病理损伤接近人急性脑缺血的变化，致前脑缺血严重，但脑干部分由于有脊前动脉供血尚能维持，缺血后生理指标稳定，不影响缺血后结果。检查缺血成功与否的指标明确，可用于再灌注损伤研究。海马损伤明显，可显示记忆功能的减退；病理改变较为明确，无明显肢体运动障碍，是目前国际公认的血管疾病（VD）造模方法。但手术较复杂，存活率相对较低，对实验操作者的手术熟练程度要求较高。

3.8.2 立体定向光化学诱导脑梗死模型

【操作步骤】成年 SD 或 Wistar 大鼠用 10%的水合氯醛（5 ml/kg）腹腔麻醉后固定在立体定位仪上，从尾静脉注射玫瑰红 B-生理盐水溶液（RB，20mg/kg）。然后切开局部头皮暴露颅骨，用光导纤维引导冷光定向照射裸露的颅骨 20min，照射部位即产生局部梗死灶。

【结果分析】由于 RB 受特定波长的冷光照射激活，释放自由基，导致血管内皮细胞发生脂质过氧化反应，引起血管内皮损伤，同时白细胞等被激活，启动局部血凝系统，从而引起局部血管内皮血栓形成。因此，该方法梗死部位明确，操作简单，手术创伤面小，重复性好，功能障碍明显，动物存活时间长，而且病理改变和超微结构变化与人类血管性痴呆相似。

3.8.3 高脂血症血管性痴呆大鼠模型

【操作步骤】成年 SD 或 Wistar 大鼠用高脂饲料（40%脂肪、5%胆固醇、丙硫脲嘧啶、胆碱和胆酸钠）喂养 1 个月后，测其血脂，经证实已增高后，再用 10%水合氯醛，按 4ml/kg 腹腔麻醉，颈正中去毛，碘酒消毒，腹侧颈正中切口，暴露并分离双侧颈总动脉，穿线备用。缺血时闭阻双侧颈总动脉 3 次，每次 10min，每次间隔 10min，之后缝合伤口即制成高脂血症 VD 模型。

【结果分析】此法是模拟 VD 发病的危险因素——高脂血症，而建立的一种动物模型，接近人类实际情况。

3.8.4 舌下静脉注入铁粉法缺血梗死模型

【操作步骤】成年 SD 或 Wistar 大鼠用 10%的水合氯醛（5ml/kg）腹腔麻醉后固定在立体定位仪上，然后固定于动物大脑立体定位仪上，常规消毒，正中切开头皮暴露颅骨，额部位于前囟前 2mm 向左旁开 2mm，参考电极位于远额窦。在上述部位用小螺丝固定于头骨上，穿过内板障，在额部记录电极处正后方固定一直径为 5mm、2000 高斯磁场的小磁铁，最后用自凝牙托水和牙托粉封固。术后 3d，等刀口愈合、体重恢复后，开始进行迷宫及 P300 测试。将已达迷宫训练标准并完成P300测定的实验大鼠用2.5%硫喷妥钠（4mg/kg）腹腔注射麻醉，用 Fe_3O_4 粉（广州磁性材料化工厂出品，铁粒子直径为6μm，用量56.4mg/kg）溶于1.5ml生理盐水中，于1min内沿大鼠舌下静脉注入，从而造成VD大鼠模型。

【结果分析】该模型操作简单，可重复性强，术中不必开颅，适于慢性实验，缺血部位较局限。缺点：此模型仅模拟了单一部位（额部）的缺血梗死，至于可否用于其他区域梗死与痴呆症的关系研究尚需进一步探索。

3.8.5 高血压脑卒中自发大鼠动物模型

1963年，Okamoto和Aoki利用选择性近亲交配法从Wistar Kyoto鼠（WKY）分离出具有持久性血压升高的大鼠品系，并以兄妹交配维持，即为现在的SHR品系（自发性高血压大鼠），1974年Okamoto与Yamori等人从SHR中分离出一亚系为自发性高血压脑卒中倾向大鼠（SHRSP）。此亚系中80%超过100日龄雄性大鼠和60%超过150日龄雌性大鼠发生脑出血。因此可从脑出血后存活的大鼠中筛选VD模型大鼠（可在斯莱克实验动物中心购得）。

【结果分析】此模型有学习、记忆功能的减退，而且大脑皮层和海马区的乙酰胆碱和胆碱水平比对照组Wistar大鼠明显下降，这可能与学习记忆功能有关。在SHRSP中，血黏度、血细胞容积比和纤维蛋白原发生变化且均可产生血栓从而诱导脑梗死，这些病理组织变化同人类脑血管疾病非常相似。

3.8.6 去大脑皮层VD动物模型

【操作步骤】Wistar大鼠用10%水合氯醛（4ml/kg）腹腔注射麻醉后剪开大鼠头部皮肤，暴露颅骨，用牙科钻在左侧颅骨钻6个孔并翻开颅骨，暴露左侧脑硬脑膜，用虹膜剪剪开硬脑膜，暴露软脑膜，在解剖显微镜下用蘸生理盐水的棉签轻轻擦拭，至软脑膜下见不到血管为止。

【结果分析】此模型病理改变以皮层损害最为首要，术后动物出现明显的学习记忆功能损害，在组织病理染色中，皮质、海马、丘脑等处细胞结构明显遭到破坏，细胞数量明显减少，细胞变性萎缩，充分模拟了 VD 的病理改变，是研究 VD 较理想的动物模型。缺点：在打开硬脑膜的同时也打开了蛛网膜下腔，会损及脑脊液；有可能损及硬脑膜窦引起大量出血而导致动物死亡。

3.8.7 IBO 诱导的学习记忆障碍动物模型

【操作步骤】将 IBO（α-amino-3-hydroxy-5-isoxazole acetic acid，Sigma Chemical St. Louis，MO，USA）溶于0.1mol/L pH7.4 PBS 中，配成浓度为 0.06mol/L 的溶液。将配制完成的 IBO 以小量瓶分装，并保存在－80℃的冷冻冰箱中，用时取出解冻，并保持于冰中使用。

体重 200～300g 2 月龄的 SD 大鼠作为实验动物。大鼠用 10% 水合氯醛腹腔注射麻醉（4ml/kg），置于立体定位仪上（stereotaxic instrument，David Kopf），调整两耳及前牙的位置加以固定，用手术刀剔除头皮上的毛发，经 75% 乙醇消毒后，从头皮中线切开，露出头骨。从头骨的前囟后面 2.3mm 处（即 NBM 核的位置），注入 IBO（0.06mol/L，0.5μl）或 PBS 溶液（0.5μl）。注射时将针头先静置 5min，让脑内部压力与外界压力达到平衡时，再将 IBO 于 5min 内慢慢注射完毕。经 5min 后，让 IBO 缓缓渗入 NBM 核，避免因急速抽出针头而使 IBO 逆流出来。3%硫喷妥钠麻醉（40mg/kg），麻醉后固定在立体定位仪上，由尾静脉注射 3.5%四氯四碘荧光素二钠（虎红，分子量为 1017.63，上海试剂三厂，20mg/kg），1 分钟后用光导纤维引导冷光，定向照射颞叶中回，光照 20 分钟。

【结果分析】颞叶梗死引起学习记忆障碍的机理迄今尚不清楚，此研究提示以下可能：颞叶梗死的大小与记忆及学习损伤的程度密切相关；颞叶与海马存在直接联系；颞叶病变可能引起谷氨酸和 GABA 能神经功能障碍，进而引起学习记忆障碍。

3.8.8 多发梗死性痴呆（MID）动物模型

【操作步骤】SD 大鼠，10～12 月龄，体重 380g。取同种大鼠无菌干燥血凝块，研碎后用 200μm 筛孔过筛，应用时用生理盐水 0.3ml 加血凝块 100mg 制成混悬液，显微镜下测量直径 40～200μm。10%水合氯醛（4ml/kg）腹腔麻醉，颈正中切开皮肤，剥离胸骨舌骨肌、肩胛舌骨肌与胸骨乳突肌，暴露颈总动脉 、颈外动脉与颈内动脉，暂时夹闭颈总动脉，于左颈外动脉逆行插管注入栓子溶液 0.3ml，立即结扎颈外动脉，同时开放颈总动脉，使栓子通过颈内动脉进入颅内至大脑各动脉，造成多发性脑梗死。分别于术后 10 天和 20 天用迷宫对大鼠的学习记忆进行测验；于双侧颈内动脉推注栓子悬液，方法剂量同上。

【结果分析】此法对 Kaneko 和陈氏方法加以改进，首先在注入栓子同时，开放颈总动脉，并在不少于 30 秒的时间内缓慢注入栓子，使之随血流广泛分布于脑内各区域，以期更接近临床。另外，减少注入栓子溶液量至 0.3ml。这两方面保证了造模后 48h 内死亡率控制在 10%～15%以内。尽管对这类模型的综合评价是梗死部位不固定，梗死灶大小不一致，但由于其能在大脑前动脉和大脑中动脉供血区形成多个梗死灶，且与临床上多发性脑梗死痴呆（multi-infarct dementia，MID）病人所见相似，故不少学者认为将其作为 VD 模型较为合适。本模型也存在不足：（1）栓子在进入颅内动脉的同时也进入翼突腭动脉，造成颅外梗死。（2）术后结扎了颈外动脉。

3.9 脑血管病

3.9.1 自发性脑梗死模型

高血压动物可形成自发性脑梗死。常用的有原发性高血压和继发性高血压两大类。前者以日本种的自发性高血压大鼠（SHR）及其易卒中亚型（SHRsp）为常用，后者为各种肾性高血压动物。这种脑梗死与人类的脑梗死发病情况最为接近，是目前较为理想的动物模型之一，国内主要的实验动物研究机构都有供应。

3.9.2 沙鼠大脑中动脉缺血模型

【操作步骤】成年沙鼠，10%水合氯醛（4ml/kg）腹腔麻醉，沿腹部中线于颈部切开。剥离出一侧颈动脉，用银制钳夹夹闭。考虑实验需要可实行长期夹闭或可再灌注。

【结果分析】由于沙鼠后交通动脉缺失，Willis 环前后不连续，故经颈部夹闭一侧总动脉可以方便地造成同侧半球缺血，可依据沙鼠表现的体征，结合眼底观察镜观察眼底缺血情况判别。

3.9.3 急性大鼠大脑中动脉阻塞全脑缺血模型

【操作步骤】成年 SD 或 Wistar 大鼠，10%水合氯醛（4ml/kg 体重）麻醉。右侧卧位，在左眼外缘到左外耳道连线的中点，垂直于连线切开皮肤约 2cm，沿颧弓和下颌骨，用文氏钳将手术面撑大，暴露鳞状骨的大部分，用牙科钻在颧骨前联合前内 2cm 处钻孔开颅。在手术显微镜下切开硬脑膜，暴露出大脑中动脉，分离出中动脉周围的软脑膜和蛛网膜，使中动脉游离。用双电极（电压 12V）电灼损毁 Willis 环起始部至嗅沟段的大脑中动脉，使之阻塞。为防止电极的电流对脑组织造成电损伤，在操作过程中不断向中动脉周围滴加生理盐水，并尽量缩短操作时间。创面覆盖一小块明胶后，缝合肌肉和皮肤。

【结果分析】大脑中动脉从 Willis 环发出后向外跨过嗅束蜿蜒走行于大脑的外侧面，供应大部分的大脑半球，大脑中动脉在 Willis 环起始到嗅沟区发出许多的分支，供应豆壳复合体，所以电灼此段大脑中动脉的主干血流，复制中风模型的成功率较高。用本实验手术方法复制的大鼠中风模型的成功率较高，死亡率低，较为理想，有面积不等的梗死区出现，行为障碍约占 90%。由于手术部切断颧弓，术后基本不影响动物的采食行为，并可以进行长期的观察，有利于建立慢性中风动物模型。

3.9.4 肾性高血压引起的 SD 大鼠脑血管病变模型

【操作步骤】成年 SD 大鼠，3%的戊巴比妥钠（30mg/kg）腹腔麻醉。无菌条件下，在大鼠下腹腔沿腹中线偏左做 2cm 切口，沿腹壁向下摸索，暴露出双侧肾脏。分别用不同内径的银制钳夹夹闭左右双肾或右肾动脉。双肾结扎动脉夹的内径分别为 0.2mm、0.3mm，单肾结扎内径为 0.2～0.25mm。

【结果分析】在高血压形成后约 3 周，海马脚（CA）和脑内小动脉通透性开始增高，这种急性期是以后的慢性脑血管病的基础。高血压持续 4 个月以上的肾性高血压（RHR），其脑表面大脑中动脉（MCA）与大脑前动脉（ACA）及大脑后动脉（PCA）之间的血管明显少于正常血压鼠。在此情况下，一旦脑血管血流减少，灌注压减小，由于毛细血管和小动脉数量减少、分布稀疏、血管储备能力下降，脑缺血和脑梗死的几率就会增加。

参考文献

1. 余绍祖．血管性痴呆．内科危急重症杂志，1997，3（2）：74－76
2. 贾健民，贾健平．大鼠脑反复缺血致不可逆性学习记忆障碍的研究．心理学报，1995，27（1）：69－71
3. 向敬，匡培根，张凤英等．颞叶梗塞所致学习记忆障碍的机制研究（微透析分析和超微结构观察）．心理学报，1994，2：190－194
4. 唐启盛，黄启福，郭建文．高脂血症大鼠缺血再灌流诱发行为学障碍模型的实验研究．北京中医药大学学报，1997，20（5）：34－36
5. 林坚，王子栋．血管性痴呆动物模型．中国应用生理学杂志，1998，14（1）：89－91
6. 赵宪林，方秀斌，李东培．大鼠血管性痴呆模型制作．中国医科大学学报，2002，31（3）：166－176
7. 陈俊抛，田时雨，于薇薇等．多发性脑梗塞痴呆动物模型的研究．中华神经精神科杂志，1994，27（5）：311
8. 陈生弟，徐德隆，余慧贞等．应用 1－甲基－4－苯基－1，2，3，6－四氢吡啶建立帕金森病动物模型的实验研究．中华医学杂志，1990，70：252－254
9. 刘汇波，叶翠飞，李斌等．双侧颈总动脉结扎对大鼠学习记忆功能和海马组织形态学的影响．基础医学与临床，1988，18（4）：54－57
10. Ostern ML，Me DL，et al. Age-dependent neuronal and synaptic degeneration in mice transgenic for the C terminus of the amyloid precursor protein. J Neurosci，1996，16（21）：6732－6741
11. Yankner BA. Mechanisms of neuronal degeneration in Alzheimer's disease.

Neuron, 1996, 16 : 921 - 932
12. Naslund J, Theberg J, et al. Characterization of stable complexes involving apolipoprotein AE and amyloid peptide in Alzheimer's disease brain. Neuron, 1995, 15 : 219 - 228

第4章 循环系统疾病动物模型

4.1 高血压，高脂血症

4.1.1 肾性高血压模型和肾血管性高血压模型

【操作步骤】将狗麻醉后，俯卧位固定。腹部下方垫一枕头使腹背部顶起。从脊柱旁1.5～2cm处开始，右侧顺肋骨缘（或左侧在离肋骨缘约两指宽的地方）作4cm长的皮肤切口。切开皮下组织和腹背部筋膜，并在内、外斜肌筋膜连接处旁边切开内斜肌筋膜，推开背长肌，暴露盖在肾周围空隙上的腹横肌肌腱。顺肌纤维切开肌肉，并将肌肉分离开。用手指通过手术区摸到肾脏，并在肾切迹与主动脉之间找到强有力搏动着的肾动脉。按所需要的长度，钝性分离出一段肾动脉。选用大小合适的银夹或银环（6～8kg狗所用的环直径为0.8～1.2mm，以动脉狭窄后血流量下降50%～70%为宜）套在肾动脉上。最后分层缝合手术切口。如果单侧肾动脉狭窄后血压升高不理想，可进行第二次手术将另一侧肾切除或使肾动脉狭窄。也有人主张以腹中线作切口，一次手术使两侧肾动脉狭窄或将一侧肾切除，一侧肾动脉狭窄。术后狗血压逐步升高，6周后收缩压>160mmHg（21.3kPa）者作为肾血管性高血压狗。

成年SD或Wistar大鼠，体重150～200g，用安定5mg/kg和氯胺酮50mg/kg，静脉注射麻醉，仰卧位固定，腹部手术区备皮，皮肤消毒后于剑突下1.5cm沿腹中线切开皮肤及肌层，右手示指伸入腹腔找到肾脏，左手指从腹部外侧配合将肾脏轻轻挤出，用浸有生理盐水的棉花或纱布包住，然后用左手示指与拇指将其固定。右手用无钩直头眼科镊小心分离肾蒂部筋膜，沿肾静脉下方分离肾动脉，在近主动脉端用U形银夹（内径为0.2～0.25mm）套上，如为1肾1夹型则需将对侧肾切除，最后分层缝合手术切口。术后大鼠血压逐渐升高，4～5周后70%以上大鼠形成持续性高血压，收缩压＞160mmHg（21.3kPa）者作为肾血管性高血压大鼠。狭窄肾动脉可造成肾脏缺血，导致肾脏内肾素合成和分泌增多，进而增高血中血管紧张素含量，使血压升高。

【结果分析】在一定范围内，动物血压升高速度和程度与动脉狭窄程度成正比，但如果肾动脉狭窄不够，则不能使动物形成高血压；如果肾动脉狭窄过度，则引起肾坏死，一方面可能因严重肾功能不全而导致动物死亡，另一方面也有可能因单侧肾功能丧失对侧肾功能完全代偿而使动物不能形成高血压。在分离肾动脉时应注意有无分支，如仅狭窄肾动脉分支则不能造成高血压。一般采用成年动物，因为幼年动物生长迅速，肾对血液需要量增加过快，容易引起肾动脉狭窄后肾坏死。

4.1.2 肾外包扎性高血压模型

【操作步骤】常用动物为成年SD或Wistar大鼠，120～150g大鼠，用安定5mg/kg和氯胺酮50mg/kg麻醉，俯卧位固定，腹部下方垫一高约2～3cm的棉纱，腹部手术区备皮，消毒皮肤，从第10胸椎到第3腰椎处沿脊柱中线切开皮肤，在左侧季肋下1.5～2cm和距脊柱1cm处用小血管钳分开肌肉，用两指从腹下部将肾脏自创口中挤出，小心地将肾脏与周围组织剥离，将自制的双层乳胶薄膜剪成“X”形，绕肾门将肾脏交叉包扎，然后在相对侧切开，取出右肾，分离后切除，最后分层缝合手术切口。皮下注射1万～2万单位青霉素G。手术后可加饮1%氯化钠溶液作为促进因素，约经20d，有70%以上大鼠出现持续性高血压，收缩压一般可升高50%以上。

肾外异物包扎，可致肾周围炎，在肾外形成一层纤维素鞘膜，压迫肾实质，造成肾组织缺血，使肾素形成增加，进而使血液中血管紧张素含量增加，血压升高。肾外包扎材料除自制双层乳胶薄膜和玻璃纸外，还可用绸布、乳胶、火棉胶等材料。肾外包扎应足够紧，但不能勒破组织。上述是1肾1扎型操作。如果要制造2肾1扎型，则一侧肾包扎后无需切除另一侧肾，术后3～6个月10%～20%动物形成高血压。如果制造2肾2扎型，则一侧肾包扎后同法包扎另一侧肾，术后3～4周70%以上动物形成高血压。

【结果分析】肾性高血压（特别是肾血管性高血压）模型是常

用的高血压模型。具有以下特点：病理生理与人类高血压有许多相似之处；手术操作较简便；高血压稳定，且对降压药物的反应与高血压病人比较相符，适用于抗高血压药物筛选和疗效评价。

4.1.3 去氧皮质酮盐性高血压模型

【操作步骤】雄性SD大鼠100～150g，用安定5mg/kg和氯胺酮50mg/kg腹腔注射麻醉，腹部正中切口进行左肾切除。术后大鼠用醋酸去氧皮质酮（DOCA）50mg/kg皮下注射，每天一次，每周给药5d，共5周，同时饮1%NaCl溶液，停止给药后改饮普通水。给药1周后约50%大鼠血压升高，给药5周停药后70%大鼠形成持久性高血压，收缩压＞160mmHg（21.3kPa）者用作实验。

【注意事项】皮下注射部位在背部，应经常更换，注射针宜用乙醇擦拭消毒以免注射局部感染。也可采用DOCA片剂皮下包埋来造成模型。大鼠单用DOCA不易引起稳定的高血压，应事先切除一侧肾脏和附加饮用1%NaCl才能引起持续性高血压。在制备有些高血压模型时，常用NaCl作为高血压形成的促进因素，事实上单独长期高盐饮食可形成慢性高血压。

【结果分析】醋酸去氧皮质酮（DOCA）为盐皮质激素，具有明显的水钠潴留作用，使细胞外液增加，血压升高。大鼠一侧肾脏切除后皮下注射DOCA和附加饮用1% NaCl溶液可形成持续性高血压。内分泌性高血压模型种类较多，以DOCA盐性高血压模型较常用，其制备简便，高血压较稳定，且对降压药物的反应与高血压病人比较相符，适用于抗高血压药物筛选和疗效评价。

4.1.4 高脂血症模型

【操作步骤】常用实验动物为兔、大鼠。

兔高脂血症饲料：

配方1：15%蛋黄粉、5%猪油、80%基础饲料、0.5%胆固醇。喂食3周，血清胆固醇升高到一定水平后可不加胆固醇，用含蛋黄粉和猪油的饲料继续喂食3周，共6周。主动脉斑块发生率为100%，血清胆固醇可升高至2000mg/dl左右。

配方 2：每天喂食基础饲料，加喂食胆固醇 0.5g（装入胶丸内直接喂食），每天 1 次，每周 6 次。

Wistar 大鼠高脂血症饲料：

配方 1：胆固醇 2%、丙基硫氧嘧啶 0.2%、胆酸钠 0.3%、猪油 7.5%、基础饲料 90%，以高脂饲养 42d 可建立起高脂血症模型。

配方 2：3%胆固醇、10%猪油、0.2%甲基硫氧嘧啶、86.8%基础饲料，以高脂饲养 20d 可建立起高脂血症模型。

SD 大鼠高脂血症饲料：

胆固醇 1%、胆酸盐 0.5%、甲基硫氧嘧啶 0.2%、猪油 2%、黄豆 5%、鸡蛋与鱼粉 1%、蛋黄粉 2%及基础饲料 88.3%，喂食 4 周即建立起高脂血症模型。

以上造模方法是由动物自由摄食，虽然简单，但是每只动物的摄入量没有准确保证，因此可采用配制脂肪乳灌胃法：胆固醇 10%、猪油 20%、胆酸钠 2%、甲基硫氧嘧啶 1%、吐温-80 20%、丙二醇 30%、加水至 100%制成脂肪乳，10 ml/（kg · d）灌胃，10d 即可造成高脂血症模型。

【注意事项】动物种类对复制模型有直接影响。实验性高脂血症研究是一项慢性实验，动物的饲养管理很重要，用兔作实验时，饲料可每日 1 次，其量以吃饱尚有余为原则，每日还需添加少许青菜。

【结果分析】动物对外源性胆固醇的吸收率高（兔可达 75%～90%，狗为 80%，大鼠为 40%），对高血脂的清除能力低（兔静脉注入胆固醇后高脂血症可持续 3～4d，大鼠为 12h，狗介于两者之间）。高脂饲料喂食可形成高脂血症的动物模型，总的来看，高脂饲料的配方是类似的，但其中脂类含量越高，造模所需天数越短，其中猪油的比例更为重要；抗甲状腺代谢药甲基硫氧嘧啶或丙基硫氧嘧啶都可使造模成功，效果无甚差别；当配方中胆固醇含量较高时最好有胆酸盐加强吸收；当配方完全一样时，SD 大鼠比 Wistar 大鼠成模时间短。

4.2 肺心病

【操作步骤】选用成年雄性 SD 大鼠，体重 180～220g，皮下注射野百合碱（Sigma 公司）一次，60mg/kg，常规饲养大鼠，在给药 1 周后即形成肺动脉高压，随着时间的推延，肺动脉压进行性增高直至大鼠死亡，大鼠存活时间达 1 个月以上。

【结果分析】肺动脉高压是肺源性心脏病的中心环节，野百合碱在大鼠体内被肝脏的混合功能氧化酶转化为野百合吡咯，损伤肺血管内皮细胞，从而引起肺动脉平滑肌细胞进行性增殖，导致肺动脉压进行性增高。体内许多活性物质如 5-羟色胺和内皮素等参与这一过程，适用于肺血管重建机制及药物干涉等研究，但应注意该模型不同于临床常见的缺氧性肺动脉高压的发病机制及病理变化。

4.3 饮食诱发的血栓栓塞和心肌梗死

【操作步骤】选用雄性 SD 大鼠，体重 100～150g，饲以致高脂饮食配方（胆固醇 1%、胆酸盐 0.5%、甲基硫氧嘧啶 0.2%、猪油 2%、黄豆 5%、鸡蛋与鱼粉 1%、蛋黄粉 2% 及基础饲料 88.3%），于 4 个月内约有 20%～30%发生心肌梗死。

【结果分析】其心肌梗死肉眼可见，边界清楚，并常伴有供血动脉的血栓。血浆胆固醇和其他脂质储存于肝、脾。并已证明存在凝血时间缩短、凝块溶解时间延长和凝血因子Ⅰ、Ⅱ、Ⅴ、Ⅶ、Ⅷ、Ⅸ和Ⅹ水平增高。

4.4 心内膜弹力纤维增生症

【操作步骤】猫与人类的原发性心内膜弹力纤维增生症极为相似，原发性心内膜弹力纤维增生症（EFE）是缅甸猫的一种先天性异常。患有原发性心内膜弹力纤维增生症的缅甸猫，表现为心动过速、奔马律、收缩期杂音、心脏增大和心力衰竭（呼吸困难，常有终末期发绀）。多于出生后 3 周～4 个月间由呼吸道感染而诱发起病，病程较短，轻者几无病症，可活至性成熟期，再将疾病遗传给后代。

【结果分析】本症的病理改变限于心脏，或表现为心力衰竭的结果，左房、左室扩张比较严重，以至于左室壁虽有肥厚，仍可变薄。左心内膜全部增厚，镜下心内膜增厚 10～200μm，内膜下层为胶原纤维和弹力纤维，与正常心肌相邻处为更加激化的纤维组织。通过电镜对出生后不同时期的缅甸猫进行尸检研究，可以了解本病发展特点。存在于出生后期的心内膜水肿和扩张的淋巴管提示血管病变（如心脏淋巴管阻塞）的存在。已知这种病变可以造成实验性心内膜弹力纤维增生症。内皮保持完整，未见纤维素或炎性细胞浸润。在完整的内皮细胞下有成纤维细胞增生，随之有胶原和弹力纤维合成。当接近表面处新的纤维形成时，旧的纤维激化，增厚。浦氏纤维细胞被增生的弹力纤维所包围，在后期逐渐趋向萎缩。

4.5 室性心律失常

4.5.1 哇巴因诱发的室性心律失常

【操作步骤】将实验狗用戊巴比妥钠静脉麻醉（30mg/kg 体重），仰位固定，连接心电图和心电示波器，切开一侧股静脉并插入导管供注射药物之用。手术后记录正常心电图Ⅱ导联。先从股静脉注入 40μg/kg 哇巴因，并观察心律变化。如未出现心律失常，30min 后再注入 20μg/kg 哇巴因，以后每隔 15min 注入 10μg/kg 哇巴因，直至出现持续性心律失常为止（总剂量约在 70～80μg/kg 体重）。可采用 85μg/kg 体重哇巴因一次静脉注入，通常可在5～10min 内引起动物室性心律失常（室性心动过速、结性心律、二联律等），并可持续 3～5h 左右。

也可用体重 350～400g 的健康豚鼠，用乌拉坦腹腔麻醉（1.2g/kg 体重）后仰位固定，切开颈部一侧颈外动脉插入细套管固定后与盛有 0.03%哇巴因的恒速注射器的输出端连接。描记实验前正常心电图Ⅱ导联。以 3μg/min 速度滴注哇巴因。用心电示波器观察并分别记录出现室性早搏、室性心动过速、心室颤动和心跳停止的时间估算哇巴因的剂量。

【结果分析】强心苷抑制心肌细胞膜上的 Na^+/K^+ ATP 酶，从而减少 K^+ 向细胞内的主动转运，细胞内 K^+ 的缺乏，致使舒张电位降低，舒张期自动除极速度加快，自律性升高，产生心律失常。

4.5.2 氯化钙诱发心律失常

【操作步骤】成年 SD 或 Wistar 大鼠，体重 200g，用乌拉坦

1.2g/kg 腹腔麻醉，仰位固定，由颈静脉插入导管以备给药。用3.5%氯化钙（140mg/kg）10 秒内快速静脉推注后，记录心电图Ⅱ导联，以观察其心律失常情况。

【注意事项】给麻醉大鼠静脉注射 120～200mg/kg 氯化钙可产生严重的心律失常。若于 10 秒内静注 120mg/kg 氯化钙可立即引发阵发性心动过速，继而房室传导分离，1.5min 发展为心室扑动及颤动，2min 完全停止。若于数秒内快速静注 140mg/kg，约80%大鼠在 60～90 秒内死于室颤；约 20%大鼠发生室性早搏伴发窦性过缓或房室传导阻滞，以后转为室性心动过速、可逆性室颤，10～30min 后恢复正常。但有个别大鼠静脉注射氯化钙后呼吸高度抑制，最后导致心跳过缓而停搏，这不是因心律失常致死，应剔除。

【结果分析】当血清钙离子浓度超过正常 3～4 倍时，心脏可出现室性颤动。氯化钙诱发心律失常不仅与钙离子对心脏的直接作用有关，而且与肾上腺素能神经对心脏的影响也有关。

4.5.3　电刺激心脏诱发在位心室颤动

【操作步骤】用体重 1.5～2.5kg 兔，戊巴比妥钠（30mg/kg）静脉麻醉后，仰位固定，气管切开接人工呼吸器，开胸和暴露心脏，切开心包膜并固定。将作为电极的小夹子（正极）连接心尖部，负极连接于右心底部，两极距离约 2.5cm，将电极的另一端接于方波刺激器，刺激频率为 90Hz，波宽 0.25ms，刺激持续时间为10s。用心电示波器观察心律变化，并及时记录Ⅱ导联心电图。

【结果分析】按刺激电极所放置位置的不同，电刺激可诱发房性或室性心律失常。其强度的不同可引起早搏、心动过速、扑动或颤动。模型分为在体和离体；按刺激程度分为单一刺激、连续刺激、连续增加频率的电刺激和持续直流电刺激等。

4.6　心绞痛

【操作步骤】将家兔仰卧绑缚在兔固定板上，用针状电极插入动物四肢小腿皮下和左、右胸骨处，电极连于心电图机上，记录

Ⅱ、左胸前、右胸前各导联心电图作为正常对照。然后由耳缘静脉注入垂体后叶素（10U/ml）2U/kg 体重，容积为 0.2～0.3ml/kg 体重。30 秒注射完毕。注射之后，于 1、2、5、10、15、20、25、30min 时，分别记录上述导联心电图变化，特别注意观察心率、ST 段、T 波的变化。

也可用 SD 或 Wistar 大鼠轻度麻醉后，仰卧固定在固定板上，将针状电极插入皮下，用示波器连续观察，记录一段正常胸前导联的心电图。心电图的灵敏度调至 1mV（1～2cm）、速度为 50～100mm/s。自尾静脉或舌下静脉快速注射垂体后叶素 0.5～1.0U/kg体重，容积为 1～1.5ml/kg 体重。注射后的 1min 内，每 5～10 秒钟记录 1 次心电图，以后每 1～3min 记录 1 次心电图，一直记录到注射后 10min。观察心率、ST 段、T 波的变化。

【注意事项】实验前应作心电图检查，选择心电图正常的动物进入实验。各种动物注射垂体后叶素后，引起心电图改变的持续时间不一样，一般大鼠需要 10min 左右，而兔需要15～30min 左右。狗注射垂体后叶素后出现的变化，基本上和兔、大鼠相同。但其恢复时间比兔缓慢，往往需要 1h 才能复原。

【结果分析】心绞痛是由冠状动脉粥样硬化、冠状动脉痉挛伴有或无动脉的器质性病变所致血管腔狭窄，引起急性暂时性心肌缺血、缺氧的症候群。此模型与临床上的冠状动脉供血不足所致的心绞痛相似。当动物注射垂体后叶素后，可使心脏冠状动脉发生痉挛性收缩，从而出现心肌供血不全及心肌损伤，以及一系列典型心电图的改变，其中以 T 波改变最为突出。

4.7　血栓闭塞性脉管炎

【操作步骤】病变组织浆的制备，用确诊脉管炎病人手术截肢（趾）后取病变组织剪成小块，用生理盐水冲洗至淡粉红色为止，加等量生理盐水，用高速组织捣碎机（8000～10 000 转/分 ）捣碎12min。反复冻融 3 次，再置 60℃水浴中 1h，消毒备用。用上述组织浆 1ml 加弗氏完全佐剂（羊毛脂：石蜡油＝1：1）1ml 加死卡介苗 75mg 于家兔四肢内侧和耳根部作皮下多点注射，每只兔子 2ml。每周 1 次，共注射 4 次。于最后一次免疫后的第 10、15、30d，分别采耳静脉血分离血清，与确诊 TAO（血栓闭塞性脉管炎）病人血清作对流电泳或双相琼脂扩散实验，出现沉淀线的动物继续饲养。并进行足背动、静脉，或胫后动、静脉病理观察；四肢趾（指）端观察；溃疡肢的血管及溃疡组织病理观察。

【结果分析】免疫接种 2 个月后，胫后动脉表现小动脉壁增厚，管腔狭窄，内膜增生变厚或脱落而不规则；外膜透明变性，少量淋巴细胞浸润。4 个月后足背静脉的中段部分内膜增厚且不光滑，部分脱落；外膜有变性，淋巴细胞少。6 个月后足背动脉管壁中膜增厚，部分管壁出血，中性粒细胞浸润；外膜玻璃样变性，少数淋巴细胞浸润。免疫接种 536d 后，动物的四肢趾（指）端均出现典型溃疡并坏死。将有典型溃疡并坏死的实验兔处死后取四肢血管及溃疡组织病检，表现为动脉管壁明显增厚、变性、出血，导致管腔狭窄闭塞及新生小血管形成，血管腔结构不清。溃疡坏死的皮肤及皮下组织：皮肤显示鳞状上皮增生，角化过度且皮肤及皮下炎症反应明显，大量中性粒细胞和淋巴细胞浸润，有灶性坏死及小脓肿形成，坏死区周围有血管内透明栓子形成。

4.8　结扎冠状动脉致急性缺血性心力衰竭

【操作步骤】比格犬或家犬，体重 14.5kg 左右。3%戊巴比妥钠 30mg/kg 体重静脉麻醉。麻醉后气管内插管接人工呼吸机，正压辅助呼吸，检测Ⅱ导联心电图。一侧股动脉切开，插入导管至左心室，测左室舒张末压（LVEDP）和左室收缩末压（LVESP）；静脉插 wan－Ganz 导管至肺动脉，测肺动脉平均压（MPAP），其近端侧孔测中心静脉压（CVP），另一侧股静脉插普通导管输入液体和药物。各导管均通过压力传感器与四导生理仪相接，显示和描记各项血流动力学指标。

沿左侧第四肋间逐层切开胸壁、心包，暴露心脏。于主动脉根部钝性分离主动脉，将电磁血流量计夹于主动脉根部，测心输出量（CO）。分离结扎左冠状动脉前降支，若 LVEDP 偏低，则先补充低分子右旋糖酐，使 LVEDP 达到 0.67～1.33kPa（5～10mmHg），结扎后观察 LVEDP 和 CO 的变化。相隔 10min 连续两次测得 LVEDP 大于 2.40kPa 或 CO 下降超过 30%，则模型成功。如果观察 30min 仍未达到指标要求，则分离结扎左旋支的分支，直至 LVEDP 或 CO 变化达到上述要求。

分别于结扎冠状动脉前降支前后，心衰成功后即刻、15min、30min、1h、1.5h、2h 及 3h 记录 LVEDP、LVESP、体循环动脉压（SAP）、舒张期动脉压（DAP）、CVP、MPAP、心率（HR）及 CO。

【注意事项】建立急性心衰模型的关键是心肌缺血或梗死的面积多少：梗死的面积不够，则心衰指标不易达到要求；但若结扎前降支位置过高，又易发生室颤而致犬死亡。

【结果分析】自结扎冠状动脉前降支至心衰模型成功，时间为 40min 左右，观察 3h。

1. LVEDP 的变化：模型成功后即刻，LVEDP 较冠脉结扎前有极显著升高。在观察期间，LVEDP 保持在较高水平（24mmHg 左右）。

2. CO 的变化：模型成功后即刻，CO 较冠脉结扎前有极显著降低，而在观察期间 3h 内，CO 呈逐渐下降趋势。

3. MPAP 的变化：模型成功后即刻，MPAP 较冠脉结扎前有明显升高，而观察期间 MPAP 水平变化不大。

4. LVESP、SAP、DAP、CVP 及 HR 的变化：模型成功前后及观察期间 LVESP、SAP、DAP、CVP 均无明显变化，仅见 HR 在模型成功 1.5h 以后有明显减慢。

4.9 高血压基因工程动物模型

随着高血压分子水平研究的进展，高血压相关基因逐步得到认识。通过分子生物学的手段，建立高血压相关基因的工程动物模型，对该相关基因进行研究，对于阐述高血压发病机制、了解高血压可能的遗传因素、预防和治疗高血压具有重要意义。高血压基因工程动物模型主要包括针对相关人体机能调节系统，如血管、肾脏、体液平衡等的相关转基因动物模型或将相关基因作基因敲除动物模型。

4.9.1 肾素-血管紧张素-醛固酮系统高血压动物模型

肾素-血管紧张素-醛固酮系统（RAS）是机体血压调节最重要的系统之一，肾素催化血管紧张素的生成，后者可以引起全身微动脉收缩，血压升高，同时可以刺激肾上腺皮质合成和分泌醛固酮，醛固酮可促进肾小管对 Na^+ 的重吸收，增加细胞外液量，从而引起血压升高。目前，已相继建立了 RAS 相关的多个基因的基因工程动物模型。

1. 血管紧张素原（angiotensinogen，AO）基因工程动物模型

将大鼠的 AO 基因转入小鼠体内，导致血压升高。血压升高水平与体内 AO 的表达量成正相关，大约每个基因拷贝引起血压上升 8mmHg。完全敲除 AO 基因的小鼠则血压下降。Bader 等将 AO 基因敲除的低血压小鼠与过度表达大鼠 AO 基因的转基因小鼠杂交，杂交后的小鼠血压正常。大鼠 AO 基因并不在杂交后的小鼠肾中表达，而主要在脑和/或肝内表达，表明脑 RAS 对小鼠的血压有调节作用，而肾 RAS 则没有该调节功能（模型出处：High blood pressure in transgenic mice carrying the rat angiotensinogen gene. Department of Pharmacology，University of Heidelberg，INF366，D-6900，Heidelberg，Germany）。

2. 肾素基因工程动物模型

小鼠有两种肾素基因即肾素-1（Ren-1）和肾素-2（Ren-2）。Millins 和 Ganten 等于 1990 年将小鼠 Ren-2 基因转入大鼠，获得转小鼠 Ren-2 基因大鼠模型，该模型血压升高，并出现了心脏肥大、内皮细胞功能障碍等相应并发症。Sharp 等于 1996 年用 129 品系小鼠建立了 Ren-2 基因敲除小鼠模型，该模型的血压等生理指标正常，并发现在 Ren-2 基因缺失情况下，Ren-1 具有代替 Ren-2 基因行使调节血压的机能。人血管紧张素原和肾素之间存在着种属特异性的相互作用，转基因小鼠中两基因同时高度表达才可以获得稳定的血压升高，此类高血压动物模型常常伴有动脉硬化、肾功能失调、心脏肥大等症状，该模型也进一步证实了 RAS

通过肾脏和心血管系统调节血压的重要功能（模型出处：Generation of transgenic mice with elevated blood pressure by introduction of the rat renin and angiotensinogen genes，Department of DNA Biology，School of Medicine，Tokai University，Kanagawa 259-11，Japan；Institute of Applied Biochemistry，University of Tsukuba，Ibaraki，Japan；Departments of Internal Medicine and Physiology & Biophysics，The University of Iowa College of Medicine，Iowa City，USA）。

3. 血管紧张素转移酶（ACE）基因敲除动物模型

Esther 等使用基因敲除技术建立了 ACE 敲除小鼠模型，此模型出现了低血压和肾功能受损症状，这种变化在雄性小鼠更加明显。通过对人类 ACE 研究发现，男性 ACE 基因与高血压发生有一定的相关性，而女性则不存在这种相关性，说明雄性激素对于 ACE 和高血压的调节有一定的影响作用（模型出处：Human Genetics Center，University of Texas at Houston Health Science Center，77225，USA；Department of Geriatric Medicine，Osaka University Medical School，Suita，Osaka，Japan）。

4. 血管紧张素Ⅱ受体基因工程动物模型

血管紧张素受体分为 AT1 和 AT2 两个亚型，其中 AT1 又分为 AT1a 和 AT1b 两个亚型。人类和动物实验研究发现，AT1 受体基因多态性与原发性高血压及相应的终末器官的损伤具有很强的相关性。AT1 受体的过量表达可引起心脏病变和对 Ang Ⅱ反应增强。但是，AT2 受体过量表达可诱导产生缓激肽、NO 和环鸟苷酸，从而引起血管舒张，并在一定程度上可以减轻心脏病变的发生。纯合或杂合型 AT1a 受体基因敲除小鼠出现血压下降和肾小球-肾小管反馈系统异常现象，AT1b 基因敲除小鼠则血压正常，表明在这种小鼠体内，AT1a 受体可以取代 AT1b 受体的功能。AT1a 基因和 AT1b 基因双基因敲除小鼠出现明显的血压下降和肾脏形态异常。AT2 基因敲除小鼠血压升高，对 DOCA 盐敏感性增加（模型出处：Center for Experimental Cardiovascular Research，Institute for Clinical and Experimental Medicine，Prague，Czech Republic. luce@medicon.cz；Laboratoire de developpement et differenciation cardiaques, Institut de recherches cliniques de Montreal, Montreal, QC Canada H2W 1R7; Max-Delbruck Center for Molecular Medicine, Berlin-Buch, Germany, sigrid. hoffmann@zmf. ma. uni-heidelberg. de; Department of Medicine Ⅱ, Kansai Medical University, Moriguchi, Osaka 570, Japan; Department of Pathology, University of North Carolina, Chapel Hill 27599-7524, USA)。

4.9.2 儿茶酚胺类物质作用体系基因工程动物模型

儿茶酚胺类物质包括肾上腺素、去甲肾上腺素和多巴胺以及它们的代谢产物。该类物质作用体系包括该类物质及其作用受体，还有该类物质转化过程中的作用物质。目前，发现该类物质作用体系中与高血压相关的基因有酪氨酸羟化酶、肾上腺素受体和多巴胺受体等。

1. β_2 肾上腺素受体基因敲除小鼠

α_2 肾上腺素受体对调节中枢和外周交感神经系统神经递质释放具有重要意义，其主要抑制交感神经，敲除该受体基因则增强了交感神经的活性，产生高血压。β_2 肾上腺素受体基因的多态性与人类高血压具有一定的相关性。β_2 肾上腺素受体基因敲除小鼠血压正常，但是运动或给予肾上腺素导致了血管张力和能量代谢发生变化而进一步导致高血压的发生。该实验研究表明，β_2 肾上腺素受体异常并不能直接导致原发性高血压（模型出处：Department of Pediatrics, Georgetown University Medical Center, Washington, DC 20007, USA)。

2. D受体敲除小鼠

肾脏多巴胺与肾脏神经内分泌系统一起参与调节尿钠排泄从而调节血压。多巴胺受体分为两个亚群：D_1 类和 D_2 类，D_1 类受体又分为 D_1 和 D_5，此类受体与激活性G蛋白受体偶联激活腺苷酸环化酶；D_2 类受体分为 D_2，D_3 和 D_4 亚群，该类受体与抑制性G蛋白受体偶联抑制腺苷酸环化酶活性和钙通道活性，同时具有对钾通道调节的作用。研究表明，任何一类多巴胺受体基因敲除的动物模型，均产生了高血压。D_1 受体敲除小鼠收缩压和舒张压都明显上升，该类模型的肾脏排钠利尿能力下降。D_2 受体敲除小鼠血压升高，主要是由于交感神经兴奋性抑制能力下降，以及内皮素受体（ETB_2）活性增强产生高血压，但其尿钠排泄功能增强，钠转运泵活性降低。D_3 受体敲除小鼠血压升高与肾素血管紧张素醛固酮系统异常有关，刺激肾小球旁细胞 D_3 受体可抑制肾素肾脏近曲小管 AT_1 受体的蛋白和 mRNA 表达。D_4 受体敲除小鼠血压升高可能与 AT_1 受体有关。D_5 受体敲除的收缩压和舒张压都明显升高，而且在高盐饮食情况下，其血压进一步升高，说明小鼠肾脏功能障碍在其血压升高机制中发挥一定作用，肾脏的氧化应激和 AT_1 受体相互作用异常参与了高血压的发生发展。五类多巴胺受体基因敲除小鼠均产生高血压，提示了多巴胺受体在调控血压中的重要作用，这些模型的建立对于研究不同类多巴胺受体在高血压中的发病机制有着重要意义（模型出处：Department of Pediatrics，Georgetown University Medical Center，Washington，DC 20007，USA，cyzeng1@hotmail. com；Department of Cardiology，Daping Hospital，Third Military Medical University，Chongqing，P. R. China，cyzeng1@hotmail. com）。

4.9.3 利钠利尿肽基因工程动物模型

利钠利尿肽家族由心钠素（ANP）、脑钠素（BNP）和 C-型利钠利尿肽（CNP）组成。ANP 和 BNP 是由心房和心室释放的肽类激素，是较强的扩血管物质，具有利钠利尿和降血压等生理功能，在血压和体液调节中起着重要作用。CNP 是由内皮细胞产生，可以通过调节平滑肌细胞表型改变调节血管重塑。ANP 是通过 GC（鸟苷酸环化酶）- A 受体发挥其功能。研究发现，GC - A 受体基因的多样性与家族性高血压有一定的相关性。高盐摄入情况下，ANP 基因敲除小鼠血压升高；而 GC - A 受体敲除小鼠则出现非盐敏感性高血压和心脏肥大。BNP 和 CNP 基因敲除小鼠则不发生高血压（模型出处：Howard Hughes Medical Institute，University of Texas Southwestern Medical Center，Dallas 75235-9050，USA；Institute of Cardiology，University of Bari，Bari，Italy. mariavittoria. pitzalis @ cardio. uniba. it；Department of Pathology，University of North Carolina，710 Brinkhous-Bullitt Building，Chapel Hill，NC 27599-7525，USA)。

4.9.4 内皮素基因工程动物模型

内皮素是较强的收缩血管物质，是由内皮细胞释放的21个氨基酸多肽，有3种异型体，分别称为ET-1、ET-2和ET-3。ET-1是由内皮细胞合成并以自分泌方式作用于内皮细胞，抑制释放内皮衍生的松弛因子（EDRF）/NO，还可以刺激心钠素和醛固酮的分泌，抑制肾素的释放，参与循环系统平衡的维持。ET-1的Lys198Asn位点多态性与肥胖人群高血压发生有相关性，也可以与其他基因或环境因素作用参与子痫前期的发病；高血压病人中，ET-2的多态性则影响高血压的严重程度。ET受体基因的多态性也与原发性高血压相关。ET-1转基因小鼠血压升高的同时，其ET-A受体表达水平下调。纯合型ET-1基因敲除小鼠出生时就发生死亡并出现形态学方面的变异，而杂合型ET-1基因敲除小鼠发生血压升高，而不是降低，可能与心肺的中枢调节机制紊乱有关。ET-B受体基因敲除小鼠血压较ET-A受体基因敲除小鼠偏高，这可能与ET-B受体介导的降低钠盐排泄有关（模型出处：INSERM U525，17 rue du Fer a Moulin，75005 Paris，France，tiret@idf.inserm.fr；University of Western Australia，Department of Medicine，Royal Perth Hospital，Perth，Australia，abarden@cyllene.uwa.edu.au；Clinical Pharmacology Unit，University of Cambridge，Addenbrooke's Hospital，UK，ps100@hgmp.mrc.ac.uk；Third Department of Internal Medicine，Faculty of Medicine，University of Tokyo，Japan；Institute of Pharmacology，Medical School，Universite de Sherbrooke，Quebec，Canada)。

4.9.5 一氧化氮合成酶（NOS）基因工程动物模型

NO是一种重要的降血压分子，其主要通过扩张血管和调节肾脏钠水代谢来调节机体的血压。在机体内NO是通过NOS的作用产生的，NOS包括神经型（nNOS）、诱导型（iNOS）和内皮型

(eNOS) 三种。eNOS 的基因多态性与高血压发生的相关性还不很明确。不同类型的高血压，eNOS 基因多态性表现不尽相同。eNOS 多态性 Glu298Asp 可能是高血压遗传易感性相关因素，而 Gly11Thr 却与高血压无关。研究表明，nNOS 和 iNOS 基因多态性与原发性高血压无相关性。eNOS 基因敲除小鼠产生了高血压，吸入 NO 则使血压降低。该模型还出现肾素分泌异常、血管舒张受损、血管异常重塑、心脏肥大和功能紊乱等方面的变化。所以 eNOS 基因的遗传变异可能导致了部分类型的高血压发生（模型出处：Department of Pathology and Laboratory Medicine，University of North Carolina at Chapel Hill 27599，USA；Department of Pharmacology，Yale University School of Medicine，Boyer Center for Molecular Medicine，New Haven，Connecticut 06536，USA；Department of Physiology，New York Medical College，Valhalla，NY，USA)。

4.9.6 其他激素相关基因的基因工程动物模型

1. PGE_2 受体基因敲除小鼠

肾脏前列腺素 PGE_2 作用于 PGE_2 受体，调节肾小球动脉的舒张及肾小管对钠和水的重吸收能力，以调节肾脏对钠的代谢而降低血压。PGE_2 受体基因敲除小鼠发生盐敏感性高血压，PGE_2 对于血压的调节作用还受受体的表达水平、性别及遗传背景等多方面因素的影响（模型出处：Department of Medicine，Department of Veterans Affairs Medical Center，Vanderbilt University，Nashville，Tennessee，USA，Matthew. breyer@mcmail. vanderbilt. edu)。

2. 激肽释放酶-激肽系统模型

激肽释放酶-激肽系统（kallikrein-kinin system）也是一个重要的血压调节系统。该系统主要通过促进小动脉舒张，使外周血管阻力下降；肾内小动脉舒张，肾血流量增加；促进钠水的排出等机理降低血压。缓激肽（bradykinin）B_2 受体基因的多态性与人原发性高血压相关。缓激肽 B_2 受体基因敲除小鼠发生了高血压，主要表现为盐敏感性高血压，并易发生肾血管性高血压和 Ang Ⅱ 诱导性高血压（模型出处：Department of Medicine and Heart，Henry

Ford Hospital, Detroit, Michigan 48202, USA; Department of Animal Biology, Section of Pharmacology, University of Sassari, Sassari, Italy, madeddu@ssmain. uniss. it)。

3. NPY_2 受体基因敲除小鼠和转大鼠 AVP 基因的转基因小鼠

神经肽 Y（neuropeptide Y, NPY）、血管加压素（vasopressin，也称抗利尿激素，AVP）及 Na^+/H^+ 转运体（Na^+/H^+ exchanger, NHE）等也参与血压调节作用。NPY_2 受体基因敲除小鼠和转大鼠 AVP 基因的转基因小鼠血压正常，水代谢也正常。NHE 转基因小鼠表现为水钠排泄降低，发生盐敏感性高血压（模型出处：Laboratory of Molecular Neurobiology, Department of Medical Biochemistry, Karolinska Institute, S17177 Stockholm, Sweden, philippe. naveilhan@mbb. ki. se）。

高血压动物模型的建立不仅利于高血压调节机制、遗传基础等相关因素的研究，而且有助于对治疗高血压新药的药效评价和新型高血压治疗方法的发展和应用。

4.10 心肌病

引起家族性肥厚型心肌病的遗传机制主要是编码心肌蛋白的基因突变，包括错义突变、小片段丢失和剪切信号突变。主要心肌相关基因和能量代谢相关基因的突变，包括心脏肌球蛋白结合蛋白（cardiac myosin binding protein）、肌球结合蛋白 C（myosin binding protein-C）、肌钙蛋白－T（troponin T）、肌钙蛋白－I（troponin I）、α－原肌球蛋白基因（α-tropomyosin）、肌球蛋白轻链（myosin light chain）、心肌 α－肌动蛋白（cardiac α-actin）、α－肌球蛋白重链（α-myosin heavy chain）、心肌肌钙蛋白 C（cardiac troponin C）、Titin 蛋白、心肌肌钙蛋白 C（cardiac troponin C）、必需肌球蛋白轻链（essential myosin light chain）和调节肌球蛋白轻链（regulatory myosin light chain）。除了心肌蛋白基因突变能引发肥厚型心肌病外，还有一类基因能引发肥厚型心肌病，称之为非心肌基因（nonsarmaic）蛋白基因。

最近发现，AMP 活化的蛋白激酶 A（AMP activated protein

kinase A，AMPK）的 r2 非催化亚基突变能引起肥厚型心肌病和 Wolf-Parkison-White 综合征。线粒体（mitochondria）是产生 ATP 能量的细胞器，线粒体 DNA（mitochondrial genome）突变同包括心脏在内的各种器官的病变有关。线粒体 DNA 突变可能引起心电信号传导缺陷（Kearns-Sayre 综合征）、肥厚型心肌病和扩张型心脏病。FRDA 基因编码的 Frataxin，是一个可溶性线粒体蛋白，主要表达在神经系统。第一外显子 GAA 三碱基重复突变（triplet repeat mutations）能引起肥厚型心肌病或扩张型心脏病。临床表征的严重与否同重复突变的长短有关。

4.10.1 心肌肌钙蛋白 T R141W 转基因小鼠扩张型心肌病模型

人心肌肌钙蛋白 T R141W 转基因小鼠（图 4.1）具有和人类患者十分相近的病理特征，左心室的心壁明显变薄，心腔明显扩张，心肌收缩力显著下降，室壁运动度明显降低，4 月龄小鼠出现早亡（模型出处：中国医学科学院实验动物研究所）。

4.10.2 心肌肌钙蛋白 T R92Q 转基因小鼠肥厚型心肌病模型

心肌肌钙蛋白 T R92Q 肥厚型心肌病转基因小鼠，没有明显的心肌肥大症状，但有心脏组织的纤维化和心脏功能缺陷（模型出处：中国医学科学院实验动物研究所，Department of Physiology and Biophysics and Cardiovascular Sciences Program，College of Medicine，University of Illinois at Chicago，Chicago，Illinois 60612，USA）。

4.10.3 β 肌球蛋白重链（MyHC）R400Q 转基因兔

人 β 肌球蛋白重链 R400Q 转基因兔具有和人类肥厚型心肌病患者十分相近的病理特征，左心室的心壁明显增厚，心肌细胞排列紊乱，心脏组织的纤维和平均寿命明显减短（模型出处：Section of Cardiology，Department of Medicine，Baylor College of Medicine，Houston，Texas 77030，USA，amarian@bcm.tmC.edu）。

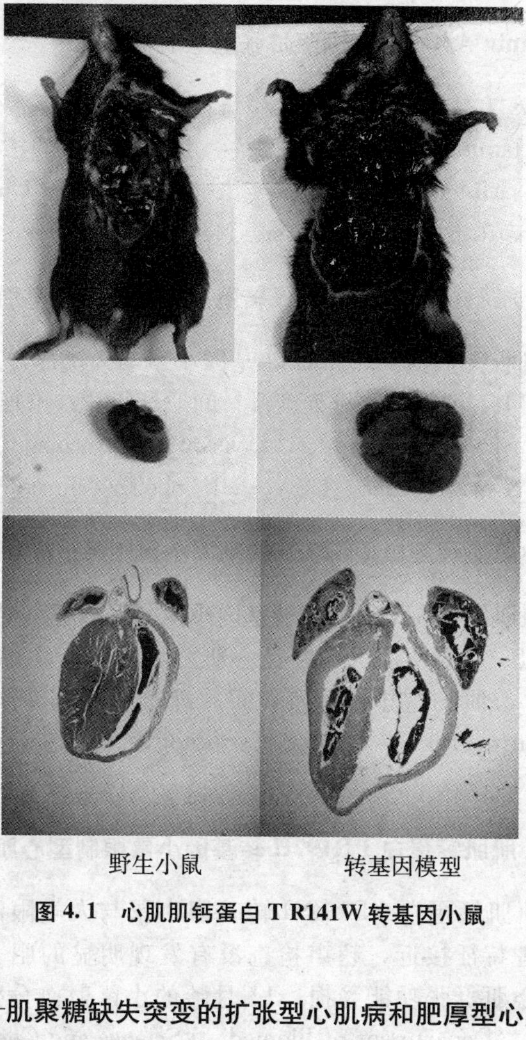

图 4.1　心肌肌钙蛋白 T R141W 转基因小鼠

4.10.4　δ-肌聚糖缺失突变的扩张型心肌病和肥厚型心肌病仓鼠模型

δ-肌聚糖基因第二外显子和该基因上游 27.4kb 缺失突变，导致基因表达的完全缺失。通过筛选形成了两个品系，一个品系有扩张型心肌病表型，一个品系有肥厚型心肌病表型（模型出处：The Second Department of Internal Medicine，Faculty of Medicine，The University of Tokyo，7-3-1 Hongo，Bunkyo-ku，Tokyo 113，Japan，aiji@postman.riken.go.jp）。

4.10.5 lamin A/C-基因剔除扩张型心肌病小鼠

lamin A 和 lamin C 是核结构蛋白，剔除 LMNA 基因，导致 lamin A 和 lamin C 蛋白的表达缺失，并引起典型的扩张型心肌病（模型出处：Molecular Cardiology Program，Victor Chang Cardiac Research Institute，Darlinghurst，New South Wales，Australia）。

4.10.6 心肌肌钙蛋白 I R145G 转基因小鼠肥厚型心肌病模型

人心肌肌钙蛋白 I R145G 转基因小鼠与人类肥厚型心肌病的病理特征相似，心肌细胞排列紊乱，间质纤维化，出现早亡（模型出处：Department of Pediatrics，Division of Molecular Cardiovascular Biology，Cincinnati，Ohio，USA，Jeff. bobbins@chmcc. org）。

4.10.7 心肌肌钙蛋白 I G203S 转基因小鼠肥厚型心肌病模型

人心肌肌钙蛋白 I G203S 转基因小鼠与人类肥厚型心肌病的表型特征相似，左心室肥大，并且心肌肥大的标记物 ANF 和 BNP 显著增加，心肌细胞排列紊乱，间质纤维化（模型出处：Agnes Ginges Centre for Molecular Cardiology，Centenary Institute，Australia）。

4.10.8 心肌肌钙蛋白 I R192H 转基因小鼠限制型心肌病模型

人心肌肌钙蛋白 I R192H 转基因小鼠与人类限制型心肌病的病理生理特征接近，超声检查没有发现明显的肥大和心室扩张，但是心肌舒张功能受损，11 月龄的小鼠射血分数显著降低（模型出处：Department of Biomedical Science and Center for Molecular Biology and Biotechnology，Florida Atlantic University，USA）。

参考文献

1. 胡同增主编. 实验外科学. 北京：人民卫生出版社，1991
2. 刘朝中，将一清. 实验性冠状动脉痉挛致急性左心室功能不全的动物模型. 中国急救医学，1993，13（3）：封 2

3. 阮长耿主编. 血小板——基础与临床. 上海：上海科学技术出版社，1987
4. 施新猷主编. 医学动物实验方法. 北京：人民卫生出版社，1980
5. 徐叔云主编. 药理实验方法学. 第3版. 北京：人民卫生出版社，2002
6. 朱愉主编. 实验动物的疾病模型. 北京：天津科技翻译出版公司，1997
7. Jones JC主编. 程鸿主译. 人类疾病动物模型. 上海：上海医科大学出版社，1989
8. Grunig E，Tasman JA，Kucherer H，et al. Frequency and phenotypes of familial dilated cardiomyopathy. J Am Coll Cardiol，1998，31（1）：186－194
9. Kamisago M，Sharma SD，Depalma SR，et al. Mutations in sarcomere protein genes as a cause of dilated cardiomyopathy. N Engl J Med，2000，343（23）：1688－1696
10. Kamiyama N. Pulse dispersion due to atrial fibrillation causes arterial thrombosis in a rabbit experimental model. Jpn Circ J，2000，64（7）：516－519
11. Marian AJ，Wu Y，Lim DS，et al. A transgenic rabbit model for human hypertrophic cardiomyopathy. J Clin Invest，1999，104（12）：1683－1692
12. Michels VV，Moll PP，Miller FA，et al. The frequency of familial dilated cardiomyopathy in series of patients with idiopathic dilated cardiomyopathy. N Engl J Med，1992，326（2）：77－82
13. Nikolova V，Leimena C，McMahon AC，et al. Defects in nuclear structure and function promote dilated cardiomyopathy in lamin A/C-deficient mice. J Clin Invest，2004，113（3）：357－369
14. Nimuria H，Bachinski LL，Sangwatanaroj S，et al. Mutations in the gene for cardiac myosin-binding protein C，and late on set familial hypertrophic cardiomyopathy. N Engl J Med，1998，338（18）：1248－1257
15. Olson TM，Michels VV，Thibodeau SN，et al. Actin mutations in dilated cardiomyopathy，a heritable form of heart failure. Science，1998，280（5364）：750－752
16. Sakamoto A，Ono K，Abe M，et al. Both hypertrophic and dilated cardiomyopathies are caused by mutation of the same gene，delta-sarcoglycan，in hamster：an animal model of disrupted dystrophin-associated glycoprotein complex. Proc Natl Acad Sci USA，1997，94（25）：13873－13878
17. Schmitt JP，Kamisago M，Asahi M，et al. Dilated cardiomyopathy and heart failure caused by a mutation in phospholamban. Science，2003，299（5611）：1410－1413

18. Simon DK, Johns DR. Mitochondrial disorders: clinical and genetic features. Annu Rev Med, 1999, 50: 111-127
19. Sucu N, Tamerl L, Aytacoglu B, et al. Inhibition of calcification with citric acid in pericardial bioprosthetic heart valve material: a preliminary report. J Heart Valve Dis, 2004, 13 (4): 697-700
20. Watkins H, Mckenna WJ, Thierfelder L, et al. The role of cardiac troponin T and tropomyosin mutations in hypertrophic cardiomyopathy. N Engl J Med, 1995, 332 (16): 1058-1064
21. Woo A, Rakowski H, Liew J, et al. Hypertrophic cardiomyopathy: genotypic and phenotypic heterogeneity. Circulation, 2000, 102 (Suppl 2): 169-178
22. Tsoutsman T, Chung J, Doolan A, et al. Molecular insights from a novel cardiac troponin I mouse model of familial hypertrophic cardiomyopathy. J Mol Cell Cardiol, 2006, 41: 623-632
23. Du J, Zhang C, Liu J, et al. A point mutation (R192H) in the C-terminus of human cardiac troponin I causes diastolic dysfunction in transgenic mice. Arch Biochem Biophys, 2006, 456 (2): 143-150
24. Curry BB. Animal models used in identifying gender related differences. Int J Toxicol, 2001, 20 (3): 153-160
25. Mullins JJ, Peters J, Ganten D. Fulminant hypertension in transgenic rats harbouring the mouse Ren-2 gene. Nature, 1990, 344: 541-544
26. Sharp MG, Fettes D, Brooker G, et al. Targeted inactivation of the Ren-2 gene in mice. Hypertension, 1996, 28 (6): 1126-1131
27. Bit-Avragim N, Perrot A, Schöls L, et al. The GAA repeat expansion in intron 1 of the frataxin gene is related to the severity of cardiac manifestation in patients with Friedreich's ataxia. J Mol Med, 2001, 78: 626-632
28. Bond MG. Myocardial infarction in a large colony of nonhuman primates with coronary artery atherosclerosis. Am J Pathol, 1980, 101 (3): 675-692
29. Chandra M, Rundell VL, Tardiff JC, et al. Ca (2+) activation of myofilaments from transgenic mouse hearts expressing R92Q mutant cardiac troponin T. Am J Physiol Heart Circ Physiol, 2001, 280 (2): H705-713
30. Doehmlow S, Erdmann J, Knueppel T, et al. Novel mutations in sarcomeric protein genes in dilated cardiomyopathy. Biochem Biophys Res Commun, 2002, 298 (1): 116

31. Gilbert R, Kelly MG, Mikawa T, et al. The carboxyl terminus of myosin binding protein C (MyBP-C, C-protein) specifies in corporation into the t-band of striated muscl E . J Cell Science, 1996, 109 (Pt 1) : 101 - 111
32. Gollo MH, Green MS, Tang AS, et al. Identification of a gene responsible for familial Wolt-Parkinson-White syndrome. N Engl J MeD, 2001, 344 : 1823 - 1831

第5章 呼吸系统疾病动物模型

呼吸系统疾病是指由于各种原因引起的肺、气管、支气管、肺泡等器官功能性或器质性病变，及由此引起的呼吸功能障碍。呼吸系统疾病是人类常见疾病，研究疾病的病理过程和治疗方法，都需要建立理想的动物模型。呼吸系统动物模型种类很多。

5.1 脂多糖诱导慢性支气管炎

【操作步骤】SD 大鼠，体重 190～250g，鼠龄 12 周，1%戊巴比妥钠 50mg/kg，腹腔注射麻醉，以仰卧位固定于操作台，以静脉套管针代替气管导管，拔除针芯，快速插入气管，将脂多糖(lipopolysaccharides，LPS，Sigma 公司）200μg 注入气管内，饲养 3 周左右。将大鼠以 1%戊巴比妥钠 50mg/kg 腹腔注射麻醉，仰卧固定，暴露气管，在环甲膜处剪一小口，将静脉套管针套管插入左主支气管，用 10ml Hank 液分 3 次灌洗，灌洗液离心（1500 转/分，10min），细胞用 Hank 液洗涤后，用血细胞计数板做细胞计数。余液制成细胞涂片，瑞氏染色行细胞分类计数。

【注意事项】在诱发实验动物慢性支气管炎时，动物的肺部容易自发感染，随着动物日龄的增长，可以引起不同程度的增生，影响实验结果的正确分析，所以应注意选择年龄稍小、健康状况好的动物，避免动物自发的感染。

【结果分析】观察指标：小鼠、大鼠、豚鼠慢性支气管炎病变以支气管黏膜杯状细胞增多、上皮细胞增生及慢性炎症细胞浸润最为常见，特别是在支气管及末梢细支气管见到这些改变，就可以作为慢性支气管炎的形态学诊断指标。而纤维组织增生及末梢支气管扩张或肺气肿等可能与刺激时间较久有关，仅可作为参考指标。

5.2 急性呼吸窘迫综合征（ARDS）

5.2.1 油酸法致 ARDS

【操作步骤】取体重 2～3kg 的家兔，将动物背位固定，2%普鲁卡因局部麻醉，分离一侧颈总动脉以备取血用。观察动物一般状态，着重观察呼吸运动、舌黏膜颜色，并记录呼吸频率。由颈总动脉取血 1ml（注射针管预先用 20mg%肝素盐水冲洗），用微量血气分析仪测定 PaO_2、PCO_2、pH，用结核菌素注射器从耳缘静脉注射油酸，剂量为 0.08ml/kg 注射后除观察呼吸频率、呼吸运动等一般变化外，分别于 30、60、90、120min 时取血 1ml，重复测定血气变化和肺泡-动脉氧分压差（$A-aDO_2$）等指标，与注射油酸前相比较。注射油酸后 3h 将动物放血处死，开胸取肺，用生理盐水冲洗其表面血液，并用滤纸吸去表面水分，然后在普通药物天平上称重，计算肺系数。肉眼观察肺组织大体变化后，将标本用 10%中性福尔马林固定液固定，常规病理切片镜检。

【注意事项】实验必须保证油酸准确注入血管内，因油酸总量甚微，如稍有外溢则影响很大。处死动物以放血为好。取肺时应将心肺提起，结扎并离断腔静脉及主动脉，并于气管分叉上 1mm 处再结扎一线，从上端剪断气管，最后连同心肺血管全部结扎离断，务求准确得出肺重量。如果此模型作实验治疗用，则可根据实验要求延长动物存活时间或调整油酸剂量。

【结果分析】油酸是一种刺激性较强的脂肪酸，静脉注射即可刺激血管收缩，导致肺动脉压升高，同时又可损伤血管内皮细胞，并破坏肺表面活性物质，导致肺泡-毛细血管膜通透性增高，造成肺间质和肺泡水肿。血管内皮细胞损伤，可导致肺小血管内广泛微血栓形成。所有实验动物注射油酸后，有明显吸气性呼吸困难，有的在 60min 自鼻腔溢出淡红色泡沫样液体，类似临床急性肺水肿。注射油酸后血气突出变化是 PaO_2 明显下降，60～120min 时 PaO_2 开始下降 30mmHg 左右。实验过程中一般可看到初期 PCO_2 值偏低，pH 值偏高，后期则相反，可能与机体代谢情况及呼吸频率变化有关，但变化不大。

注射油酸后肺泡与动脉分压差明显加大。A－aDO_2 正常值在吸空气条件下为 100mmHg，差值加大提示肺泡氧弥散入动脉血发生障碍，是诊断 ARDS 的重要依据。ARDS 时因肺水肿、充血、出血等影响通气与血流灌注比率，增加了无效灌注，导致严重低氧血症，这种情况不能单纯用提高吸入氧分数纠正。

家兔正常肺组织呈淡红色，表面光滑，实验兔肺组织呈暗褐色，有点状或片状出血、小灶性坏死，多数动物气管内有粉红色泡沫样液体，肺体积增大。镜检可见部分肺泡呈代偿性扩张，部分肺泡萎陷显示局部不张，肺泡内有水肿液及出血，偶可见有透明膜形成。

5.2.2 全氟异丁烯致 ARDS

【操作步骤】比格犬以 3％的戊巴比妥钠进行麻醉，初始剂量为 0.85ml/kg，暴露右前肢内侧皮下头静脉，接三通，以后观察期间每 2h 追加 2ml 戊巴比妥钠。麻醉后固定，静脉滴注液体，经口气管插管，插尿管留置。右后肢进行右侧股动脉穿刺，接三通和肝素帽，用于定期取血标本和测血气。动物平稳自主呼吸，10～12 次/分，混匀室毒气浓度达到要求时开始染毒。在准备染毒前，采 5ml 血加入标准 7ml 离心管中，37℃下水浴 20min 后进行 4℃离心，2500 转/分，10min，以微量移液器取透亮上清，放入液氮保存。以血气指标来反映肺的功能变化，同时密切观察呼吸变化。观察 24h 后向静脉注射空气栓子处死动物，取肺等内脏标本固定于 10％的福尔马林中，进行病理分析。

【结果分析】染毒后症状逐渐出现，后期表现为典型的 ARDS 频速浅快呼吸症状。犬双肺大部分严重充血、水肿和不张，其他脏器改变为器官缺氧的表现。

5.3 哮喘

5.3.1 卵白蛋白激发的哮喘模型

1. 豚鼠模型

【操作步骤】选用健康雄性豚鼠，体重 300～500g，腹腔注射 10%卵白蛋白生理盐水溶液 10ml，使豚鼠处于致敏状态，2 周后以 10%卵白蛋白生理盐水溶液雾化吸入 20min，诱发豚鼠哮喘发作。也可选用 200～300g 豚鼠，雌雄不限，于第 1d 和第 8d，将 0.5% 卵白蛋白生理盐水 10ml 腹腔注射，第 16～20d 将致敏的鼠置于密闭容器内，用 1%卵白蛋白气雾激发，使动物暴露在卵白蛋白气雾中 10～30min，直至出现哮喘为止。

【结果分析】制模过程中豚鼠出现气喘，咳嗽。病理表现包括：毛细血管扩张，嗜酸性粒细胞浸润，腺体分泌活动亢进。该种模型的最大缺点是豚鼠对鸡卵蛋白（OVA）反应的个体差异很大。少数豚鼠可能不出现哮喘反应，而一些动物则可发生急性过敏性休克。

2. 大鼠模型

【操作步骤】成年雄性 Brown-Norway 大鼠，SD 或 Wistar 大鼠。1ml 生理盐水含 OVA 1mg、$Al(OH)_3$ 100mg 于第 1d 和第 8d 进行腹腔注射，从第 14d 开始雾化吸入 1%OVA 约 3～5d。激发后 3～5min 产生速发相反应，2～4h 产生迟发相反应，6h 肺部出现肺水肿及中性粒细胞聚集，随后多种细胞包括中性粒细胞、嗜酸性粒细胞、淋巴细胞浸润，24h 主要为嗜酸性粒细胞。

而非致敏大鼠肺泡灌洗液（BALF）中主要是肺泡巨噬细胞（95%）和单核细胞。一次激发后 18～24h 大鼠气道高反应性（AHR）增加，幅度约为 7～10 倍，激发后 5 天气道高反应性恢复正常。多次激发可延长 AHR 持续时间（激发后 5 天仍有，这时 BALF 中炎性细胞改变已不明显），但不能使 AHR 进一步增加或使炎症反应加重。

【结果分析】大鼠品系纯过敏反应由 IgE 介导，对抗原反应较为一致，容易产生迟发性哮喘反应（70%～80%），迟发性反应出现时间与哮喘患者接近，并有嗜酸性粒细胞浸润和气道反应性增加。近年大鼠模型使用逐渐增多，国外多用 Brown-Norway 大鼠，国内使用 SD 或 Wistar 大鼠，一般选择雄性大鼠。发生呼吸急促，严重者呼吸减慢或节律不齐，轻度发绀，四肢瘫软、行动迟滞或俯伏不动，反应迟钝，连续激发后，大鼠体重减轻，毛色失去光泽。本模型适用于特异性抗原抗体的研究，有速发和迟发双向反应。

3. 小鼠模型

BALB/c小鼠，6～8周龄，雌性，体重20～25g，随机分为4组。分别将0、10、100、1000μg剂量的鸡卵蛋白（OVA，Grade V，Sigma）加40mg氢氧化铝溶于pH7.4的PBS 0.2ml中，于第0、7、14d分别给4组小鼠腹腔内注射。第15～20d为雾化激发阶段，将小鼠放入雾化吸入箱，通过雾化发生器雾化吸入5%OVA生理盐水液，每天1次，每次20min，共6d，小鼠出现烦躁不安、呼吸急促、腹肌痉挛、两便失禁为阳性反应。雾化动力由5L/min的压缩空气提供。在最后一次激发24h后眼球取血，处死动物，血标本4℃1800转/分离心15min，血清分装后－20℃保存。OVA特异性抗体IgE、IgG2a的测定使用ELISA检测试剂盒。

【结果分析】由于小鼠免疫遗传背景较为清楚，便于探讨哮喘气道炎症反应及AHR产生的免疫和遗传机制，用小鼠制作哮喘模型迅速增加。其制作往往需要多次致敏并多次激发，激发后血清IgE升高，肺血管周围及支气管周围Eos浸润，24～48h支气管肺泡灌洗液（BALF）中Eos明显增加，不同品系小鼠对OVA的免疫反应不同。由于小鼠体积小，操作不便，自主呼吸时肺功能测定有一定技术难度，机械通气时对技术要求也很高，在一定程度上限制了其使用。此外因气道狭小，雾化给药产生的雾滴易造成气道阻力升高，大多数不得已情况下使用静脉给予乙酰胆碱等测定气道反应性。

5.3.2 苯二异氰酸甲酯（TDI）导致的哮喘模型

【操作步骤】选用体重250～300g的纯种白色短毛豚鼠。分别用0.5 ml TDI牛血清白蛋白结合抗原（TDI－BAS）/弗氏完全佐剂（CFA）及TDI－BAS/氢氧化铝（AHG）给动物腹腔内注射。免疫动物于3周后再加强免疫1～2次。5～8周后进行抗原吸入激发试验，先给予单纯人血清白蛋白激发，无反应后再给予TDI人血清白蛋白结合抗原（TDI－HSA）。雾化吸入浓度为1mg/ml的TDI－HAS后有30.8%动物出现明显哮喘。

【结果分析】经TDI－HAS激发后，动物呼吸频率增快，呼吸幅度增大，哮喘发作时伴咳嗽、躁动不安，甚至痉挛性呼吸。87.5%TDI－BSA/CFA致敏动物以及40%TDI－BSA/AHG致敏动物同时出现不同滴度的抗原特异性 IgE 及 IgG 型抗体。

5.3.3 血小板活性因子诱发哮喘模型

【操作步骤】选用 300～500g 成年雄性豚鼠，采用含 0.25%小牛血清白蛋白的生理盐水，将血小板活性因子稀释成 500μg/ml，按 1500μg/kg 的剂量雾化吸入，即可引起豚鼠哮喘发作。

【结果分析】血小板活性因子（platelet active factor，PAF）是目前已知的唯一能引起气道高反应性的炎症介质。PAF 引发哮喘发作的原因可能是 PAF 通过嗜酸性粒细胞的活化趋化，脱颗粒，释放嗜酸性细胞蛋白 X（Epx）、嗜酸性细胞阳离子蛋白（ECP）和碱性蛋白等细胞毒性物质引起气道上皮细胞损伤和脱落。激活的嗜酸性粒细胞本身又合成和释放 PAF，使这一过程加剧，最终引起气道高反应性。血小板活性因子激发豚鼠哮喘发作不需要致敏过程，直接利用其特性而引发气道的高反应性。本模型主要用于哮喘病因学和发病机理的研究。需要雾化吸入设备，严格控制雾化吸入浓度。

5.4 肺水肿

5.4.1 四氧化二氮诱发大鼠实验性肺水肿模型

【操作步骤】选用 Wistar 大鼠，体重 170～210g，取液态 N_2O_4 10，15，20 和 25μl，注入不同的 120L 染毒柜中。每柜放 4 只大鼠，每隔 5min 向柜内补充 N_2O_4 1μl，连续吸入染毒 30min。在染毒后不同时相点取肺组织作病理观察。

【结果分析】通常静式吸入染毒仅一次性向染毒柜内注入毒剂，因此染毒浓度常呈进行性下降而影响实验结果。动式吸入染毒的装置复杂及毒剂的耗费量较大，一般实验室难以满足要求。本法采用首次大剂量给毒，然后在固定时间内多次小剂量补充毒剂，获得 4 种稳定染毒浓度。本法很适于普通实验室开展有关肺水肿的实验研究，具有很大的实用性。

5.4.2 肾上腺素模型

【操作步骤】按不同品系静脉注射 0.1%肾上腺素水溶液，新西兰兔 0.3ml/kg 体重，Wistar 大鼠 5ml/kg 体重，昆明小鼠 8～10 ml/kg。可使动物发生肺水肿并在 10～20min 死亡。

【结果分析】注射中毒剂量的肾上腺素，使动物心动过速，左心室舒张不足，不能充分接纳从左心房注入的血液并将其排出，加上此时心肌极度缺血，舒缩功能下降，这都使左心室舒张期末压力增高，左心房压力也随之增高，从而妨碍肺静脉血回流，使血淤积于肺内，使肺毛细血管内的流体静水压升高，导致渗出，形成肺泡积液，从而模拟心源性肺水肿。动物在注射肾上腺素后出现典型的肺水肿病变，行动迟缓无力，呼吸不规则等，并最终死亡。

5.5 肺源性心脏病

【操作步骤】选用成年日本大耳兔，从兔耳缘静脉注射质量分数为1%的三氯化铁水溶液，第 1～4 周每周注射 2 次，每次 0.5ml；第 5～6 周每周 2 次，每次 0.75ml；第 7 周每周 4 次，每次 1ml，即可完成制模。

【结果分析】三氯化铁可促使血液黏稠度增高，损伤血管内膜，引起肺动脉纤维化和硬化，导致肺动脉高压、肺心病，造成缺氧、二氧化碳潴留和酸中毒，从而进一步损伤心、肺、肝、肾等多个脏器。主要病理表现包括：心肌水肿坏死；肺动脉壁增厚，胶原纤维增生；肝细胞重度水肿，呈点状坏死；肾小球充血，肾小管浊肿，肾间质充血。心肌纤维呈大收缩带，线粒体固缩；肺泡壁明显增厚，纤维结缔组织增生，部分毛细血管腔闭塞，肺小动脉中膜平滑肌间质纤维结缔组织增生；肝细胞水肿，部分线粒体固缩，肝小叶间见纤维化，间质淋巴细胞浸润；肾小球纤维化明显，部分肾小管腔内见有膜体。

参考文献

1. 施新猷．现代医学实验动物学．北京：人民军医出版社，2000

2. 方厚华．医学实验模型动物．北京：军事医学科学出版社，2002
3. 马楠，崔德健，梁延杰等．气道内注入脂多糖法建立大鼠慢性支气管炎模型．中华结核和呼吸杂志，1999，22：371－372
4. 葛金芳，李俊，吕雄文等．脂多糖联合卡介苗诱发大鼠慢性支气管炎模型的构建．中国药理学通报，2004，20（7）：830－834
5. 叶明亮，夏亚东．四氧化二氮诱发大鼠实验性肺水肿模型的建立．卫生毒理学杂志，1997，11（3）：200
6. 夏家明．大鼠实验性急性肺水肿模型．上海实验动物科学，1985，5（4）：240
7. 任勃，陶庆丰，马淑扬．慢性支气管炎动物模型的复制及病理形态学观察．天津医药，1995，23（2）：102
8. 梁海龙，江朝光，张宪成等．犬吸入全氟异丁烯致急性呼吸窘迫综合征模型的建立及损伤机制的初探。中华劳动卫生职业病杂志，2004，22（4）：125－127
9. 郭鹞．人类疾病的动物模型．第1辑．北京：人民卫生出版社，1982. 218－221
10. 彭文鸿，毛宝龄，邹霞英等．缺氧叠加三氯化铁大鼠肺动脉高压模型肺血管内皮细胞的病理变化．西南国防医药，2004，14（2）：117－118

第6章 消化系统疾病动物模型

6.1 胃黏膜对卵白蛋白过敏引起的胃溃疡

【操作步骤】3月龄以上的多乳头鼠，雄雌不限，3μg 卵白蛋白和 1mg 氢氧化铝的混合物溶解于 0.2ml 盐水，腹腔注射。

【结果分析】非洲多乳头鼠的过敏性溃疡的大体形态与人类的消化性溃疡极为相似。多乳头鼠对研究胃病也是一种合适的动物，因为它还存在另外两种与人类相似的情况，即有发生类癌与腺癌的倾向。多乳头鼠可从日、美等国的实验动物供应商处获得。

6.2 十二指肠溃疡

【操作步骤】成年 SD 大鼠，雄雌不限，皮下注射丙腈或羟基乙胺 200mg/kg，迅速引起进行性十二指肠溃疡。

【结果分析】使用该方法制备的模型病理形态改变与人类患者相似，溃疡见于球部前壁，直径 2～4mm，常引起穿孔或穿透到内脏，小的溃疡常位于球部后壁，穿透至胰腺。模型可用于十二指肠溃疡的发病机理、实验治疗的研究。

6.3 溃疡性结肠炎

6.3.1 乙酸溃疡性结肠炎大鼠模型

【操作步骤】选用雄性 SD 大鼠，体重 300～350g，试验前禁食 16h，戊巴比妥钠 50mg/kg 腹腔麻醉。用导管经肛门插入直肠内 8cm，注入 8%乙酸 2ml，20s 后立即注入 5ml 生理盐水，一般 30d 后可以观察到炎症损伤。

【结果分析】乙酸属有机酸，与肠黏膜接触可直接导致炎症损伤，其病理特点为结肠黏膜弥漫性充血水肿，炎性粒细胞浸润，出现糜烂，严重者可见溃疡形成，但早期仅见单纯急性炎症。病变进展及愈合均迅速，与人类溃疡性结肠炎病变进展与愈合交替的特点不同。该模型炎性介质代谢与人类溃疡性结肠炎相似。其优点为制模简便、重复性好、经济实用，但不能反映人类溃疡性结肠炎的免疫学变化。

6.3.2 葡聚糖硫酸钠诱发小鼠急性溃疡性结肠炎模型

【操作步骤】CBA/J（H－2K）或 BALB/c（H－2d）雄性小鼠，8～9 周龄，饮水中给予 5%～10%葡聚糖硫酸钠（DSS），饮用 8～9d。

【结果分析】模型的病理表现为结肠炎细胞浸润、多发性糜烂、隐窝脓肿等急性炎症表现。

6.3.3 慢性溃疡性结肠炎模型

【操作步骤】CBA/J（H－2K）或 BALB/c（H－2d）雄性小鼠，8～9 周龄，先给予 5%DDS 饮用 7d，再饮用自来水 10d，如此进行 3～5 个循环，即可完成造模。

【结果分析】模型的病理表现为结肠黏膜糜烂、炎细胞浸润、淋巴滤泡形成及黏膜增生改变，部分黏膜出现异型增生。此模型病理改变与人类溃疡性结肠炎类似，可用于发病机理、治疗药物的研究。

6.3.4 免疫学方法诱发大鼠溃疡性结肠炎模型

【操作步骤】选 Wistar 大鼠，体重 120～130g，取一只健康大鼠的结肠内容物，画线于伊红美蓝平板，37℃培养 24h，取典型菌落扩增并做数值鉴定，确定为大肠杆菌后，冰箱保存备用。免疫前取菌种扩增，用福尔马林灭活细菌，生理盐水洗两次并调浓度为 1.2×10^{8}/ml。分别于第 1d、10d、17d、24d 共免疫大鼠 4 次。第 1 次于后足趾处注射细菌悬液 0.2ml；第 2、3 次分别于腹部和背部皮下多点注射 0.4ml 和 0.6ml，第 4 次腹腔注射 1.2ml，免疫 7d 后造模成功。

【结果分析】模型动物结肠病理改变包括黏膜水肿、炎细胞浸润及血管炎改变。黏膜内可见多处隐窝脓肿及溃疡形成，同时可看到细胞免疫功能下降和免疫复合物增加。此模型采用大鼠的正常菌群为抗原，不需引入外源物质，比较接近于人类正常情况，可用于溃疡性结肠炎病因学、发病机理及治疗药物的研究。

6.4 大鼠脂肪肝

【操作步骤】SD、Wistar 或 Fischer 大鼠，断奶大鼠喂饲缺乏胆碱、甲硫氨酸、维生素 B_{12} 和叶酸，并含有高脂肪和适量氨基酸的食谱（推荐配方：无维生素酪蛋白 6%，去甲醇花生粉 25%，蔗糖、葡萄糖、糊精合计 42%，棉籽油 20%，复合维生素 2%，NaCl 5%，胆碱 0.3%，维生素 B_{12} 5μg/100g），可研究脂肪肝和肝硬化发生的程度及速度和营养的关系。

【结果分析】大鼠的脂肪肝与肝硬化和人类患者相比在肝功能异常方面均极相似。

6.5 胃炎

6.5.1 萎缩性胃炎动物模型

【操作步骤】SD 或 Wistar 大鼠均可，收集同种同系大鼠的胃黏膜，去除食物残渣，用生理盐水洗净，快速混合均匀，置 4℃冰箱放置 1h 后，3000 转/分，离心 15min，取上清液，测定蛋白浓度，调整浓度为 200mg/ml 作为抗原，与等量的弗氏完全佐剂乳化，注入大鼠大腿皮下，2 次/周，隔周注射，剂量为 10mg 蛋白/次，观察萎缩性胃炎的发生。

【结果分析】该方法造成大鼠胃黏膜的免疫损伤导致胃黏膜萎缩，制模成功率高、重复性好、病理结果可靠。

6.5.2 化学物质诱发的急性胃炎大鼠模型

【操作步骤】成年 Wistar 或 SD 大鼠，术前禁食 24h。以

20mmol/L的阿司匹林或水杨酸溶液按100mg/kg体重灌胃。或以10mmol/L的醋酸、不同浓度的盐酸（1、10、100mmol/L）、2mmol/L的牛磺胆酸、15%的乙醇等单独或几种合用灌胃。在4h后取材见胃内发生急性弥漫性炎症变化。

6.5.3 幽门螺杆菌感染的动物模型

1. 幽门螺杆菌感染的悉生乳猪动物模型

【操作步骤】将从胃溃疡病人中分离到的幽门螺杆菌（Hp）10^6个经口接种于剖腹产净化的乳猪，3d后再接种10^6个细菌。

【结果分析】所有实验乳猪上消化道中都可分离出Hp，而回肠末端、结肠和粪便中均为阴性。组织学检查发现感染Hp后第4d起，胃窦部有灶性慢性炎症细胞浸润，第14d胃体有中等慢性炎症。

2. 幽门螺杆菌感染的悉生乳狗动物模型

【操作步骤】将能引起悉生乳猪胃炎的Hp 2×10^8个经口接种于5日龄悉生乳狗胃内，感染后第23d可在贲门、胃体、胃窦和幽门部位的黏液和上皮细胞之间发现Hp，个别悉生乳狗的咽、食管、十二指肠和直肠部位也分离到Hp，这些部位同时有轻微炎症病灶。

【结果分析】悉生乳狗感染Hp后以持续中性粒细胞浸润为主，而悉生乳猪Hp感染胃炎表现为中性粒细胞短暂浸润，可以说，悉生乳猪动物模型更符合人类感染Hp后的病理变化。

6.6 肝炎

6.6.1 自身免疫性肝病动物模型

应用成年豚鼠，在无菌条件下，先使豚鼠肝素化，而后用生理盐水经门脉进行肝脏灌流，剪断动、静脉以驱除肝内存血。除去胆囊、胆管及其他组织。将肝剪成小块，再以生理盐水浸洗直至无血色。取湿重10g的肝组织，加100ml生理盐水，在组织匀浆器中以8000转/分转4min制成10%的肝悬液。按1∶1的比例加入弗氏佐剂，用小注射器往返抽注制成乳剂。成年豚鼠用上述乳剂腹腔注射 2ml 及 4 个足垫皮内注射 0.1ml。每周一次，免疫 1 个月后，肝脏内可发生水肿样变性、嗜酸性坏死、肉芽肿样病灶、胆管上皮增生及淋巴细胞和嗜伊红细胞浸润。

6.6.2 转基因乙肝模型

【操作步骤】构建人乙型肝炎病毒（HBV）全基因或部分基因质粒，通过转基因技术将乙型肝炎病毒插入到小鼠基因组上，形成能产生乙型肝炎的小鼠品系。

【结果分析】乙型肝炎病毒转基因小鼠，有病毒复制，可用于研究 HBV 基因结构和功能、基因表达的调控、HBV 的复制等。乙型肝炎病毒转基因小鼠会发生免疫逃避，不产生和人类乙型肝炎相近的病理表现。目前，中国医学科学院、军事医学科学院、上海复旦大学和广州空军医院拥有乙型肝炎病毒转基因小鼠。

6.7 胰腺炎

急性胰腺炎是胰酶自身消化胰腺引起的化学性炎症。本病多由胆道疾病引起。当病变发展到胰腺泡、脂肪、血管大面积坏死，胰腺组织水肿，体积增大，广泛性出血坏死时，称为急性出血坏死性胰腺炎。

将狗自身胆汁按 0.5ml/kg 体重缓慢注入狗胰腺体尾交界处的胰腺实质内，可引起胰腺局部组织坏死及炎性浸润，与人类急性胰腺炎的病变相似。用大肠杆菌悬液 9×10^{8}/ml，按 1ml/kg 体重，向兔胰管内逆行注射可诱发急性胰腺炎。另外也可采用大鼠腹腔内连续注射乙硫胺酸成功诱发胰腺炎模型。随着乙硫胺酸注射时间的延长，胰腺组织可以出现广泛进行性破坏和退化及胰酶水平的持续下降。

慢性胰腺炎是在已有胰腺损伤的基础上炎症反复发作或由急性胰腺炎持续演变而来。

参考文献

1. 华杰松．胃螺旋样菌在动物中的感染和动物模型．国外医学·微生物学分册，1992，(4)：167
2. 吕明德．腹腔注射四氯化碳配合营养控制制备犬肝硬化模型．中华实验外科杂志，1993，10(2)：59
3. 徐淑云主编．药理实验方法学．北京：人民卫生出版社，1982
4. 练幼辉，曹逸云，陈统球等．甲型肝炎病毒恒河猴模型的评估．中国生物制品学杂志，2004，17(2)：99－101

第7章 泌尿系统疾病动物模型

7.1 增生性肾小球肾炎

7.1.1 系膜增生性肾小球肾炎大鼠模型一

【操作步骤】(1) 低龄SD大鼠，麻醉后取胸腺，剪碎并挤出胸腺细胞。经尼龙网过滤除去混杂的组织，滤液为淋巴细胞悬液，离心，取沉淀用无菌PBS悬浮，调细胞计数至10^{11}/ml。(2) 雄性新西兰兔，卡介苗预致敏14d后两侧腘窝淋巴结肿大，皮下多点注射抗原（大鼠胸腺细胞＋弗氏完全佐剂），3周后同样途径再次免疫，2周后再经耳缘静脉第3次免疫，1周后取血测抗体效价，达到满意效价后颈动脉放血，收集血清，56℃、30min灭活补体，大鼠肝粉吸附后备用。(3) 用正常低龄大鼠胸腺冰冻片，抗血清稀释度1∶20～1∶1000 PAP法免疫组化测定抗体效价，用正常兔血清(1∶40) 作对照。雄性SD大鼠150g左右，尾静脉注射抗血清，每周1次，连续4周。取肾脏作相应检查。

【结果分析】Thy-1抗原为大鼠类胸腺细胞表面的糖蛋白，它同时存在于大鼠肾小球系膜细胞表面，应用Thy-1抗原可诱发肾小球系膜细胞病变。大鼠经一次性注射抗Thy-1抗体后，30min系膜细胞即已发生变性，胞浆发黑，细胞皱缩；2h后大部分系膜细胞溶解，但内皮细胞及肾小球基底膜（GBM）常完整无损；24h后溶解的系膜区可呈瘤样扩张，伴中性粒细胞、血小板及纤维蛋白的聚集；2～4d中性粒细胞浸润渐渐消失，取而代之为单核细胞浸润为主，并开始出现系膜细胞增生；约8d左右可见系膜细胞及基质呈节段性增生，单核细胞浸润明显减少；18d出现血管重建，白细胞浸润消失，可见系膜溶解瘤样损伤的迅速恢复；30～45d后肾小球结构已基本恢复正常，但可伴有局灶节段性肾小球硬化，有时可见胶原纤维残留的局灶性系膜增生现象。病变4d左右可出现一过性的蛋白尿高峰，其后逐渐减少，约3周左右蛋白尿消失。

抗Thy－1抗体肾炎模型的特点如下：（1）受试大鼠仅有异体抗体相，即表现为注射异体抗Thy－1抗体后，产生系膜溶解及迅速的修复过程，病变呈一过性；（2）系膜细胞损伤过程为补体依赖性，用蛇毒消除补体后，不影响抗Thy－1抗体与系膜细胞结合，但可减轻和阻止系膜细胞损伤和溶解过程；（3）病变过程有白细胞、血小板聚集的炎症反应；（4）修复过程迅速，30～45d内病变几乎完全修复，说明系膜细胞有较强的修复能力和血管重建能力。

7.1.2　系膜增生性肾小球肾炎大鼠模型二

【操作步骤】（1）取成年BALB/c雄性小鼠10只，消毒眼眶，摘除眼球，取血置于消毒玻璃试管内，常温待血凝后，2000～3000转/分离心10min，取血清，于－20℃保存。BALB/c小鼠血清IgG提取采用饱和硫酸铵沉淀法。应用Sephadex G25柱脱盐及7%聚丙烯酰胺凝胶电泳检测IgG。取BALB/c小鼠血清提取的IgG 0.5mg加等体积的弗氏完全佐剂，充分混匀成乳胶状，于成年Wistar大鼠（180～200g）两后脚掌及背部皮下注射。（2）取免疫2周的Wistar雄性大鼠，用10%水合氯醛麻醉（每只0.3～0.4ml），舌下静脉注射单抗1－22－3 500μg（生理盐水溶解，1mg/ml，单克隆抗体1－22－3由日本Niigata大学肾脏病研究中心提供）。将动物分别置于代谢笼中，于静脉注射后，1、2、3、4、5、6、7、9、11、13、15d收集大鼠24h尿液（室温10℃左右，不加防腐剂）。尽快用磺柳酸法进行尿蛋白定量测定。在静脉注射单抗后第2d、6d取材进行病理观察。

【结果分析】静脉注射单抗后，迅速出现一过性大量的蛋白尿，第6d出现高峰，以后逐渐下降。病理变化包括：（1）系膜溶解期（注射单抗后2～4d）：光镜及透射电镜下可见肾小球的细胞总数与正常大鼠相比较明显变少。透射电镜下可见肾小球毛细血管扩张，管腔变化，细胞核固缩，细胞体积小，形态不一，核周间隙不清，染色质边集、深染，核膜溶解。在系膜细胞溶解、核固缩的同时，仍有系膜细胞的增生。（2）系膜增生性肾小球的病理变化（注射单抗后4～6d)：肾小球内细胞总数增多，与正常肾小球相比较明显增多。透射电镜下，见增生的系膜细胞，一个细胞双核，核呈椭圆形，常染色质丰富，核仁边集，胞浆内线粒体丰富，可见粗面内质网，系膜区细胞外基质也明显增多。系膜细胞大量增生，而且与系膜溶解期增生细胞数相比较差异明显。

7.2 抗肾小球基底膜抗体引起的肾炎

7.2.1 阳离子化牛血清白蛋白法家兔模型

【操作步骤】选用雄性大耳白家兔，体重为2.5kg左右，普通饲料适应性喂养，选用尿蛋白定性测试结果阴性兔进行实验。按照Border方法，牛血清白蛋白（BSA）用碳化二亚胺改变蛋白质的羧基端，使其等电点（pI）提高到8.6以上，处理后的BSA即为阳离子化BSA（C-BSA）。将其溶液透析冷冻干燥，置于－40℃冰箱保存备用，使用前溶于0.15mol/L磷酸盐缓冲液中。每只兔耳静脉注射大肠杆菌内毒素1μg和C-BSA 1mg作为预免疫；预免疫1周后，每日每只兔耳静脉注射C-BSA 25mg正式免疫；正常对照组静脉注射等量的生理盐水，至第8周末结束。

【结果分析】肾小球明显肿胀，球内细胞数显著增多，肾小球基底膜（GBM）明显增厚，过碘酸六亚甲基四胺银染色法（PASM）、HE和Masson染色可见GBM钉突形成及上皮下沉积物，大多数动物有程度不等的新月体形成，部分肾小球萎缩。透射电镜观察：上皮下大量电子致密物沉积，GBM显著增厚，上皮细胞足突广泛融合、变平或消失，内皮细胞肿胀。免疫荧光观察：荧光强度明显增强，IgG沿毛细血管壁呈粗大颗粒状弥漫沉积。

7.2.2 阳离子化牛血清白蛋白法小鼠模型

【操作步骤】选用纯系BALB/c小鼠，体重为20g左右，雌雄对半。弗氏不完全佐剂预免1周后随机分组，隔日于尾静脉注射阳离子化牛血清白蛋白（C-BSA，10mg/ml），每只2mg，连续注射4周；对照组全程尾静脉注射生理盐水，每只0.2ml。实验

3 周起，每周每组分别做 2 次尿蛋白定性实验，4 周末取肾皮质分别做免疫荧光、光镜［HE、PASM、Masson、磷钨酸苏木素染色液（PTAH)］、电镜观察。

【结果分析】膜性肾小球肾炎是引起成人肾病综合征最常见的原因，用该法复制的小鼠膜性肾小球肾炎模型，制作过程简便，病变稳定而典型，病理变化较为一致，接近或模拟临床患者实际病变，是一种较理想的肾炎发病机制研究的动物模型。肾功能尿蛋白定性试验显示小鼠自第 3 周起出现蛋白尿。实验第 4 周末处死小鼠取肾时，可见肾脏肿大，包膜紧张，色苍白。与正常组相比，病理组小鼠肾皮质免疫荧光观察显示 IgG 沿肾小球毛细血管壁呈颗粒状沉积；病理组小鼠肾皮质石蜡切片 HE 染色及 PASM、Masson、PTAH 特殊染色见肾小球呈典型膜性病变，毛细血管壁弥漫增厚，其上有钉突、红染沉积物形成，部分肾小球毛细血管袢间或球囊内有少量渗出物；电镜观察显示病理组小鼠肾小球 GBM 弥漫增厚，上皮细胞肿胀，足突融合变平或消失，上皮下可见团块状电子致密沉积物。

7.2.3 Tamm-Horsfall 蛋白（THP）诱导肾小管间质性肾炎

【操作步骤】(1) 在正常成年男性新鲜中段尿中加入氯化钠，使浓度为 0.58mol/L，置 4℃沉淀 48h，沉淀经透析形成无色透明的黏性液体，冻干后低温保存。用 SDS－聚丙烯酰胺凝胶电泳及 1％琼脂糖双向免疫扩散实验对其进行鉴定为 THP。(2) 雄性 Wistar 大鼠，体重 180～200g，随机分组。将 250μg/ml 的 THP 溶液与等量弗氏完全佐剂充分混合后，在动物双侧腋下和足底皮下多点注射，每只 1ml，共 1 次。对照组给予去除 THP 尿液与弗氏完全佐剂的混合液，注射部位及剂量同上。预免疫 1 周后，用 1％戊巴比妥钠腹腔注射麻醉后，经右背部脊柱旁切口暴露右肾，实验组用 0.1ml THP 溶液（125μg/ml)，在肾上、下极多点注射，局部压迫止血后缝合。对照组采用去除 THP 的尿液，方法同前。

【结果分析】近年临床和实验研究证实，在膀胱输尿管反流和尿路梗阻等病理状态下，Tamm-Horsfall 蛋白可通过破损的肾小管进入肾间质，激发自身免疫反应而引起肾小管间质性肾炎（TIN)。

于术后第 14d 取肾组织进行病理观察，光镜下主要表现为注射部位的局灶性间质炎症细胞浸润，以单核、淋巴细胞为绝大多数，炎症灶中心肾小管结构破坏消失，部分肾小管完全被炎症细胞包围，小管细胞可见浊肿及空泡变性。于术后第 7、14d 剪尾取血，用免疫荧光双抗体、双标记方法处理后，通过流式细胞仪发现 T 细胞 CD4、CD8、CD25、Ia 抗原表达有不同程度的增加；在肾病灶局部浸润淋巴细胞中，$CD8^+$ 细胞占大多数。

7.2.4 氯化汞肾病

【操作步骤】选用成年 Brown-Norway（BN）大鼠，用 0.1% 氯化汞水溶液作足垫皮下注射（1mg/kg 体重），每周 3 次，共 8 周。对照组接受同体积 pH3.8 的注射用水（0.1mol/L 盐酸溶液配制）注射。

【结果分析】注射氯化汞 2 周内，免疫荧光显示 IgG 呈颗粒样沿肾小球毛细血管壁分布，电镜下出现上皮下电子致密物。4～8 周绝大多数肾小球 GBM 呈弥漫性或局灶性增厚。

一系列研究证实氯化汞诱发抗 GBM 抗体所介导的肾小球疾病，受试动物的肾洗脱液或血清转输给正常大鼠可导致上述相同的病理改变，用 ELISA 方法检查注射氯化汞动物血清可检出抗层粘连蛋白、抗胶原Ⅳ、抗硫酸类肝素及抗纤连蛋白抗体等。

7.3 遗传性肾炎

7.3.1 可用于遗传性肾炎研究的模型动物——Samoyed 犬

在雄性 Samoyed 犬发现遗传性肾炎，是 X 染色体连锁的隐性基因遗传病。病犬在 4 个月时可观察到蛋白尿和血尿，出现低蛋白血症。6 个月时血清尿素氮、肌酐含量升高，9 个月左右出现肾功能衰竭，在 12～16 月龄时死亡。未患病的动物尿液分析和血清生化指标均正常。肾组织学检查证实有进行性的病理变化，在 1 月龄时，光镜所见正常，但电镜下观察发现有损害，肾小球毛细血管基底膜（GCBM）的上皮细胞或内皮细胞下区域呈透明状，基底膜致密层分裂成多层结构，其间有小圆形电子稠密颗粒，没有见到电子密度高的免疫复合物，GCBM 的各散在部位均有这种变化。大部分毛细血管袢结构正常。这种损伤随着时间的推移而日益严重，主要表现为 GCBM 的增厚和毛细血管袢的广泛病变，最终整个毛细血管都出现病理性改变。电镜观察内皮及系膜细胞正常。但肾小球系膜周围区域组织的基质轻度增厚，部分区域有碎片组织。2～8 月龄时，肾小球完全硬化，但肾小管与间质血管正常，肾小球毛细血管基底膜没有变化。4～5 月龄时，采用高碘酸-Schiff（PAS）染色最先观察到的超微结构的变化与 GCBM 的部分分裂改变相对应，在 8 月龄时整个 GCBM 都出现了这样的分裂改变。部分肾小球出现硬化变化和球囊粘连、球囊壁细胞增生。至8～10 月龄时肾小球完全硬化。

Samoyed 犬的肾脏疾病与人类的 Alport 综合征在临床、遗传学和形态学方面有许多相似之处，仅在血尿程度上有所不同，前者血尿并不常见，后者以血尿为主要特征。

7.3.2 PAI-1 转基因小鼠动物模型

纤溶酶原激活物抑制物 1（PAI-1）是参与血栓形成、纤维蛋白溶解等凝血与纤溶过程的重要调节因子，在细胞黏附与迁移、细胞外基质降解、组织修复等过程中，均有重要作用。因此，肾组织内 PAI-1 表达增高和（或）活性增强均能抑制纤维蛋白的水解与细胞外基质（ECM）的降解，从而增加肾组织内纤维蛋白的沉积与 ECM 积聚，进而导致肾小球硬化与间质纤维化。

现在 PAI-1 转基因小鼠已有商业供应。转基因小鼠的表型观察：刚出生的转基因小鼠尾部末端及后肢出现皮下出血改变。肾组织免疫组化观察到在肾局部 PAI-1 表达稍有增加，但未观察到明显的肾组织病理改变。

7.4 尿路结石

【操作步骤】选用雄性 Wistar 大鼠，体重 180～220g，随机分组，正常饲料喂养，实验结束前用代谢笼收集并测 24h 尿量、24h

尿草酸（Ox）的排出量（过氧化氢-盐酸苯肼法）。1%乙二醇（EG）饮水并 0.5μg 1α-（OH）-Vit D_3 隔天灌胃，共饲养 28d。麻醉牺牲大鼠，下腔静脉穿刺取血，3500 转/分离心 10min 后，取上层血清检测 BUN、Cr、P、Ca^{2+} 含量。切取双肾，纵向剖开，取左侧肾脏用 10%中性福尔马林固定，作常规 HE 石蜡切片和 von Kossa 染色，偏光显微镜观察肾组织草酸钙结晶形态分布及肾组织的病理改变，原子吸收光谱仪进行肾组织 Ca^{2+}、Mg^{2+} 含量，尿总 Ca^{2+}、总 Mg^{2+} 含量测定。

【结果分析】人类尿路结石的大多数为含钙结石，而多数以草酸钙形式沉积于尿路。给予动物活性维生素 D_3，增加肠道钙离子的吸收，同时给予乙烯葡萄糖增加体内草酸的生成及促进尿的草酸排泄，从而造成草酸钙沉积于尿路形成结石。实验 7d 后，尿中草酸钙的排泄已明显增多，尿磷及尿镁的排泄量也开始明显增加。14d 后血钙水平明显增高，血磷也有增高倾向，但血镁无明显变化。测定血尿素氮 2 周后开始升高，3 周时升高明显，此时菊粉清除率也明显下降。4 周后，肾脏肉眼观明显肿大，肾盂、肾盏有结石形成或肾皮髓交界处髓质部位及肾乳头部亦可见放射状的钙盐沉积。光镜下可见到肾小管明显扩张，并可观察到管腔中有无色透明的结晶样物质沉积；在偏光显微镜下正式观察到黄色的草酸盐结晶；使用 von Kossa 染色可见在远端肾小管、集合管管腔内有黑色的钙盐沉积。

本实验是将目前国内外常用的单一和复合诱石剂诱导的实验性大鼠肾草酸钙结石模型进行了比较研究的结果，证实 1%EG 饮水+0.5μg 1α-（OH）-VitD_3 隔天灌胃（4 周）与 1%EG 饮水+2%乙酰半胱氨酸（AC）每只 2ml 每天灌胃（4 周）诱导大鼠成石效果最显著、简便、稳定。

7.5 肾结石

乙二醇肾结石大鼠模型

【操作步骤】取成年 SD 或 Wistar 雄性大鼠，体重 250～300g，普通饲料及饮水饲养5d，用含1%～2%乙二醇和1%氯化铵的饲料喂饲大鼠2周，每天记录饮水量。2周后可形成结石。模型表型用结石发生率、湿肾组织的钙及草酸含量（mg/g肾组织）、肾组织20μm冰冻切片观察草酸结晶数及结晶占肾面积百分比等进行评价。

7.6 膀胱结石

膀胱异物植入法结石模型

【操作步骤】成年SD或Wistar雄性大鼠，体重250～300g，用安定5mg/kg和氯胺酮50mg/kg肌注麻醉，纵行正中切开膀胱，放入人的膀胱结石圆形碎块一只（预先将结石击碎、用锉刀锉成直径2～3mm的圆球体，清水洗净，在95%乙醇中浸泡24h，放入70%的乙醇消毒，备用。临用时吸干，精密称重，一般约25mg左右）。术后小心饲养，经4～10周后结石的重量有所增加。以结石的重量及增加的百分率来评价药物的作用。也可将铅、锌、磷等异物清水洗净，在95%乙醇中浸泡24h，放入70%的乙醇消毒备用。异物均制成一定重量和一定直径的圆形碎块，同上方法将异物植入膀胱，一般经数周后可形成膀胱结石。

7.7 肾功能衰竭

7.7.1 急性肾功能衰竭

【操作步骤】（1）家犬夹闭肾动脉引起的急性肾衰模型：取10～20kg的雄性家犬，以戊巴比妥钠30mg/kg静脉注射麻醉后，手术暴露左侧肾动脉夹闭1h后放松，使血流再灌通，从该侧输尿管收集尿液，进行急性肾功能衰竭的表型分析。（2）手术致急性肾衰大鼠模型：SD雄性大鼠，体重280～350g，戊巴比妥钠50mg/kg麻醉后，两侧腹切口，切除右肾，分离左肾蒂，暴露左肾动脉，血管夹夹闭60min，然后缝合伤口，动物复苏。每日断尾取血测血肌酐，进行急性肾功能衰竭的表型分析。（3）家犬去甲肾上腺素引起的急性肾衰模型：取 10～20kg 的雄性家犬，以戊巴比妥钠 30 mg/kg静脉注射麻醉后，导管插入一侧输尿管收集尿液，从另一侧肾动脉按 0.75mg/min 的速度，滴注去甲肾上腺素，连续 40min 后停药，1～4h 内可进行急性肾功能衰竭的表型分析。（4）大鼠血红蛋白尿急性肾衰模型：取体重 150～250g 雄性大鼠，置于代谢笼中，记录正常饮水及尿量，用药前禁水 24h，选体重较轻并有脱水的大鼠，以 50%甘油按 10ml/kg 分别在大鼠两侧后肢肌肉注射。注射后，大鼠自由进食饮水。2h 后出现蛋白尿，48h 后形成稳定模型，2～5d 可进行实验。（5）甘油所致急性肾衰模型：取体重 150～250g 雄性大鼠，一次肌注 50%甘油 10ml/kg，24h 后即有血尿，尿素氮升高，少尿或无尿，类似急性肾衰。

【结果分析】常规进行尿液、血肌酐、血清总蛋白和白蛋白、血清尿素氮、血清钠钾及肾病理学检查。家犬去甲肾上腺素引起的急性肾衰模型引起的肾衰是可逆的，若输注延至 2h 可引起广泛的肾实质坏死和肾小管急性坏死。如阻断血流时间超过 4h，大鼠会因尿毒症而死亡，该模型可观察药物对急性肾功能衰竭的疗效。

7.7.2 慢性肾功能衰竭

1. 大鼠冷冻引起的慢性肾衰

【操作步骤】200～300g 的雄性大鼠（手术前测定无蛋白尿），麻醉后，腹部左侧切口，暴露左侧，剥离肾筋膜，将预先浸入液氮瓶内的冷刀（1.2cm×0.8cm×15cm），依次在肾脏的上下极和外侧前后共 4 个部位，每次冷冻 40s，然后复位肾脏，结束手术。2 周后再手术切除右肾。术后放入代谢笼中饲养，6～12 周呈现稳定的慢性肾衰，第 8 周起可供实验。

【结果分析】观察指标包括：体重、存活率、血肌酐、血清总蛋白和白蛋白、血清尿素氮及肾脏病理学检查。

2. 大鼠肾部分切除引起的慢性肾衰

【操作步骤】200g 左右的雄性大鼠（手术前测定无蛋白尿），麻醉后，于腹正中切口，暴露右肾，剥离肾筋膜，结扎肾门，切除右肾，保留肾上腺。然后暴露左肾，迅速切除上下极肾实质，压迫止血。关闭腹腔，术后放入代谢笼中饲养，14～16 周呈现稳定的慢性肾衰，第14周可供实验。

【结果分析】观察指标包括：体重、存活率、血肌酐、血清总蛋白和白蛋白、血清尿素氮及肾脏病理学检查。

7.8 肾坏死

7.8.1 肾小管坏死小鼠模型

【操作步骤】BALB/c小鼠，放置在每升空气中含有5mg的氯仿的环境中，持续3h后，可引起不同程度的肾坏死。

【结果分析】出生46～106d的雄性小鼠发生率可高达90%以上。持续在氯仿气雾中24h，动物肾脏组织学观察，肾广泛损害且肾小管明显坏死。

7.8.2 急性肾小管坏死大鼠模型

【操作步骤】SD或Wistar大鼠，体重190～250g，实验前置于代谢笼中饲养，记录食物、饮水和尿量。实验时由尾静脉注射氯化汞1.0mg/kg。24h后出现急性肾小管坏死表型。

【结果分析】尾静脉注射氯化汞24h后，尿量明显减少，尿渗透浓度降低，且出现细胞学的改变，近曲小管的末端部分可见肾坏死灶。

7.8.3 硝酸钠、4-硝基儿茶酚等制剂引起的肾坏死模型

【操作步骤】成年雄性SD或Wistar大鼠，实验前置于代谢笼中饲养，测12h的尿量和尿中的酸性磷酸酶、碱性磷酸酶、乳酸脱氢酶、谷氨酰脱氢酶的正常排泄水平。可选用下列不同药品给大鼠进行腹腔注射，造模。

（1）硝酸钠：2.5mg/（ml·100g）；

（2）4-硝基儿茶酚：1mg/（ml·100g）；

（3）4-硝基茶胂酸：2.5mg/（ml·100g）；

（4）4-氨基儿茶酚：1.5mg/（ml·100g）。

用药后12h测定尿量和尿酶量。

【结果分析】肾中毒的大鼠尿量普遍减少，乳酸脱氢酶、碱性磷酸酶排泄增多；酸性磷酸酶、谷氨酰脱氢酶排泄量在正常范围内。肾组织表现广泛损害和肾小管明显坏死。

参考文献

1. 陈广平，郭慕依，张月娥等．大鼠 Thy1 抗血清制备及系膜增殖性肾炎模型的建立．临床与实验病理学杂志，1996，12（3）：241-243
2. 夏志银，钱桐荪，蒋季杰等．单克隆抗体 1-22-3 诱导大鼠系膜增殖性肾小球肾炎动物模型研究．南通医学院学报，1997，17（4）：468
3. 董兴刚，安增梅，杨海春等．汉防已甲素对肾病综合征大鼠肾小球细胞外基质的作用．中华肾脏病杂志，2000，16（2）：115
4. 徐红梅，马跃荣，孙健．小鼠膜性肾小球肾炎模型的复制．中国比较医学杂志，2004，8（4）：199
5. 赵玉庸，陈志强，白云静等．慢肾消对家兔实验性膜性肾炎的影响．中国中医基础医学杂志，2001，7（7）：36-38
6. 张成，柳文鉴．Tamm-Horsfall 蛋白诱导肾小管间质性肾炎发病机理探讨．中华儿科杂志，1998，36（2）：80-82
7. 施新猷．现代医学实验动物学．北京：人民军医出版社．2000，472-479
8. 方厚华．医学实验模型动物．北京：军事医学科学出版社．2003，133-149
9. 徐淑云．药理实验方法学．北京：人民卫生出版社，1982．1072
10. 张五星，陈香美，魏日胞等．复方肾华治疗大鼠改良慢性血清病肾炎的实验研究．北京中医药大学学报，2003，26（2）：32-35
11. 腊胜明，戈士文，叶启霞等．慢性 Steblay 肾小管间质性肾炎模型复制注意事项．河南中医药学刊，1998，13（3）：22-23
12. 刘述文，陈香美，叶一舟．人纤溶酶原激活物抑制物 1 转基因小鼠的建立．中华肾脏病杂志，2002，16（6）：363-366
13. 方喜业．医学实验动物学．北京：人民卫生出版社，1994
14. 李仪奎．中药药理实验方法学．上海：上海科学技术出版社，1991
15. 钟品红．哺乳类实验动物．北京：人民卫生出版社，1987
16. 朱清化．实验动物学．广州：广东高等教育出版社，1991
17. 陈以平主编．肾病的辨证与辨病治疗．北京：人民卫生出版社，2003．170
18. 何立群，聂永红，邹士林．新型尿酸性肾病动物模型的建立．上海实验动物科学，2001，21（1）：22-25
19. 邹士林，聂永红，何立群．降尿酸方对原发性尿酸性肾病动物模型肾小管

功能的影响. 中国临床医药研究杂志，2000，12（16）：21－23
20. 王国柱，李彩熙，金龙等. 益肾祛毒胶囊治疗慢性肾功能衰竭的实验研究. 中国中西医结合杂志，2000，20（10）：761
21. Border WA，Ward HJ，Kamil ES，et al. Induction of membranous nephropathy in rabbits by administration of an exogenous cationic antigen. J Clin Invest，1982，69（2）：451

第 8 章 血液系统疾病动物模型

8.1 遗传性低色素性贫血

8.1.1 性连锁遗传性贫血小鼠

性连锁遗传性贫血小鼠，基因符号 sla，是 X 染色体性连锁隐性遗传。可经放射诱变后产生，通过传代筛选有贫血症状的小鼠。

【结果分析】sla 基因决定了铁由黏膜到血浆转移过程的障碍，sla 小鼠的肠黏膜铁向血浆转运和胎盘的铁转运有障碍，表现为低血色素，红细胞发育过程中血红蛋白合成有异常。

8.1.2 遗传性小细胞性贫血小鼠

遗传性小细胞性贫血小鼠，基因符号 mk，为常染色体显性遗传。缺陷小鼠的血清铁降低，组织储存铁也减少，红细胞游离原卟啉浓度增高，表现为缺铁症状。

【结果分析】mk 基因造成了黏膜对铁吸收的障碍，mk 小鼠小肠黏膜细胞摄取铁异常，而且发育中的红细胞、单核巨噬系统的铁储存细胞也存在摄铁障碍。粪中尿胆原排出量增加，推测系缺铁引起无效红细胞增生、红细胞寿命缩短、血色素分解代谢增加所引起。

8.1.3 Belgrade 贫血实验大鼠

Belgrade 贫血实验大鼠，基因符号 b，遗传性低色素小细胞性贫血为常染色体隐性遗传。在经胃肠道给予铁剂后，组织铁储存处于超负荷状态，并存在高铁血症。

【结果分析】Belgrade 贫血实验大鼠表现为低血色素性，贫血发生机理并非缺铁，而是铁利用障碍，可能由于珠蛋白链合成异常所致。具有地中海贫血的特征，诸如红细胞形态学异常以及高铁血症，但要确定此种贫血确系血红蛋白合成障碍或铁代谢紊乱所引起，尚需进一步研究。啮齿类动物遗传性贫血是研究铁与血红蛋白代谢非常有用的模型。

8.2 L细胞系巨幼细胞贫血小鼠模型

温度敏感的 L 细胞系变异小鼠（ts）模型：由 Thompson（1971）分离出来两种对温度敏感的小鼠变异 L 细胞 ts A1 S9 和 ts C1，细胞学研究表明此两种 ts 细胞的变异均可引起类似的形态学改变。当从 34℃移到 38.5℃时，细胞及细胞核均明显增大。在 34℃培养 24h 后，核染色质较致密，核染色较深，染色质之间透明区非常细小。当移到 38.5℃培养 48h 后，染色质呈网状，分散均匀，核染色较浅，并可见到较多核仁，与人类巨噬细胞形态相似。这些形态学变化是可逆的，当细胞回到 34℃后，半保留 DNA 复制即可恢复，形态学也随之恢复原状。

【结果分析】人类巨幼细胞贫血是药物诱导或因叶酸、维生素 B_{12} 缺乏所造成，均系 DNA 合成缺陷的结果，此种缺陷的分子基础尚未阐明。DNA 合成有缺陷的 ts 小鼠 L 细胞系巨幼细胞贫血，虽能像正常细胞那样染色质和核生长不断地发生解聚，但染色质再凝集却被阻断，导致在形态学上表现为细小、分布均匀的染色质积聚。由于 DNA 合成缺陷，形成了单股 DNA 片段，可解释在巨幼细胞贫血时所见到的非多倍体、染色体裂隙和断裂、无着丝点片段等染色体异常。

8.3 弥散性血管内凝血

【操作步骤】新西兰兔，体重 2.5kg 左右。将标准粗制大肠杆菌内毒素（每毫升含大肠杆菌 5×10^7 个），静脉注射 10ml，6～24h 后再静注 10ml，第 2 次注射后即诱发弥散性血管内凝血。

【结果分析】模型动物血小板明显减少或持续下降；白细胞数急剧减少；纤维蛋白原明显减少或持续下降；球蛋白溶解加快或纤

溶酶原减少；凝血酶原含量明显下降或凝血酶原时间 3s 以上；白陶土部分凝血活酶时间 5s 以上。内脏充血、水肿、灶状出血或坏死；肺、肾、脑、心、肝、脾、胸腺、肾上腺等切片，不少于 3 处纤维蛋白血栓或血小板纤维蛋白血栓。

【注意事项】以上情况不一定全部出现。凡 5 项临床表现中出现 2 项以上，实验室 6 项化验中出现 3 项以上，并证实存在病理解剖病变 2 项者，即可定为弥散性血管内凝血模型。尸检须在死后 2h 以内进行，在濒死或处死之前，应注射氨己酸（1～2g）或止血芳酸（0.1～0.2g）等抗纤溶药，以预防死亡继发纤溶现象，使病理检验不易发现微血栓。

8.4 白细胞减少症

【操作步骤】昆明小鼠，体重 12g 左右，雌雄兼可；新西兰兔，体重 2.0 kg 左右，雌雄兼可。

将小鼠放入分隔的圆形塑料盒中，呈辐射状排列，以盒盖中心定距离。X 线一次全身照射剂量为 400 伦（X 线深部治疗机，220kV，12mA，滤过板 2.5cm 铜＋1.0cm 铝，距离 40cm，剂量率 75.5 伦/分）或用环磷酰胺（上海华联制药有限公司）50～70mg/kg体重腹腔内注射，可复制成小鼠白细胞减少症。

新西兰兔，以深部 X 线治疗机 600 伦全身照射（距离 50cm，剂量率 12.6 伦/分），可复制成兔白细胞减少症。

【结果分析】将制备的动物模型的外周血在照射后进行白细胞计数，可确定白细胞减少症表型。

8.5 溶血性贫血

【操作步骤】雄性 SD 大鼠，体重 180～250g，实验鼠饲以普通饲料，自由饮水。分别于第 1、4、7d 皮下注射 2%乙酰苯肼（APH）生理盐水溶液，第 1 次剂量为 1ml /100g 体重，第 2、3 次剂量为 0.5ml /100g 体重。

【结果分析】APH可引起骨髓造血干细胞发生变化，使造血干细胞从骨髓向脾脏转移，故在代偿期呈现血细胞增多，红细胞因中毒被破坏而减少，而白细胞和网织红细胞则急剧增多。实验大鼠在注射APH后第3d开始出现神疲乏力，行动迟缓，嗜睡，团缩弓腰，喘促心悸，面、眼、耳、尾苍白而凉，毛蓬竖而少光泽，血暗红，尿黄。剖腹观察，肝、脾肿大，尤以脾肿大更为显著，呈暗红色。注射APH后，血红蛋白和红细胞急剧下降，但网织红细胞、海氏小体和白细胞总数则显著增多。注射APH后1～7d，血红蛋白为4g%～7g%（正常为16.68g%）；红细胞为2×10^6～4×10^6/mm^3（正常为8×10^6/mm^3）；白细胞为3×10^4～3.9×10^4/mm^3（正常为5×10^3～1.5×10^4/mm^3）；网织红细胞为85%～95%（正常为0.2%）；海氏小体为30%～38%（正常为0）。现已知许多药物所致的溶血性贫血，或使血红蛋白变性者，多有海氏小体的出现，所以海氏小体的出现是溶血性贫血的重要指标。

参考文献

1. 胡同增主编．实验外科学．北京：人民卫生出版社，1991. 264
2. 施新猷主编．医学动物实验方法．北京：人民卫生出版社，1980. 264
3. 徐淑云主编．药理实验方法学．北京：人民卫生出版社，1982. 824
4. Dardick I, Setterfield G, Sheinin R. Animal model of human disease. Megaloblastic anemia. American Journal of Pathology, 1978, 93（3）：849-852
5. Kaplow LS, Nadel E. Acute lymphoblastic leukemia. Animal model: transplantable guinea pig L2C leukemia. American Journal of Pathology, 1979, 95（1）：273-276
6. Cotter SM. Animal model: feline acute lymphoblastic leukemia and aplastic anemia. American Journal of Pathology, 1977, 87（1）：265-268
7. Stromberg PC. Large granular lymphocyte leukemia in F344 rats. Model for human T gamma lymphoma, malignant histiocytosis, and T-cell chronic lymphocytic leukemia. American Journal of Pathology, 1985, 119（3）：517-519
8. Olsen RG. Animal model of human disease: leukemic lymphoma. American Journal of Pathology, 1980, 98（3）：857-860

第9章 内分泌系统疾病动物模型

9.1 垂体病

9.1.1 雌酮诱发的垂体腺瘤动物模型

【操作步骤】F344 或 Wistar 大鼠，体重 70～150g，将雌酮（estrone，E_1）加入灭菌蓖麻油中混匀后注入实验鼠的腹腔内。方法一：大剂量少次法（每只 10mg，1 次/周）。方法二：小剂量多次法（每只 2mg，2 次/周）。共注射 30～60d。

【结果分析】体重变化不大；全脑重量变化不大；垂体重量明显增高，可达 34mg 左右（对照：11mg 左右）。垂体病理分析有 3 种情况：（1）垂体组织形态无异常，但垂体重量明显增高；（2）增生性改变，垂体组织腺体排列结构尚存在，但细胞密度增大，胞浆增宽，无核异型性；（3）肿瘤发生，F344 鼠的肿瘤性改变为 70%，垂体组织的正常血窦及间隙消失，腺体排列结构破坏，肿瘤细胞密集排列，胞浆丰富，呈圆形及多边形，可见核异型性，偶见核分裂像。用药 45d 时脑腺体变化最明显，延长实验时间（到 60d）肿瘤发生率并无增加，F344 鼠较 Wistar 大鼠更敏感。

9.1.2 垂体功能减退——手术去除垂体

【操作步骤】日本长耳兔，体重 2.3～3.8kg，雌雄不限。30% 乌拉坦静脉麻醉，1g/kg 体重，气管插管，固定动物于仰卧位，头稍过伸，颈前部剪毛、消毒、局麻。以甲状软骨为中心作正中纵切口，长 5cm，暴露气管并牵向左侧。在右颈动脉和咽旁间分离进入舌骨下咽后间隙，切断咽后中隔松解咽部，在蝶枕联合处电凝蝶骨静脉并切断，紧贴颅骨剥离，从枕骨底向蝶骨底推进直至蝶骨底的海绵孔，该孔与蝶枕联合之间的区域即为鞍底，长×宽＝6mm×

4mm。十字切开硬膜，分块刮取垂体，残余部分冲洗吸除。电凝垂体柄断端，用骨蜡封闭骨窗。术毕置动物于侧卧位，清醒后拔管。静脉注射10%葡萄糖15ml，皮下注射5%葡萄糖盐水25ml。术后3d每日静脉注射青霉素40万单位和地塞米松5mg，术后次日起喂新鲜蔬菜，逐渐加喂人工饲料。

【结果分析】术后3d有尿崩症且进食少，术后2周起出现少动，食欲下降及消瘦，体毛干枯，畏寒，易感冒或腹泻。术后2周即见靶腺退化，1个月时更明显。光镜观察可见甲状腺滤泡上皮细胞由立方形变成扁平形，滤泡腔扩大；曲细精管壁上皮细胞层次减少，各级精母细胞、精子细胞和精子少见，卵泡发育受阻，各级卵泡少见。血清PRL和TSH手术前后浓度无显著差别。T_4于术后1周即明显下降，与术前比较有高度显著性差别。

【注意事项】本法有手术方法简单、易于掌握、垂体切除可靠、对动物创伤小等优点，但手术中应注意：紧贴颅骨剪断咽后中隔，以免剪破咽后壁；处理好蝶骨静脉是手术成功的关键；钻孔严格在正中线上；刮取垂体不能过深，防止刮匙经鞍隔孔滑入颅内，并控制吸力防止垂体柄吸脱，以免造成下丘脑损伤。

9.1.3 自发性垂体腺瘤动物模型

雌性64～135周龄的Wistar-Furth（W/Fu）大鼠自发性垂体腺瘤的发生率高达69%。W/Fu大鼠自发性垂体腺瘤在形态学、组织学、内分泌学以及药物敏感性方面均与人类催乳素腺瘤（prolactinoma，简称PRL瘤）相似，且具有可移植性，这种自发性可移植垂体腺瘤动物模型（spontaneous mammotropic transplantable tumor in Wistar，SMtTW）在垂体腺瘤（主要是PRL瘤）的基础和临床研究上有很大的价值。

9.1.4 移植性大鼠恶性垂体腺瘤模型

【操作步骤】恶性大鼠垂体腺瘤细胞株（mGH_3）用F_{12}完全培养基（F_{12}培养基＋15%马血清＋2.5%胎牛血清＋青霉素100 U/ml＋链霉素100U /ml），37℃，5%CO_2维持。取对数生长期的mGH_3

细胞，经消化，磷酸盐缓冲液离心洗涤 2 次，制成细胞悬液。实验动物为雌性 Wistar-Furth 大鼠，体重 200～250g，按 50mg/kg 体重戊巴比妥钠腹腔内注射麻醉，固定于大鼠脑立体定向架，碘伏消毒，正中切开头皮，剥离骨膜，钻颅按坐标靶向定位（冠状缝后 1mm，中线旁 1.5mm，硬膜下 4.5mm），将肝素化的导管插入脑室，接种细胞量为 1×10^{6}/ml，注射时间为 10～15min，注射完毕继续留针 5min 后缓慢退出，骨蜡封闭导管开口及骨窗，缝合头皮。大鼠脑内接种 mGH_3 细胞后分笼饲养，观察生长状态，每隔 1 周随机抽取 3 只大鼠，麻醉后心脏穿刺抽血，立即离心分离血清，−70℃保存，采用放射免疫分析（RIA）整批检测大鼠生长激素（rGH）。完整剥离脑组织，3mm 层厚冠状面切片，肉眼观察肿瘤生长情况，再作病理切片，HE 染色镜下观察。

【结果分析】大鼠脑室内接种 1×10^{6} 个 mGH_3 细胞，3 周内无明显改变；3 周后出现肢端肥大症，包括软组织水肿、四肢末端粗大、毛发增多、结膜水肿等改变；5 周后大鼠出现厌食、消瘦、恶病质改变；6 周左右出现死亡，平均生存（44.2 ± 5.6）d。第 4 周时可见肿瘤生长于一侧脑室，已向第 3 脑室和周围脑组织浸润性生长。第 6 周时见肿瘤充满脑室，并向周围脑组织浸润生长，中线移位，压迫对侧。死亡原因主要为占位效应引起的颅内高压，但死亡时肿瘤体积较脑胶质瘤小，可能循环中高生长激素水平也是引起死亡的原因之一。病理切片镜下见肿瘤细胞圆形，大小一致，核大，核染色质凝聚，核仁明显，核分裂像多见，5～8 个/10HP，胞浆丰富，粉红色；间质内血管丰富，有血窦；细胞具有垂体腺瘤的病理学特征，但异型性更明显。监测循环中生长激素的水平，接种后 1～2 周，未见 rGH 水平明显上升，从第 3 周起，rGH 水平开始上升，以后上升趋势加快，在死亡前 rGH 水平达到最高。

由于垂体腺瘤生理和解剖位置的特殊性，建立一种既符合临床特点又达到实验要求的垂体腺瘤模型比较困难，通过雌激素可诱发垂体腺瘤，但有较大的随机性，诱发瘤种类不一，性质不稳定。采用转基因的方法可以建立稳定的垂体腺瘤动物模型。采用细胞移植的方法建立的大鼠恶性垂体腺瘤模型是一种较为理想的动物模型。

9.2 肾上腺皮质疾病

【操作步骤】选用雌性 SD 大鼠，体重 100g，戊巴比妥钠 50mg/kg 腹腔麻醉后，将丙烯腈溶于蒸馏水中，按 200mg/kg 体重，颈静脉注射。

【结果分析】丙烯腈必须依赖于细胞色素 P450 而代谢，在发挥其作用前与共价的生物大分子相结合。丙烯腈的代谢常伴有肾上腺、肝和其他脏器的谷胱甘肽（GSH）减少，其代谢产物可与组织的 GSH 和半胱氨酸相结合，改变毛细血管结构和血小板功能，造成血管内血液学变化，导致肾上腺疾病的发生，类似人类的华-佛综合征（Waterhouse-Friderichsen syndrome）。大鼠注射丙烯腈后 1～2h 内双侧肾上腺出现大片出血。给药 30min 内光镜和电镜检查发现肾上腺皮质内毛细血管内皮细胞排列不连续。如给大鼠饮用含有腈的水（0.002%～0.2%）7、21 或 60d，则可显示丙烯腈对肾上腺的慢性作用。

9.3 糖尿病

9.3.1 自发性糖尿病动物模型

1. 原发性糖尿病 BB 大鼠

【自发模型】BB Wistar 大鼠是一种自发性糖尿病动物模型。1977 年加拿大 Bio Breeding 研究所报道了一组远交系自发性糖尿病 Wistar 大鼠，可作为胰岛素依赖性糖尿病（IDDM）的动物模型。在该远交系中，糖尿病的发病率为 30%～50%，经过选育，可使发病率提高到 90%。大部分病鼠为胰岛素依赖性，而少部分病鼠亦能在不给外源性胰岛素的情况下存活，但显示生长受阻，并呈慢性病变（中国医学科学院实验动物研究所和上海斯莱克实验动物公司拥有 BB Wistar 大鼠）。

【结果分析】BB Wistar 大鼠发病在 58～123 日龄，其特征为体重减轻、高血糖、糖尿、多尿和胰岛素缺乏。如不施以胰岛素治疗，病鼠会在短时间内出现严重的酮症酸中毒和脱水，甚至死亡。急性发病的尸检结果常可发现某些胰岛区有淋巴细胞浸润的胰岛炎(insulitis)、B 细胞颗粒丧失与坏死；血糖曲线显示是完全糖尿病型曲线，胰岛素分泌处于最低值，并出现延迟现象，患病动物自 20 日龄起胰岛形态就变得不规则，老年鼠的胰岛变成分叶状，周围有大量结缔组织增生，但未发现淋巴细胞浸润的胰岛炎。出现急性病症的大鼠，经胰岛素治疗并在症状发作后数周内处死者，可见其胰岛变小，数量减少，基本由 A 细胞组成，B 细胞极少或缺乏，且无炎性浸润现象；胰腺的胰岛素含量明显下降，而胰高血糖素可正常或降低。无论这一品系的大鼠是否患糖尿病，均不出现肥胖。BB Wistar 大鼠所表现的糖尿病和人的胰岛素依赖性糖尿病（IDDM）极为相似，但晚期并发症尚未确定。本品系具有独特的性质，且为自发性发病，较病毒性、化学性或免疫诱导性的模型为优，可为研究发病的遗传因素、环境因素以及涉及产生 B 细胞损害的免疫学因素提供一种良好的动物模型。

2. 原发性糖尿病中国地鼠

【自发模型】现已培育出大约 10 个品系的中国地鼠糖尿病模型动物（如山西医科大学实验动物中心培育的近交系中国地鼠），有的是伴酮血症的重症糖尿病，有的是不伴酮血症的糖尿病，或是仅有轻度糖尿病。伴有酮血症的双亲所生的子代，几乎 100％地显示出尿糖阳性，其中 50％的动物会并发酮血症。可作为 1 型糖尿病的模型，同时也适于前糖尿病状态的研究。自然发生糖尿病的中国地鼠中有 4 个隐性等效异位基因和多个修饰因子参与发病过程，所以可按糖尿病的病型培育不同的糖尿病动物品系。

【结果分析】糖尿病地鼠通常有如下表现：雌雄地鼠都是在平均约 8 月龄时出现尿糖阳性反应（＋＋＋～＋＋＋＋），阳性率为 28％～35％，雄性的尿糖阳性率稍高，但未检出酮尿。动物出生后的体重，在尿糖阴性时，F10～F11 之前与重复近交的品系没有差别，也不伴有肥胖。尿糖为阳性后则出现明显的多食、多饮、多尿和高血糖症状，耐糖能力降低。在尿糖持续阳性的 4～8 个月期间，同尿糖阴性动物相比，其血液中的胰岛素值大致相同。

病理组织学检查看不到胰岛的肥大，但可见 B 细胞核的肥大、脱粒、空泡变性和糖原浸润等退行性改变，胰岛的病理变化与 Upjohn 群体中没有酮血症的糖尿病动物相类似。在患病动物的肾小球中可见糖尿病的特征性变化，即肾小球毛细血管扩张，肾小球系膜的 PAS 阳性物质显著增加，肾小球囊基底膜肥厚，有时可在肾小管腔内见 PAS 阳性物质沉着。肾小管上皮细胞有糖原样物质沉积，肾小管基底膜肥厚。视网膜变化主要为从内颗粒层向外网状层的毛细血管扩张，PAS 阳性物质的沉积。

原发性糖尿病地鼠的尿糖阳性反应持续 4～8 个月后即出现血管损伤，肾脏几乎 100%、视网膜约 50%的血管出现损伤。与 Upjohn 群相比，表现为发病早，发病率高。中国地鼠糖尿病是非肥胖型的，且不伴有酮血症。从肾脏和视网膜的损伤状况来看，可作为人糖尿病性毛细血管症模型。同时，也可作为非肥胖型糖尿病病态分析的模型。

通过给予胰岛素、苯乙双胍、甲苯磺丁脲，血糖值可以得到控制，也能很好地进行繁殖。米田氏地鼠尿糖呈阳性后进行繁殖，按每日 80～800 U/kg 的剂量皮下注射中性鱼精蛋白锌胰岛素（NPH），可以控制血糖值。中国地鼠糖尿病品系的培育和维持相当困难。米田氏改用对哺乳幼仔投予谷氨酸钠（MSG），高效率地诱导出不伴有肥胖的糖尿病。其在病理组织学方面与没有酮血症的糖尿病较为相似。

3. 瘦型糖尿病小鼠

【自发模型】瘦型糖尿病小鼠，起源于 ICR 小鼠。糖尿病出现的时间在雌雄小鼠之间有着明显的差异。雌鼠多于 90 日龄前后开始发病，200 日龄的雌鼠发病率达 80%。雄鼠发病时间为 150 日龄左右，累计发病率不过 20%，无前驱性症状，突然出现糖尿病。

【结果分析】瘦型糖尿病小鼠发病前各项指标都在正常范围之内，从这些指标还不能预测将来是否会发生糖尿病。发病后的动物出现明显的多饮、多尿、高血糖、尿糖等症状。随着临床症状的加重，体重开始减轻，出现食欲亢进现象；一部分小鼠出现酮尿，发病前小鼠的耐糖试验和正常小鼠间没有差别，但小鼠发病后耐糖能力明显变差。雌鼠一旦出现显性尿糖，很难再转为阴性。1 个月左右会因衰弱而死亡，死亡时体重降到 20g 以下。雄性小鼠在出现显性糖尿后，尿糖往往又可转为阴性。多数雄鼠不会像雌鼠那样急剧衰弱。病鼠对外源性胰岛素有良好的反应，按体重40U/kg的剂量注射胰岛素，可使动物寿命大大延长。胰脏病理特征是胰岛炎。小鼠在3周龄前看不到这种病理变化，5周龄后的小鼠有这种病理变化的达70%～90%，雌雄之间几乎没有差别，但有不同程度的淋巴细胞浸润。在发病后这种浸润现象却有逐渐减轻的趋势。患病动物的胰岛明显萎缩，数目锐减，在胰岛的残存细胞中，几乎没有发现具有醛复红阳性颗粒的B细胞。患病动物的心脏、脑、脾、肾、肾上腺、垂体、睾丸、卵巢等胰腺以外的器官没有明显变化。

瘦型糖尿病小鼠的临床表现和胰岛的病理学变化极类似于人的胰岛素依赖性糖尿病。该糖尿病小鼠在显性糖尿病发生之前就已出现胰岛炎，故可以作为研究人的瘦型糖尿病成因的模型动物。

4. 原发性糖尿病沙鼠

【自发模型】沙鼠（sand rat）也是一种原发性糖尿病模型动物，将野外生存的沙鼠放在实验室饲养时，会引起肥胖和糖代谢异常。蒙古沙鼠（merinos unguiculatus）是由蒙古野生沙鼠培育的实验动物（浙江省实验动物中心有售）。蒙古沙鼠的体重为70～90g，在育成的过程中也可见到体重达到120～140g的肥胖性个体（约为10%），15～18周龄性成熟，雄性沙鼠的个体稍大，平均血糖值为（158.2±14.7）mg/dl，平均血清游离脂肪酸值为（0.70±0.34）mEq/L，平均血清IRI值为（68.9±10.2）μU/ml。这些数值都比普通大鼠的稍高，特别肥胖沙鼠的上述生理值更高，也可见到尿糖呈阳性反应的个体。蒙古沙鼠无论是肥胖型还是非肥胖型的，对磺酰脲的敏感性都很低，性别之间没有差异，但肥胖型沙鼠对胰岛素的感受性要低。

从出生后3周开始，主要脏器病理学检查可见明显的变化，尤以胰脏的变化最为明显，其大致分为两种类型，一种是胰岛血管周边发生病理变化，最终导致胰岛细胞的纤维化；另一种是以胰岛数增加、胰岛细胞增生为主要特征的慢性变化过程。在3周龄的动物中就可见到胰脏的变化，以胰导管周围水肿和血管周围水肿为主要特征，并逐渐纤维化，这种变化在胰岛小动脉血管壁表现得最为突出。12周龄时，胰脏的纤维化过程中常伴有胰岛基底膜肥厚，同时，在周围细胞中可见到胰岛细胞的变性，即玻璃样变性、空泡变性、B 细胞颗粒脱落、脂肪浸润等，进而可见到胰脏间质的脂肪浸润和纤维化。外分泌细胞中的酶原颗粒增加。

肥胖沙鼠的病变呈慢性变化过程，可见巨大胰岛的出现和增多。巨大胰岛中的 B 细胞对醛复红染色性降低而呈脱颗粒状。未见胰岛的纤维化、玻璃样变为中心的病变。肾脏中，可见以肾小球为中心的硬化性变性和小血管损害，从 12 周龄起就有这些变化，还可见到弥漫性肾小球基底膜肥厚的硬化性病变，以及系膜细胞肥厚的基质硬化和小动脉内皮细胞肥厚、中膜纤维化等变化。自 4 周龄开始，患病动物会因血管硬化而致心肌变性，其经过是中小动脉内皮细胞肥厚和中膜纤维化，导致血管闭塞，最终引起局部心肌变性。

【结果分析】肥胖沙鼠胰脏的组织学变化和生理数值变动曲线与人的相似。这种巨大胰岛的功能还有许多不清楚之处，在有这种变化的个体中，血清 IRI 值升高，这是一种 B 胰腺癌或其前癌的状态。在非肥胖型沙鼠中可见由小血管损害引起的病变，多见于比较年轻的幼鼠期，病程呈慢性经过。特别是胰脏的病变过程，为糖尿病的病因研究提供了新的模型，同时，肾脏病变也与人糖尿病所见到的局部性细小血管损害相似，可以作为人体糖尿病慢性合并症的模型。

5. 非胰岛素依赖性糖尿病（NIDDM）SHR/N－cp 大鼠

自发性高血压/NIH－肥胖大鼠（SHR/N－cp）是非胰岛素依赖性糖尿病的一种新型模型动物。其独特之处在于不论正常血压和高血压的胖鼠或瘦鼠都表现 NIDDM 征象。本品系动物为常染色体隐性遗传，由于肥胖鼠不能生育，故通过杂合子交配繁殖。杂合子交配后产生的子代有 3 种基因类型，但仅有两种表型，即纯合子（cp/cp）胖鼠、纯合子（＋/＋）瘦鼠和杂合子（cp/＋）鼠，比例为 1∶1∶2。瘦鼠的基因型根据与已知杂合子的交配结果而定。

【结果分析】SHR/N－cp 大鼠自发 NIDDM 的病因尚未阐明。许多学者认为 SHR/N－cp 肥胖鼠的高血糖可能与胰岛素抗性增高及肥胖有关，SHR/N 瘦鼠也有高胰岛素血症，但同类品系 SHR 非肥胖大鼠并不表现血清胰岛素水平的升高，说明本病可能与 cp

肥胖基因存在着相关性。在已经存在有胰岛素抗性的遗传学基础上，再加上肥胖或给予蔗糖饮食的因素，可形成葡萄糖耐量的异常。给 SHR/N－cp 大鼠饲喂高糖饲料（蔗糖的含量达 54%）发现：雄性胖鼠和瘦鼠在代谢和组织病理学方面表现出来的特征与人类 NIDDM 相似；给肥胖大鼠以蔗糖含量高的饲料比给予淀粉含量高的饮食更易促进早期糖尿病的发作。在瘦鼠中，蔗糖饮食诱发高血糖的效应也比淀粉饮食明显增强；本品系的雄性大鼠一旦出现肥胖症状其高血压症状便随之消失。

肥胖鼠和瘦鼠的血清胰岛素与皮质酮含量都有所增加。饲喂上述饮食 1 个月后，肥胖鼠的血清胰岛素含量较瘦鼠高 6～8 倍，肥胖鼠还出现早期发作的高甘油三酯血症。动物生长到 1 个月时，肥胖鼠口服葡萄糖耐量试验（OGTT）出现异常反应，1h 反应大于 11.1 mmol/L（＞200mg/dl），且喂饲蔗糖的大鼠血糖含量及胰岛素含量比喂饲淀粉者要高。约经半年的时间，肥胖鼠的糖耐量会有所改善，而胰岛素反应则未见变化。用蔗糖饲喂的瘦鼠则需要 1 年左右的时间才出现血清胰岛素和甘油三酯升高的现象。受试动物出现蛋白尿，但未见酮尿，瘦鼠生长到 4 周时出现高血压症状，而肥胖鼠的血压却是正常的。喂饲蔗糖的肥胖鼠生长到 9 个月时体重明显减轻并衰弱，而同样饲喂蔗糖的瘦鼠则要到 15 个月时才出现这一现象。

无论肥胖鼠还是瘦鼠，在发育到 9.5 月龄时都发生 NIDDM 的特征性改变。胰腺的变化主要为胰岛显著性的增生，比同类品系 SHR 非肥胖大鼠的胰岛大 3～5 倍，胰岛由增生的 B 细胞组成。在肥胖鼠中还可见糖尿病的并发症发生，如肝细胞脂肪变性和糖尿病性肾病。糖尿病性肾病的特征为：由弥漫性与节段性膜性肾小球肾炎发展为弥漫性肾小球硬化，并伴肾小球囊基底膜肥厚。肾小管的病变也非常明显，出现伴有蛋白管型与透明管型造成的肾小管扩张。在瘦鼠中，继发性损害限于肾脏。两种表型出现肾脏损害的严重程度均为饲喂高蔗糖者较饲喂高淀粉者更重。

由 SHR/N－cp 大鼠建立的糖尿病模型与人类 NIDDM 相似，虽存在高胰岛素血症，但胰岛素分泌能力的缺陷逐渐加重，胰岛素的效能也逐渐降低。肥胖和食物中糖分的增高会使这些现象加重。

人类的NIDDM常有空腹血糖增高或OGTT的异常，出现肥胖并伴有酮体耐受性和高胰岛素血症。本模型动物也有类似表现，因此可作为研究NIDDM的理想动物模型。

6. 遗传性糖尿病KK小鼠

KK小鼠是1957年由日本近腾氏用日本原有的小鼠（又称“二十日小鼠”）培育成功的。1962年，Nakamura报道KK小鼠具有和成年人肥胖性糖尿病相似的性质，遂受到医学界的重视（中国医学科学院，保有KK小鼠品系）。用市售固型饲料饲育的KK小鼠很少会出现尿糖和高血糖症状，只是耐糖试验表现出糖尿性状（非肥胖KK小鼠）。通过饲喂高能量饲料，或给予金硫葡萄糖，或导入肥胖基因（A^Y）等手段会使动物出现肥胖症，并常常伴有高胰岛素血症的高血糖症（肥胖KK小鼠）。在肥胖KK小鼠中糖尿病性变化与成年人的糖尿病非常相似，即血中胰岛素和血糖都升高，并引起胰腺B细胞的脱颗粒现象，及肾小球系膜细胞增生、基底膜肥厚为主的变化。

KK小鼠不但肝脏和脂肪组织的脂肪合成亢进，而且脂肪组织和肌肉组织中参与糖代谢的胰岛素感受性降低，这些现象在肥胖KK小鼠中表现得最为明显。脂肪合成亢进会导致肥胖，末梢组织胰岛素感受性降低则导致了高血糖，脂肪异化的调节机制也受到破坏，很少会因禁食而导致血中游离脂肪酸的升高。

【结果分析】和正常的C57BL小鼠相比，KK小鼠的耐糖性、胰岛素和肾上腺素的感受性都很低。在C57BL和KK的杂交一代小鼠中，这些指标介于两亲代之间。KK小鼠的糖尿病性变化受多基因控制，因此，把这种F1小鼠区分开来使用可以获得不同程度的糖尿病动物，有可能与人糖尿病的多样性相对应。因此作为人糖尿病模型，KK小鼠有着和ob/ob、db/db小鼠突变种不同的用途。

7. DB/DB肥胖型糖尿病小鼠

糖尿病（diabetes，简称db）鼠：由Hummel等（1966）最先报道，它是由隐性突变基因引起，自发于Jackson实验室的近交系小鼠（C57BL/Ks），该基因（db）与肥胖（ob）不是等位基因，其位于第4号染色体（第8基因结群）。（中国医学科学院，保有DB/DB肥胖型糖尿病小鼠品系）。

【结果分析】纯合子糖尿病小鼠（db/db），于 3～4 周龄时，即显现其征兆，db/db 基因鼠的第一个表现是当病鼠到 3～4 周龄时，腋和腹股沟皮下组织出现脂肪的异常沉积，此时血糖升高。这种小鼠有过度肥胖的倾向。糖尿病小鼠于 3～8 周龄时，体重即加速增重，有时可达到约 45g（正常小鼠体重约 12～20g）。然后小鼠的体重就开始逐渐减轻直至发病致死。

过度肥胖症（obesity）常与过度摄食有关，同时在临床上也会出现高血糖症。这种小鼠血糖浓度于 4 周龄时，达 300mg/100ml 血液，于 12 周龄时，血糖含量可高达 500mg/100ml 血液。当小鼠血糖含量超过 250mg/100ml 血液，一些临床症状就呈现出来，如糖尿（glycosuria）、多尿（polyuria）和剧渴（polydipsia）等。一般正常小鼠的血糖为 140～180mg/100ml 血液。

糖尿病幼鼠血中胰岛素的含量各有差异。小鼠在幼年时，血浆中胰岛素先逐渐升高，直至 8 周龄左右，再渐渐地下降到正常含量。当小鼠 12 周龄之后，其含量只保持约正常量的 25%，直到发病致死为止。糖尿病小鼠其寿命较短，约 4～6 个月。多数鼠不能存活到 8 个月以上，但若在早期节制饮食则可延长生命。糖尿病小鼠（db/db）的临床症状包括肥胖、高血糖、糖尿、蛋白尿、烦渴、多尿，最后可因酮尿而死亡。较少出现肾、肺、心脏和眼睛等的病理变化，只有胰岛有明显的糖尿病性改变，胰岛的 B 细胞呈现退化及颗粒减少的表现。Like 等（1972）描述了 db/db 小鼠肾小球的变化，在外形上与同龄正常小鼠的相似，但比后者大得多，小鼠到了糖尿病发病年龄时，肾小球变化较明显。这种糖尿病小鼠（C57BL/KsJ－db/db）是目前应用于研究人类糖尿病较理想的动物模型。

8. 遗传突变型肥胖小鼠（ob mice）模型

肥胖症（obese，简称 ob）鼠：肥胖症鼠有肥胖小鼠（obese mice）和肥胖大鼠（obese rat）。肥胖小鼠体重可达 60g，这种小鼠无生育力，表现为单纯肥胖而不伴有糖尿病。纯合体大约在 4 周龄时即可识别出，此时其增重加速，很快可达到正常同窝鼠体重的 3 倍。中等程度的摄食过度可使其几乎不太活动，但在幼年时，其血糖和免疫活性胰岛素并不明显增加，5～6 月龄后，肥胖趋向稳定，胰岛素和葡萄糖水平上升，这些小鼠不受外来胰岛素的影响，但节制食物可增加对胰岛素的敏感性及延长其寿命。所有的雌鼠均无生殖力，卵巢和子宫萎缩，若坚持节制饮食，则雄鼠偶尔能够繁殖。Langerhans 细胞增生与胰岛素分泌增加有关，肾小球发生结节状玻璃样病变，电镜下病变局限于肾小球膜和基底膜的内皮面。肥胖小鼠的皮下、后腹膜和性腺的脂肪增多，这是脂肪细胞数目增多和体积增加的结果，因此被称为肥大性-增生性肥胖症，这种小鼠的肥胖症与人类的肥胖症很相似。利用这种小鼠进行了许多关于肥胖症的生化、病理、激素及药物治疗等的研究。因为这种鼠无生育力，所以必须用杂合子交配以保持此基因。除 ob 突变型外，后来又发现 ad 即成年肥胖和糖尿病（adult obesity and diabetes）。ad/ad 型的肥胖症体重相当于正常鼠的两倍，与 ob/ob 型一样，通常不育，7～10 周龄时表现出高血糖和糖尿症。在新西兰小鼠中也发现一种肥胖症叫 NZO（New Zealand obese)，该鼠通常具有生殖能力，所有的小鼠均发生肥胖，但脂肪沉积主要是在腹内，于 2～4 月龄时即可发现脂肪沉积，最终达到总体重的 70%，高血糖不明显，但胰岛素的水平升高。在快速增重期间，食物的摄入量明显增加。此外，还有一种肥胖 Fatty 鼠，基因符号为 fa，肥胖同时有糖尿病，受孕率低。日本建立的 KK 小鼠也发生肥胖。

9. GK 大鼠

GK 鼠（Goto Kakiski Wistar rats）是一个自发的 2 型糖尿病模型（可从上海斯莱克公司购得），其特征有：葡萄糖刺激的胰岛素分泌受损，B 细胞数目减少，肝糖生成过多，肌肉和脂肪组织中度胰岛素抵抗。

10. 肥胖 Zucker 大鼠

肥胖 Zucker 大鼠（obese Zucker rat）同时伴有肥胖、高血糖、高胰岛素血症、高脂血症、中度高血压，较接近于人的 2 型糖尿病同时伴有高血压的病人，可作为 2 型糖尿病的动物模型。

11. NSY 鼠

NSY（Nagoya Shibata Yasuda）小鼠是从 JX ICR 远交系小鼠根据葡萄糖耐量选择繁殖产生的，其具有年龄依赖性自发发生糖尿病的特征。该鼠在任何年龄都无严重的肥胖，也无很高水平的高胰岛素血症。NSY 小鼠在第 24 周就出现显著的葡萄糖刺激的胰岛素分泌功能的减弱，病理上未见胰岛增生或炎性改变等，提示 NSY 小鼠发生 NIDDM 的原因可能是胰腺 B 细胞对葡萄糖诱发的胰岛素分泌功能改变，胰岛素抵抗在其发病机理中可能发挥一定作用。NSY 小鼠将有助于人们对 NIDDM 遗传学倾向及病理表现的进一步研究。

9.3.2 化学方法诱发糖尿病动物模型

1. 用四氧嘧啶诱发糖尿病

【操作步骤】家兔、大鼠、小鼠、狗、猫、猴、羊、鸽子等均可。静脉、肌肉、腹腔和皮下注射都可以引起糖尿病，但最常用的给药途径为静脉注射。

四氧嘧啶致糖尿病的剂量没有严格限定，因为剂量大小受很多因素的影响。为了获得较高百分率的糖尿病动物，一般认为静脉注射剂量是：

家兔 150～200mg/kg 体重；

狗 50～75mg/kg 体重；

大鼠 40～50mg/kg 体重；

小鼠 50～70mg/kg 体重；

大鼠皮下注射 150～200mg/kg 体重；

小鼠腹腔注射 200mg/kg 体重。

四氧嘧啶在血中的半衰期极短，为 1min 左右，非常不稳定。对普通动物常配制成 1%～5%的四氧嘧啶水溶液（pH 值=3），现用现配。注射四氧嘧啶后约经 5min，病理组织学检查即可见胰岛 B 细胞的脱颗粒现象；4～5h 后可见 B 细胞核、细胞质的崩解。而此时对 A 细胞则几乎没有影响。使用四氧嘧啶后，血糖值呈三相性变化，即用药后 2～3h 后出现初期高血糖，持续 6～12h 后进入低血糖期，动物出现痉挛，24h 后一般为持续性高血糖期，发生糖尿病。四氧嘧啶引起的糖尿病，从其组织学变化中可以清楚地看到糖尿病的发生源于胰岛 B 细胞的破坏，但四氧嘧啶破坏 B 细胞的机制目前尚不清楚。

【结果分析】

(1) 利用四氧嘧啶选择性地破坏胰岛B细胞，制作出实验性糖尿病动物模型，禁食动物早期高血糖不明显，而低血糖很严重，能引起惊厥连续发作，如果不给予葡萄糖治疗，可能导致大多数动物死亡。如果同时给予胰岛素可以消除早期高血糖，而且不影响糖尿病的发生。但大剂量胰岛素可能引起血糖迅速下降而出现惊厥甚至死亡，一旦发生低血糖或惊厥状态，用葡萄糖容易使其恢复。

(2) 四氧嘧啶糖尿病的严重程度主要取决于胰岛B细胞损伤的程度和动物种类，糖尿病持续的时间又取决于严重程度。大剂量的四氧嘧啶可以使B细胞全部毁坏，从而引起严重的糖尿病，并在几周内使动物由于糖尿病性昏迷而死亡，为了保持动物继续生存，必须用胰岛素治疗。能引起较大部分B细胞毁坏的剂量，对于不同动物可产生不同程度的糖尿病。对食肉动物如狗和猫，可引起永久性糖尿病，通常发生酮症酸中毒，为了保持动物生存，需用胰岛素治疗。对啮齿类动物，有的可引起永久性糖尿病，有的能够自发性缓解。在大鼠和小鼠中，这种自发性尤其严重，其中大部分动物的血糖经过一定时间可以恢复到正常水平。一般认为，这种自发性缓解或是由于未受四氧嘧啶伤害的B细胞增殖，或是由于胰腺外分泌部分的导管上皮又形成了新的B细胞。

【注意事项】

(1) 不同动物对四氧嘧啶的敏感性不仅有量的差别，而且有质的不同，所以要根据不同动物选择适当的剂量。

(2) 虽然各种给药途径都可以引起糖尿病，但是对同类动物在相同的条件下，仅由于给药途径不同所需要的剂量有很大差别。相同给药途径由于给药速度不同，所需要的剂量也不一样，在一定剂量水平上，注射速度越快越容易引起糖尿病。

(3) 低蛋白和高动物脂肪食物能增加四氧嘧啶糖尿病的发病率。

(4) 四氧嘧啶易溶于水和弱酸中，其水溶液不稳定，易分解成四氧嘧啶酸而失效。水溶液的稳定性取决于pH和温度，pH3.0以下在室温下相当稳定，pH7.0时需要保存在4℃以下（半衰期≥3h）。

2. 链脲菌素糖尿病动物模型

【操作步骤】成年大鼠、小鼠、狗、猴和豚鼠等都是链脲菌素糖尿病模型敏感动物。将链脲菌素（STZ）溶于枸橼酸缓冲液中（pH值为4.0～4.5），静脉注射剂量如下：

大鼠为30～50mg/kg体重，50mg/kg体重可以引起100％动物糖尿病；狗为50mg/kg体重可引起糖尿病，且有半数以上的动物死亡；小鼠为175～200mg/kg体重引起糖尿病。

也可采用其他的给药方式，将大鼠禁食12h，按60mg/kg体重腹腔注射STZ，每日1次，连续2次，可成功制备1型糖尿病大鼠模型，并且该模型具有高血糖、体重减轻、多饮多食多尿的特点，与临床1型糖尿病吻合。

将大鼠禁食12h，按60mg/kg体重腹腔注射STZ，只腹腔注射STZ一次，并给予高热量饲料饲养12周，就可制备2型糖尿病动物模型，且按该法制备出的模型具有超重、糖耐量减低、血脂升高、血清胰岛素升高及胰岛素受体结合力降低伴胰岛素抵抗的特点，类似于2型糖尿病病人的临床特征。

【结果分析】链脲菌素（streptozotocin，STZ）是一种抗生素。1963年，Rakieten报道该药除有抗肿瘤作用外还有促进糖尿病发展的作用，所以在目前诱发糖尿病的实验中常用链脲菌素取代四氧嘧啶。现在已能人工合成链脲菌素，获得和天然链脲菌素相同的生物活性，它可使B细胞内烟酰胺腺嘌呤二核苷酸（NAD）的含量降低，导致细胞的破坏。链脲菌素使用后血糖值呈三相性变化，处于一种永久性糖尿病状态。病理组织学可见，在投以链脲菌素后1～2h内，大鼠和家兔的B细胞的细胞核和细胞质都发生了崩解现象，24h B细胞则被完全破坏。链脲菌素能够使许多动物诱发糖尿病。

【注意事项】

（1）链脲菌素是从无色链霉菌属分离出来的一个广谱抗生素，为无色固体，易溶于水，其水溶液在室温下极不稳定，可在数分钟内分解成气体，所以水溶液应在pH 4和低温下保存。

(2) 注射致糖尿病剂量的链脲菌素后，同注射四氧嘧啶一样，血糖水平可以看到3个时相变化。但是不同于四氧嘧啶，注射链脲菌素后早期高血糖大约延迟45～60min才开始。这种延迟现象在禁食的小鼠中表现不出来，而大鼠很明显。链脲菌素引起的低血糖比四氧嘧啶更严重，相应的致命性惊厥也就更多见，防治措施同四氧嘧啶。

(3) 链脲菌素的致糖尿病作用：链脲菌素也能选择性损伤胰岛B细胞，其组织学改变和四氧嘧啶糖尿病相似。对四氧嘧啶致糖尿病作用有抵抗的豚鼠亦可引起糖尿病，链脲菌素引起的大鼠糖尿病酮症和血清游离脂肪酸比四氧嘧啶糖尿病缓和得多，链脲菌素引起的小鼠糖尿病不表现自发性缓解。

9.3.3 隐球菌感染的实验性糖尿病动物模型

【操作步骤】选体重200～250g的大鼠，饲喂固型饲料。从隐球菌感染的患者的脊髓液或尿中采取菌种，进行传代培养，培养的代数越多隐球菌的荚膜越厚，毒性也越强。37℃，甘露醇琼脂培养液中对隐球菌进行培养至对数生长期，用生理盐水50倍稀释，由鼠尾静脉注射0.5ml，立即向腹腔内注射道诺霉素0.4mg/kg体重，这种方法能使隐球菌很容易地在动物体内存活并增殖。也可预先将道诺霉素0.4mg/kg体重注入动物腹腔，7～15d后，用戊巴比妥钠50mg/kg体重麻醉大鼠，打开腹腔，由肝总动脉注入50倍稀释的隐球菌0.1～0.3ml，用手指压迫肝动脉，防止菌液流入肝脏，注射完毕缝合腹腔，精心护理，提高存活率。

【结果分析】用道诺霉素对大鼠进行前期处理后，由尾静脉注入隐球菌，7d后动物食欲开始减退，瘦弱，体毛粗、硬度增加，并失去活力。15d后静脉注射葡萄糖（0.5g/kg）进行耐糖试验，结果见实验组的动物耐糖能力比对照组的正常动物低，对胰岛素的反应也减弱。耐糖试验及病理取材，观察隐球菌在体内的存在部位，可观察到：①胰脏的外分泌部只存有极少量的隐球菌，胰岛内或其周围组织却附着有很多的隐球菌。隐球菌易于附着的部位主要是胰岛的网状组织，但也可能附着于胰岛-腺泡等部位。附着于这些部位的隐球菌直径为3.5～4.6μm，比附着在人红细胞的隐球菌要小，目前对这种现象还难以解释。胰岛内的隐球菌四周可见有淋巴细胞、单核细胞浸润，呈现出纤维性增殖现象，内分泌细胞变性、坏死，出现肉芽肿。②肺组织中通常由10～15个隐球菌形成一个集落，呈慢性肺炎样变化。③肝小叶内可见有极少的隐球菌，细菌的四周也像在胰岛内那样，出现淋巴细胞等炎性细胞浸润，往往伴有肝细胞坏死。④肾组织中隐球菌主要附着于肾小管腔。

从大鼠的尾静脉注射的隐球菌会随血流分散到多个脏器中，不易引起胰岛特异性的炎症，因此，可对大鼠实施开腹手术，用手指压迫肝动脉，由肝总动脉注射隐球菌，使胰岛出现损害。结果在肝、肾、肺等脏器中几乎见不到隐球菌，大部分隐球菌向胰腺外分泌部扩散。因此，经肝总动脉注射隐球菌时，需要以缓慢的速度注射，把压力限制在最小的程度。

【注意事项】

（1）注射隐球菌后，要用塑料布覆盖饲育箱底部，动物的排泄物（主要是尿液）要随塑料布一起烧掉，用具要彻底杀菌消毒。

（2）隐球菌的培养最好用甘露醇琼脂培养液，培养温度为37℃。培养出来的细菌可能大小不一，5～30μm大小的都有，一般为5～10μm。本菌可用其产生的尿素酶来鉴定。

9.3.4 外科手术制备的实验性糖尿病动物模型

1. 胰腺部分切除致糖尿病的动物模型

【操作步骤】SD大鼠，用5%戊巴比妥钠生理盐水溶液40～50 mg/kg体重腹腔注射，将大鼠背位固定于手术板，腹部剃毛并以5%碘酊消毒，在无菌条件下进行手术。用剪刀沿腹中线自剑突部向下切一短切口，使十二指肠环完全暴露，用弯尖小镊子仔细剥离胰腺，使其与十二指肠环肠系膜分离；然后将十二指肠拉向相反方向，使胃、脾和结肠充分暴露，继续剥离胰腺，使其与脾脏、胃的幽门部及横结肠分离并加以切除。如果希望动物保持良好的健康状况，必须保留部分胰腺组织。手术完成后将各器官恢复正常位置。最后缝合腹膜和皮肤切口。

【结果分析】术后出现临床表现的时间不一，主要是血糖升高，并呈现不同程度的多饮、多尿、消瘦等症状。

【注意事项】手术后用毛巾包裹动物保温，并将动物放在笼外至麻醉完全苏醒后放进干燥鼠笼内，手术后5d之内给予动物生理盐水饮用。手术后第7d拆线。

2. 全胰切除糖尿病动物模型的建立

【操作步骤】成年杂种狗，体重10～15kg，3%戊巴比妥钠30mg/kg体重肌肉注射，气管插管。一侧股动、静脉分别插管测动脉压和采血样。麻醉后静脉滴注林格液，开腹后找到胰腺，犬胰的主要供应血管为脾动脉和胰十二指肠上下动脉。后者在胰腺上缘形成吻合弓，并发出许多细小血管供应十二指肠和胰头、体部。十二指肠返动脉由胃十二指肠动脉分支出来供应十二指肠近端。术中首先解剖胰十二指肠吻合弓，在此吻合弓下缘，将所有发至胰腺的细小血管用眼科细线一一结扎、切断，逐渐游离胰腺。在胃十二指肠动脉附近，吻合弓可能穿过胰腺实质，因此必须将其上方胰腺一并切除。然后在胰体部分离胰腺导管，切断后其远端严密缝闭，以防肠瘘。最后切断主要供应血管，使其缺血时间尽可能减少。然后将犬置于笼中饲养，饮食中加入胰酶片，以补充外分泌不足。

【结果分析】全胰切除后3日内血糖均升至11.1mmol/L以上，并呈现不同程度的多饮、多尿、消瘦症状，甚至有糖尿病酮症酸中毒出现。

【注意事项】手术后用毛巾包裹动物保温，并将动物放在笼外至麻醉完全苏醒后放进干燥笼内。手术后5d之内给予动物生理盐水饮用，手术后第7d拆线。

9.3.5 转基因糖尿病动物模型

Bruning等给小鼠双杂合（double heterozygous）入胰岛素受体（IR）和胰岛素受体底物-1（IRS-1）的无效等位基因，使该鼠IR/IRS-1表达减少。4～6个月后40%小鼠发生显性糖尿病，伴有高胰岛素血症和胰岛B细胞增生，存在明显胰岛素抵抗，且证实IR及其信号转导锁链中的各种缺陷具有协同效应。

Bali等将小鼠葡萄糖激酶（GCK）基因外显子Ⅱ用新霉素抵

抗（neomycin resistance）基因取代制成目标载体杂合入正常小鼠，制得 GK＋/－小鼠。发现该鼠糖耐量减退、肝细胞和胰岛 B 细胞葡萄糖敏感性低下，这种胰岛 B 细胞和肝细胞 GCK 活性减退所引起的疾病与人类青少年发病型成人糖尿病（MODY）相似，可作为 MODY 的动物模型。

参考文献

1. 方厚华．医学实验模型动物．北京：军事医学科学出版社，2002.45
2. 朱愉，多秀赢．试验动物的疾病模型．天津：天津科技翻译出版公司，1997.252
3. 陈道瑾，徐鞠芬．狗全胰切除制作实验性糖尿病模型．中华实验外科杂志，1992，9（1）：30
4. 徐淑云，卞如谦，陈修等．药理实验方法学．北京：人民卫生出版社，1982.989
5. Jones JC 著．程鸿，徐元鼎译．人类疾病动物模型．上海：上海医科大学出版社，1989
6. Coligan JE，Bierer BE，Margulies DH，et al. Current Protocols in Immunology. 2nd ed. New York：John Wiley & Sons，Inc.，1998. 8－10

第10章 肿瘤动物模型

恶性肿瘤是当今死亡率较高的疾病之一，伴随着环境污染、不良生活方式、高科技产物的弊病及很多至今不可知的因素，恶性肿瘤的发病率也呈上升的趋势。因此，世界各国对恶性肿瘤的治疗研究都十分重视，在不断改进临床治疗手段的同时，临床前的研究也日益完善，而恶性肿瘤的实验动物模型则是其研究中不可缺少的环节和无可替代的重要工具。

肿瘤动物模型按其种类可分为自发性、诱发性和移植性三类，移植性动物肿瘤模型又可细分为同种移植性和人体异种移植性肿瘤模型，涉及小鼠、大鼠、仓鼠和其他种属的动物，而小鼠因在组织发生、临床过程及组织形态上与人类肿瘤有很多相似之处，加之繁殖饲养成本低、技术简便等优势，而占据了重要地位。

10.1 自发性动物肿瘤模型

实验动物种群中不经有意识的人工实验处置而自然发生的一类肿瘤称之为自发性肿瘤。其发现来源于研究人员对动物的观察和了解，自发性肿瘤发生的类型和发病率可随实验动物的种属、品系及类型的不同而各有差异，其产生以小鼠为多，而不同品系小鼠的肿瘤易发部位也不尽相同。大鼠自发性肿瘤发病率远低于小鼠，特别是消化系统肿瘤、呼吸系统肿瘤和白血病的发病率更低。肿瘤实验研究中，一般应当选用高发病率的实验动物肿瘤模型作为研究对象，以低发病率的肿瘤模型作为对照。

自发性肿瘤多发生于体表或目前体检易于发现的部位且多数为病毒性，如C3H小鼠出生后乳腺癌发生率较高，A系小鼠出生后18个月内肺癌发生率可达90%，AKR和C57小鼠白血病发生率高等。AKR白血病的生长规律研究提示，该鼠出生时即带有致癌的RNA病毒，在鼠龄6～13个月内，每个月小鼠自发瘤的死亡率为15%～20%，而伴有增殖能力的瘤细胞常于诊断前1个月在小鼠胸腺中出现，诊断后中等生存期为16d，以上规律的阐明为化疗提供了基础知识。当前新药研究中自发性肿瘤模型应用最多的是小鼠自发性乳腺癌，常用高自发率的C3H小鼠或BALB/c雌鼠与DBA/2雄鼠杂交的第一代CD2F1小鼠，它们于出生后10个月左右可检出肿瘤，而后生存20～35d死亡，大量繁殖此类小鼠，自发瘤可高达70%，一般于检出肿瘤块后分组给药，通过观察其平均生存时间的延长率来评价药物的疗效。

肿瘤实验研究中选用自发性肿瘤模型为对象的优点在于：首先，与用实验方法诱发的肿瘤相比自发性肿瘤与人类所患肿瘤更为相似，有利于将动物实验结果推用到人；其次是这一类肿瘤发生的条件比较自然，有可能通过细致观察和统计分析找出还未经发现的环境或其他致癌因素，可以着重观察遗传因素在肿瘤发生上的作用。而应用自发性肿瘤模型的缺点在于：肿瘤的发生情况可能参差不齐，不可能在短时间内获得大量肿瘤学材料，观察时间可能较长，实验耗费较大。

自发性肿瘤的另一个用途是用于建立移植性肿瘤模型，例如当今应用广泛的小鼠Lewis肺癌，即是Lewis于1951年在未经处理的C57BL小鼠肺上发现的未分化上皮样癌，是世界上第一例由小鼠自发性肿瘤建立的实体型移植肿瘤模型；再例如小鼠Ehrlich腹水癌自发于小鼠乳腺，后经人工建立为腹水瘤；另外还有以C3H小鼠自发乳腺癌、ARK小鼠自发白血病和C3H/He小鼠自发肝癌等多种自发性肿瘤建立起的移植性肿瘤模型。

10.2 诱发性动物肿瘤模型

使用某种外在的因素作用于实验动物使其发生的一类肿瘤称其为诱发性肿瘤。这些诱因可以是化学的、物理的和生物性的，例如某些化学物质、射线和病毒，而其中以化学致癌物应用最为广泛，如芳香胺及偶氮染料类有机化合物，应用方式有涂抹、口服和吸入。

在使用化学致癌物诱发动物肿瘤时，首先要熟悉所应用致癌物自身的特点，例如：亚硝胺类的致癌特点是：（1）致癌性强，小剂量一次给药即可致癌。（2）对多种动物（包括猴、豚鼠等不易诱发肿瘤的动物）的许多器官（包括食管、脑、鼻窦等不易癌变的器官）能致癌，甚至可以通过胎盘致癌，如给怀孕大鼠以二乙基亚硝胺（diethylnitrosamine，DEN）可比较快地引起仔鼠的神经胶质细胞瘤。（3）具有不同结构的亚硝胺有明显的器官亲和性，例如二甲基亚硝胺等对称的衍生物常引起肝癌，不对称的亚硝胺如甲基苄基亚硝胺常诱发食管癌；在大鼠，二丁基亚硝胺能引起膀胱癌，二戊基亚硝胺能诱发肺癌，而N-甲基-N′-硝基-N-亚硝基胍则能引起胃肠癌。又例如，黄曲霉毒素的毒性很强，很小剂量（1mg/kg体重）即可使幼龄的狗、大鼠、火鸡或小鸭致死；其致癌性也极强，最小致癌剂量可以是亚硝胺的几十分之一，是已知化学致癌物中作用最强者。它能诱发多种动物（从鱼到猴）的肝癌，也可引起肾、胃及结肠的腺癌，滴入气管内可引起肺鳞状细胞癌，注入皮下可引起局部的肉瘤。还有报告认为，它可引起泪腺、乳腺、卵巢等其他部位的肿瘤。另外，在动物实验中已证实：乙硫氨酸可诱发大鼠肝癌；乌拉坦（氨基甲酸乙酯，$C_2H_5O-CONH_2$）、二乙酰氨乙胺可引起小鼠的肺癌；一些卤代烃如四氯化碳、氯仿等可引起大鼠或小鼠的肝癌。

其次要注意各类化学致癌剂对动物致癌的特点，如芳香胺及偶氮染料类致癌物的特点是：（1）通常需要长期、大量给药才能致癌，如用二乙基亚硝胺0.005%掺入饮水中诱发大鼠肝癌需耗时8个月。（2）肿瘤多发生于远隔作用部位的器官，例如，小鼠口服2-萘胺诱发膀胱癌，大鼠口服4-氨基联苯诱发乳腺癌等。（3）有明显的种属差异，例如，2-萘胺小鼠口服诱发膀胱癌而对大鼠致癌性低，4-氨基联苯大鼠口服诱发乳腺癌而对小鼠几乎无作用。（4）其本身不是直接致癌物，致癌是由于其某种代谢产物的作用。（5）其致癌作用往往受营养或激素的影响，例如，偶氮染料奶黄仅在以缺少蛋白质和核黄素的饲料喂养大鼠时才引起肝癌，而且雄性大鼠较敏感，邻位氨基偶氮甲苯则易诱发雌性大鼠肝癌。

选用诱发性肿瘤模型为对象进行肿瘤实验研究的优点在于：诱发性肿瘤从病因学角度分析与人体肿瘤较为近似，从细胞动力学特征考虑，该类型肿瘤生长较慢，瘤细胞增殖比率低，倍增时间长，也类似于人体肿瘤。但诱癌实验周期较长，成功率难以达到100%，且肿瘤细胞的形态学特征不一致，诱发肿瘤部位不单一，肿瘤发生的潜伏期个体差异较大，不易同时获得病程或瘤块大小较均一的动物供实验之用是其缺点。因此诱发性肿瘤模型常用于特定领域，如综合化疗或肿瘤预防方面的深入研究。

化学诱发性肿瘤模型实例

1. 二甲基苯蒽（DMBA）诱发大鼠乳腺癌

取鼠龄2个月的Sprague-Dawley雌鼠20只，一次量口服以麻油溶解的DMBA 20mg，常规饲养，观察，肿瘤自60d开始生长，至120d癌发生率达63%～100%。以每周肿瘤体积增长率及生存时间作为评价指标。

2. 二甲基苯蒽（DMBA）、巴豆油诱发小鼠皮肤乳头状瘤

昆明小鼠20只，18～22g，雌雄各半，实验前3天用脱毛剂（15%硫化钠水溶液，掺入少量滑石粉和适量面粉）脱去小鼠背毛，DMBA丙酮溶液200μl（0.075%）涂于每只小鼠背部皮肤，每周一次，共3次，末次涂抹DMBA丙酮溶液1周后，于相同部位涂抹巴豆油丙酮溶液（0.25%），每只每次200μl，每周两次，持续12周，实验第5周开始有皮肤乳头状瘤出现，至实验结束荷瘤小鼠可达80%以上。评价指标为小鼠肿瘤发病率和乳头状瘤数目。

3. 苯并芘诱发小鼠肺腺癌

A/J小鼠20只，16～18g，雌雄各半，以100mg/kg剂量一次性腹腔注射苯并芘麻油溶液，后常规饲养，6个月后处死动物，取肺脏以Bouin's液固定，48h后观察结果，肉眼可见白色突起状瘤灶，诱发率可达90%。评价指标为肿瘤发生率和每只小鼠荷瘤数。

10.3 常用移植性动物肿瘤模型

可以通过在宿主间播种移植生长，具有稳定的成活率、生长速

度和自然消退率，宿主间表现大体相同的机体反应和生存时间的一类肿瘤称之为移植性肿瘤。这是目前在实验肿瘤研究中应用最为广泛的一类肿瘤模型，具有自发性和诱发性肿瘤模型无可比拟的优势。目前肿瘤化疗所应用的大多数药物，都是经以动物移植性肿瘤为对象的药效学试验而被发现，因此它是筛选抗肿瘤新药中最常用的动物肿瘤模型。

移植性肿瘤模型主要是通过自发性和诱发性肿瘤来形成，从原发肿瘤到可以在宿主间播种移植生长并具有稳定成活率等上述特点的可移植性肿瘤模型需重复传代 20 代以上。一个成功的移植性肿瘤模型应具备移植重现性好，实验技术普通易于推广，对实验条件要求相对宽松便于应用，宿主可产生足够大的肿瘤体积和维持足够长的荷瘤寿命以利于实验的完成等条件。

移植性肿瘤模型的优点在于：可以在较短时间内批量地生产同样的肿瘤用于实验研究；这些肿瘤生长速率较一致，个体差异较小，接种成活率近 100%；对宿主的影响类似，易于对研究结果进行客观评价；且可在同种属或同品系动物中连续移植，长期保留供试验之用；试验周期一般较短。因此当前抗恶性肿瘤新药筛选中实体型、腹水型癌和白血病等移植性肿瘤模型均被广泛使用。缺点是这类肿瘤生长速度快，增殖比率高，体积倍增时间短，这些都是与人体肿瘤的显著不同点；另外由于原位接种实验操作上的困难，实验中多采用常位（腋下）接种，更产生了与人实体肿瘤的差别。尽管如此，移植性肿瘤模型仍然是当今实验肿瘤研究最有利的工具之一，现在世界上保有近 500 种的动物移植性肿瘤模型，大多数为小鼠肿瘤，较常用的有近 30 种。

10.3.1 肉瘤

1. 小鼠 S－180

小鼠 S－180 是实验肿瘤学中最为经典的动物肿瘤模型之一，在抗肿瘤新药体内筛选中应用十分广泛。药物筛选之初一般采用 3 种瘤株的组合，国内多为肉瘤、腹水型癌和白血病，S－180 常为首选。宿主多用体重 18～22g 的昆明小鼠，肿瘤生长有实体和腹水两种形式，可以单一形式传代或腹水、实体互转。实体瘤最佳生长

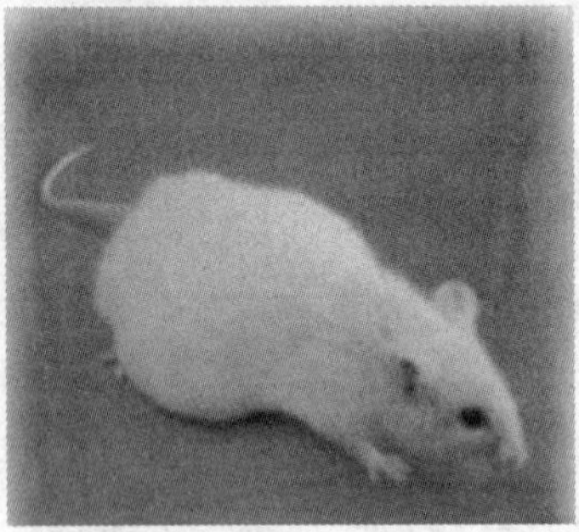

期为 7～9d，瘤重 2.5～4g。无菌条件下取生长良好的肿瘤组织，置于玻璃组织匀浆研磨器中，加适量生理盐水研磨成瘤细胞悬液，置冰浴中备用，接种部位为右腋皮下；腹水瘤最佳生长期为 6～7d，存活期为 10～14d。无菌条件下抽取腹水，生理盐水洗涤后稀释，接种于腹腔。实体或腹水接种瘤液细胞浓度常规为（1～2）$\times 10^7$/ml，接种体积为每只 0.2ml。

2. 小鼠 S－37

小鼠 S－37 是小鼠肉瘤的移植性模型，宿主采用昆明小鼠，其接种方法和肿瘤生长特性与小鼠 S－180 近似。

3. 大鼠瓦克癌肉瘤 Walker－256

Walker－256 起源于 1928 年，自一个怀孕大鼠乳腺部位自发生成，宿主可用 Wistar 或 Fisher 体重 55～65g 大鼠，肿瘤生长有实体和腹水两种形式并可互转，接种部位实体位于皮下或肌肉内，肌肉接种可用于建立癌骨侵袭模型。实体瘤最佳生长期肌肉为 7～9d，瘤重 3～6g；皮下为 12～14d，瘤重 5～12g。腹水瘤最佳生长期为 6～7d，存活期 10～14d。实体或腹水接种实验操作及瘤液细胞浓度参照小鼠 S－180。

10.3.2 消化系统肿瘤

1. 小鼠前胃癌 FC

小鼠前胃癌 FC 是国内于 20 世纪 70 年代建立的可移植性小鼠前胃鳞状细胞癌模型，宿主为 615 近交系小鼠，实体型生长，最佳生长期 30～35d，瘤重 2～3g。瘤组织块（每块 2～3mm^3，植入右腋皮下，每只 1～2 块）接种成功率达 100%，也可于无菌条件下取生长良好的肿瘤组织，置玻璃组织匀浆研磨器中，以 1：(2～3)（w/v）加入生理盐水研磨成瘤组织匀浆，接种于小鼠右腋下，接种体积每只 0.2ml。

2. 小鼠结肠癌 C26、C38

宿主为 BALB/c 近交系小鼠，接种部位常于右腋皮下，实体型生长，最佳生长期 7～10d，瘤重 2～3g，接种物用瘤细胞悬液制备及接种体积同前。

3. 小鼠肝癌 H22

宿主常用昆明小鼠，肿瘤生长有实体和腹水两种形式，可以单一形式传代或腹水、实体互转。实体瘤最佳生长期为 7～9d，瘤重 2～4g。腹水瘤最佳生长期为 6～7d，存活期 10～14d，接种用瘤细胞悬液制备及接种体积同前。

4. 小鼠肝癌实体型 HepS 和腹水型 HepA

肿瘤生长特性及接种操作同小鼠肝癌 H22，腹水型瘤细胞接种于小鼠脾包膜下或脾血窦内可建立脾内移植肝转移模型。

10.3.3 呼吸系统肿瘤

1. 小鼠 Lewis 肺癌

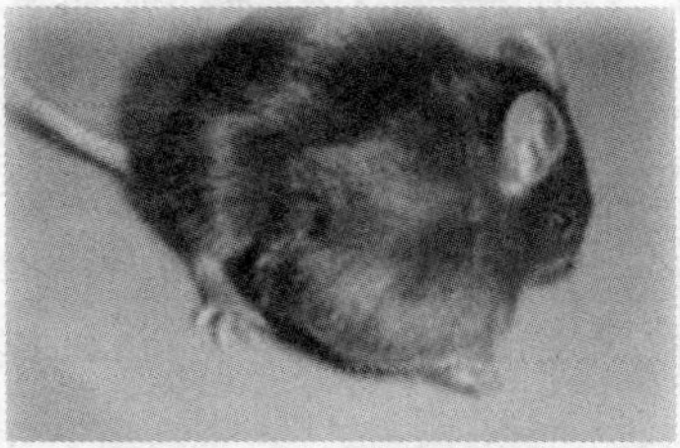

Lewis 于 1951 年在未经处理的 C57BL 小鼠肺上发现了未分化上皮样癌，而后建立了世界上第一例由小鼠自发性肿瘤形成的实体型移植肿瘤模型。该模型在同系小鼠移植成活率高（>95%）且恶性程度高，宿主为 C57BL/6 或 BDF1 近交系小鼠，接种部位常为右腋皮下，实体型生长，最佳生长期 10～12d，瘤重 2～3.5g。肿瘤皮下生长对药物敏感性较低但可自发性肺转移，因此常用于抗肿瘤转移试验。接种用瘤细胞悬液制备及接种瘤液细胞浓度同前。如用于某些效价强度较低的药物（如未纯化的植物药有效成分或多糖类）筛选，可采用降低瘤细胞数量［每只（3～6）$\times 10^5$/0.02ml］接种于小鼠足趾皮下，以提高试验敏感性。

2. 小鼠肺腺癌 LA－795

可移植性小鼠肺腺癌 LA－795 是由 1979 年 5 月自发于近交系小鼠 T－739 左肺叶上的实体瘤建立，病理组织学检查属乳头型肺腺癌。宿主为 T－739 近交系小鼠，接种部位常为右腋皮下，实体型生长，最佳生长期18～20d，瘤重2.5～4g。该模型自发性肺转移率达100%，因此常用于抗肿瘤转移试验。接种用瘤细胞悬液制备同前，接种瘤液细胞浓度常规为（1～2）$\times 10^6$/ml，接种体积每只0.2ml。

10.3.4 其他部位肿瘤

1. 小鼠脑未分化型胶质瘤G422

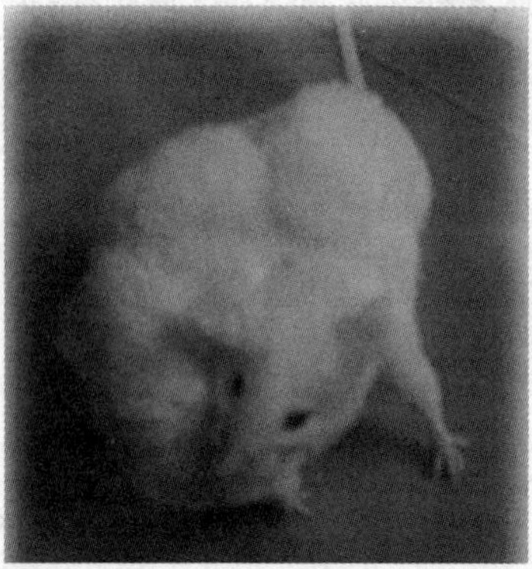

小鼠G422是国内于20世纪60年代通过甲基胆蒽在昆明小鼠颅内诱发而建立的可移植性小鼠脑未分化型胶质瘤模型，宿主常用昆明小鼠，也有文献报道使用615近交系小鼠。实体型生长，最佳生长期10～12d，瘤重2.5～4g。于无菌条件下取生长良好的肿瘤组织，置于玻璃组织匀浆研磨器中，以1：（2～3）（w/v）加入生理盐水研磨成瘤组织匀浆过滤，瘤细胞浓度（1～2）$\times 10^7$/ml，接种于小鼠右腋下或后肢肌腹内，接种体积每只0.2ml。如实验需要也可接种于颅内，以小鼠前颅矢状缝和右人字缝交叉处向右外2mm为穿刺点，垂直于颅骨穿刺，进针约2mm后，将悬液缓慢注入右顶叶内，接种量（1～2）$\times 10^7$/ml。

2. 小鼠宫颈癌U14

小鼠宫颈癌U14是以国内20世纪60年代甲基胆蒽异位诱发昆明种小鼠宫颈癌建立的可移植性肿瘤模型，接种于615近交系小鼠成功率近100%，现多以昆明小鼠为宿主，肿瘤为实体型，具有血液和淋巴系统双重转移特性，其中淋巴转移率>90%，可用于实验研究；并可发生肺转移，但自发转移率不高；尚可接种于小鼠肾包囊膜下造成肿瘤肾侵袭模型。最佳生长期为7～9d，瘤重2～3.5g。接种用瘤细胞悬液制备及接种体积同前。

3. 小鼠乳腺癌EMT6

宿主为BALB/c近交系小鼠，接种部位常为右腋皮下，实体型生长，最佳生长期12～14d，瘤重2～3.5g，接种用瘤细胞悬液制备及接种体积同前。

4. 小鼠乳腺癌 MA737

宿主为 TAⅡ小鼠，实体型生长，接种方式可采用细胞悬液或组织块，最佳生长期 14～16d，瘤重 2～3.5g。

5. 小鼠黑色素瘤 B16

小鼠 B16 黑色素瘤模型于 1954 年由 Jackson 研究所 C57BL/6J 系小鼠耳部皮肤自发黑色素瘤建立，具有黑色素生成能力和一定的转移性。体外培养时细胞可贴壁生长，可接受诱导分化生长为成熟的上皮样细胞，常用于分化诱导剂的体外筛选。宿主 C57BL/6 小鼠，实体型生长，皮下接种，最佳生长期 12～14d，瘤重 2.5～4g，其高转移性克隆株可用于人工肺转移模型。

6. 小鼠膀胱癌 BST739

宿主为 T－739 近交系小鼠，实体型生长，右腋皮下接种，最佳生长期 12～14d，瘤重 2.5～3.5g，接种用瘤细胞悬液制备及接种体积同前。

10.3.5 白血病

1. 小鼠 L1210

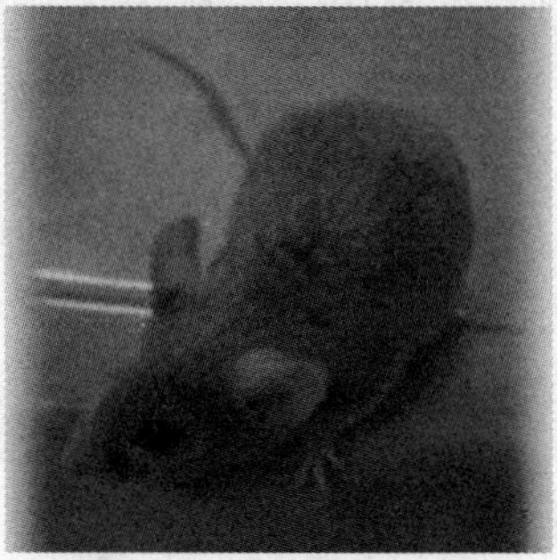

小鼠白血病 L1210 是于 1948 年由甲基胆蒽诱发 DBA/2 小鼠所建立，宿主为 DBA/2 或其杂交一代 BDF1（C57BL/6×DBA/2），是最为常用的移植性动物肿瘤模型，国内抗肿瘤药物初筛采用的 3 种瘤株组合之一。腹水型生长，最佳生长期 6～7d，平均存活期 8～11d，腹腔接种，接种细胞数为每只 1×10^6/ml。

2. 小鼠 P388

小鼠白血病模型，宿主、肿瘤生长特性及接种方式参照小鼠白血病 L1210。

10.3.6 艾氏腹水癌

腹水瘤是通过人工建立的一种动物肿瘤模型，腹水提供了肿瘤细胞良好的生长环境和瘤细胞悬液制备的便利，是一种有益的实验性举措，而最具代表性的就是艾氏（Ehrlich）腹水癌。Ehrlich 腹水癌是自发于雌性小鼠乳腺的实体瘤，后经人工建立为腹水瘤，不同种系小鼠间可互传，如 C57BL/6、BALB/c 等，但常用昆明远交系小鼠，也可实体型生长并与腹水型互转。最佳生长期 6～7d，平均存活期 11～14d，接种细胞数每只（2～4）$\times 10^{6}$/0.2ml。

10.3.7 常用小鼠肿瘤转移模型

小鼠肿瘤转移模型可通过特定部位接种而形成，如昆明小鼠 Hep 肝癌脾内移植后的肝转移模型、615 小鼠宫颈癌 U14 脾内移植后的肝转移模型等，但应用最广泛同时也是操作最简便的是小鼠肿瘤的肺转移模型，如小鼠肺癌 LA－795 的自发性肺转移率达 100%，但由于其宿主近交系小鼠 T－739 近年来供应不足而难于普及。下面介绍两个其他小鼠肿瘤肺转移模型。

1. 小鼠 Lewis 肺癌自发性肺转移模型

Lewis 肺癌是一株恶性程度较高的自发性肺内未分化上皮样癌，宿主为 C57BL/6 近交系小鼠，移植于皮下或足趾后，瘤细胞增殖侵袭周围正常组织和血管，通过血行播散在肺部形成转移灶后增殖生长形成肺转移瘤。上述过程基本类似于人类肿瘤从生长到转移所经历的一系列步骤，故称之为癌的自发性肺转移。接种部位常规为腋下，肺转移灶最佳观察期为接种后 3～4 周，为避免肿瘤生长过大造成动物负担过重导致死亡，接种细胞要低于常规数目，可选择每只（5～8）$\times 10^{5}$/0.2ml。也可采用足趾皮下接种，接种量为腋下的 1/10，接种后 12d 左右自膝关节截除荷瘤下肢继续饲养，观察肺转移灶的形成。关于肺转移率的大小，不同文献报道各异，概括为 53.8%～97.3%，其瘤源质量，宿主小鼠的体重、周龄甚至不同来源均对其产生影响，据笔者经验约 80%左右。

2. 小鼠黑色素瘤 B16－F10 人工肺转移模型

B16 是 C57BL/6 小鼠耳根部皮肤发现的自发性黑色素瘤，20

世纪 70 年代 Fidler 在该瘤株中筛选出肺部高转移的克隆株，命名为 B16－F10。B16－F10 对淋巴细胞敏感，小鼠静脉内移植后可形成肺转移瘤而肺外转移极少。将肿瘤细胞直接注入小鼠血液循环中导致肿瘤的肺转移而建立的模型称之为“人工转移”（artificial metastasis）或“实验性转移”（experimental metastasis）模型，用于区别“自发性转移”（spontaneous metastasis）模型。一次性把大量的瘤细胞直接移植入血液循环，实际上是省略了癌转移过程中癌细胞局部侵袭进入血管的过程，而集中体现了癌细胞自进入血液循环后至转移瘤形成的几个步骤。这对于研究肿瘤细胞在循环系统中的生存表现，癌细胞附着、穿越靶器官血管的能力和探讨癌转移的器官特异性则具有独特的优势。取体外培养处于生长对数期的 B16－F10 细胞，胰酶消化，PBS 或生理盐水制备单细胞悬液，浓度 5×10^5/ml，C57BL/6 小鼠每只尾静脉注射细胞悬液 0.2ml，3 周后处死小鼠，解剖显微镜观察肺部可见黑或黑灰色相互不融合的转移灶，每鼠全肺约 50～100 个。

10.4　常用人癌裸鼠移植性肿瘤模型

近年来，无胸腺裸鼠作为一类新的实验动物，活跃于医学的各个领域，也推动了实验肿瘤学研究的发展。由于裸鼠的免疫缺陷，

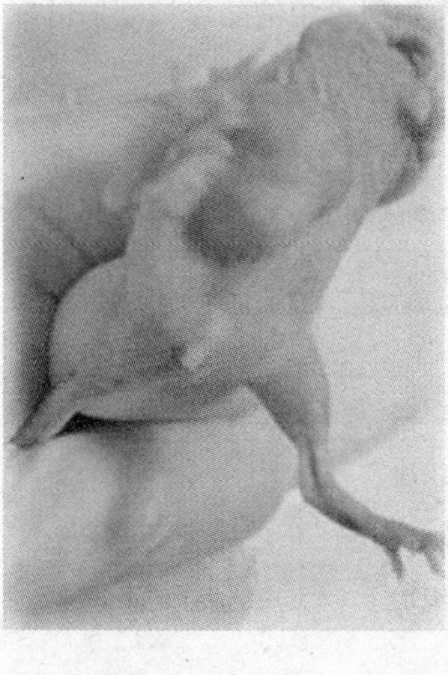

在一定情况下，不排斥来自异种动物的组织移植，因此可作为移植人类恶性肿瘤的接受体，并于 1969 年首例移植成功。人恶性肿瘤的裸鼠移植根据供体的不同分为人癌组织移植和人癌细胞系移植。人癌组织异种移植有一定的规律性，据文献报道，在分析了数百例人肿瘤的裸鼠移植结果后发现，以肿瘤来源划分人癌手术标本裸鼠异种移植的成功率，复发性肿瘤最高达 50%，原发瘤最低约 20%，转移瘤居中。以

肿瘤种类为基础分析，恶性黑色素瘤和结肠癌的移植成功率最高，乳腺和淋巴网状内皮细胞瘤成功率最低。移植后肿瘤生长速度也有所不同，复发和转移瘤生长快于原发瘤，生殖系统肿瘤和结肠癌生长明显快于胚胎性瘤和骨肿瘤。大约1/3的人癌组织在裸鼠可延续性生长，并建成人癌裸鼠可移植性肿瘤模型。而以人癌细胞系进行移植成功率明显高于人癌组织。

人癌裸鼠移植性肿瘤模型具有动物肿瘤移植性肿瘤模型不可替代的特点，首先被移植肿瘤仍保持了原有组织学的构造和功能；另外将人癌细胞系移种于裸鼠时，能重现已在组织培养中消失的原有的癌结构。这些特征也有助于分析人类肿瘤的性质，如裸鼠体内免疫缺陷机制恒定而减少了个体差异因素影响；接种成功的移植性肿瘤具有原肿瘤的结构特点，有利于体外培养的瘤细胞株的鉴定；由于肿瘤细胞形态、染色体含量和同工酶水平与人体肿瘤相同，进行抗肿瘤新药筛选疗效更接近临床；生长周期相对于动物模型更长，用于抗肿瘤新药药效学评价更为客观等。

尽管目前仍存在实验条件要求苛刻，实验成本花费较高等问题，但人癌裸鼠移植性肿瘤模型仍不失为实验肿瘤学研究的理想工具，尤其是近年来逐步开展的原位异种移植（orthotopic heterotransplantation)，即将人癌细胞移植至与肿瘤原发部位相应的裸鼠器官内，如将人肺癌移植于裸鼠肺内，脑瘤移入裸鼠脑内等，这将使试验肿瘤的生长环境与人类肿瘤更为相似。相信随着该领域的深入研究，裸鼠的应用必将在人类肿瘤生物学特性和分子生物学基础的研究中发挥更大的作用。

表10.1 常用人癌裸鼠移植性肿瘤模型

名　称	接种方式	最佳生长期
结肠癌 HCT-8	匀浆	3周
胃癌 MGC-803	组织块	4～5周
胃癌 SGC-7901	组织块	4～5周
食管癌 EC-109	组织块	4～5周
肝癌 BEL-7402	组织块	4周

续表

名　称	接种方式	最佳生长期
肝癌 SSMC-7721	组织块	4周
小细胞肺癌 LTEP-SM1	组织块	4～5周
肺巨细胞癌 PG	组织块	4～5周
肺腺癌 A549	组织块	4周
前列腺癌 PC-3M	匀浆	3周
卵巢癌 SKOV-3	匀浆	3周
乳腺癌 MCF-7	组织块	4～5周
宫颈癌 HeLa	组织块	4～5周
鼻咽癌 CNE-2	组织块	4～5周
白血病 K562	匀浆	4周
口腔上皮癌 KB	组织块	4～5周
成骨肉瘤 OS-732	匀浆	4～5周

10.5 实验中应注意的问题

肿瘤模型的建立与复制对实验操作的要求较高，并不是需要高精的仪器设备，而是需要实验者具有高度的责任心与一定的工作经验和实验技巧。首先是瘤源的准备和无菌操作，选择最佳生长期的肿瘤，实体瘤要剔除坏死和生长不良的组织，置玻璃组织匀浆器以1∶(2～4)(w/v)加入生理盐水研磨成组织匀浆，过滤，镜下计细胞数，调整至所需浓度。腹水瘤抽取腹水后转移至装有适量生理盐水的离心管中，生理盐水洗涤后计数、待用。生长良好的腹水应呈乳白色带有一定黏稠度，若呈粉红色称为血性腹水，需以0.2%低渗盐水洗涤除去红细胞，再以生理盐水洗涤后计数。红细胞的存在不影响肿瘤生长，但可造成瘤细胞粘连加大接种细胞数误差，进而影响肿瘤生长的均一性。实验器械须经高压灭菌，瘤源准备应在超净台中完成，接种前动物被接种部位要经过碘酊、乙醇严格消毒。接种过程被污染将产生肿瘤体积小、坏死、破溃等后果。

第二是接种方式、部位和环境。移植性肿瘤模型的接种方式主要有组织块接种和组织匀浆接种，前者对动物及人癌裸鼠移植性肿瘤模型均可应用，该方式接种成功率高，但由于组织块体积不易精确控制，导致肿瘤生长速度及体积均一性不高，因此多用于生长速度较缓、周期较长的人癌裸鼠模型，组织匀浆接种在某些模型成功率不如前者，但接种细胞数目易于控制，肿瘤生长均一，多用于动物肿瘤模型。接种的常规部位是腋下，该处血管丰富易于瘤细胞成活和肿瘤生长且增大的肿瘤对动物自身的活动影响较小，适用于瘤源传代、药物筛选等大多数实验。细胞悬液以1ml注射针管5＃针头（或1ml一次性注射器）注入皮下，组织块用套管针或皮肤切口植入皮下。除腋下外也可接种于后腿肌肉或出于某种试验目的接种于特殊部位，如肿瘤肾侵袭实验中小鼠宫颈癌U14的肾包囊膜下接种，肿瘤肺转移实验中Lewis肺癌的小鼠趾尖接种等；还可以进行原位移植接种，如小鼠脑未分化型胶质瘤G422颅内接种等。动物模型除瘤源准备要求无菌外，接种操作可在常规动物实验室进行但仍需注意环境清洁和室内温度，如接种动物较多，瘤细胞液需置于冰浴中。

第三是瘤源的冻存与复苏。肿瘤的低温保存既可节省人力、物力，又可减少动物间频繁传代过程中肿瘤被污染的机会，同时降低了瘤株变异的可能性，是实验肿瘤学中必不可少的工作程序之一。选择最佳生长期的肿瘤，实体瘤选取生长良好的组织剪成约1mm^{3}的小块，腹水瘤抽取腹水后洗涤、离心，冻存液可用常规RPMI1640培养液加入20％小牛血清和10％二甲基亚砜（DMSO）或15％甘油，分装于专用冻存管中预冷后置液氮保存。冷冻会对细胞造成损伤，而这种损伤一是来自于细胞内液结冰体积增大对细胞膜的破坏，二是细胞内电解质浓度骤然升高对细胞器的伤害，因此冻存要尽量减少对细胞的损伤。加入DMSO或甘油的目的在于改变细胞的通透性，减少细胞内水分以防止冻存过程中产生大量的冰晶，同时细胞从0～－20℃的降温过程要缓慢，理论上在30min左右完成为好，可以从家用冰箱的冷藏室→冷冻室→低温冰箱→液氮罐口→浸入液氮分步分时进行。最简单的经验操作是将冻存管用

2cm 厚棉花包裹好，置－20～－30℃过夜后除去棉花直接浸入液氮。瘤源的复苏要求速融，即迅速将细胞自低温升至 37℃，水浴温度 39℃左右较为适宜，需要提醒的一点是，水浴容器一定要加盖，防止冻存管密封不严，管内渗漏液氮遇热气化炸裂冻存管伤人。速融后立即以生理盐水洗涤、接种，组织块直接植入，细胞稀释成悬液，需注意的是此时应用细胞数要高于动物间传代的细胞数 1～2 倍。冻存的瘤株每 1 年左右应复苏更新一次，确认其生长潜力，必要时可进行组织病理学检查，以保证瘤株的质量。

参考文献

1. 方厚华．医学实验模型动物．北京：军事医学科学出版社，2002.45
2. 朱愉，多秀赢．试验动物的疾病模型．天津：天津科技翻译出版公司，1997.252
3. 陈道瑾，徐鞠芬．狗全胰切除制作实验性糖尿病模型．中华实验外科杂志，1992，9 (1)：30
4. 徐淑云，卞如谦，陈修等．药理实验方法学．北京：人民卫生出版社，1982.989

第11章 免疫性疾病动物模型

11.1 自身免疫性疾病

11.1.1 自发动物模型

1. 感染与自身免疫病模型

纯系新西兰黑色小鼠（New Zealand Black，NZB）在出生后4～6个月多数发生自身免疫性溶血性贫血。免疫学检查表明，其红细胞表面有自身抗体，血清中有抗核抗体，病鼠的淋巴结、胸腺、脾脏及胰腺内可以查到C型致瘤RNA病毒（此病毒还能引起白血病）。将含有此病毒的组织输给（NZB×BALB/c）F1时，能引起抗核抗体的生成和肾小球肾炎。

【结果分析】（NZB×BALB/c）F1小鼠由于MHC决定的抑制性T细胞功能丧失或减退，能自发地发生与人的系统性红斑狼疮十分相似的自身免疫病，因此，一般认为它是人类自身免疫病的最佳天然模型。用系内同代互交和回交法可以推断：最少有3对等位基因控制免疫系统对自身抗原的反应；控制抗红细胞抗体生成的基因可能不同于控制抗核抗体生成的基因。

2. 红斑狼疮疾病模型

对人的系统性红斑狼疮（systemic lupus erythematosus，SLE），长期以来一直使用有自发类似狼疮性肾炎疾病的B/WF1［(NZB×NZW) F1］小鼠作动物模型，研究病因和治疗方法，取得了很多资料。最近美国杰克逊实验室的Murphy博士，培育出了自发性红斑狼疮的MRL/MP-lpr/lpr（MRL/L）小鼠和B×SB小鼠（只有雄性发生早期狼疮肾炎）。表11.1总结了常用的自身免疫病自发动物模型。

表 11.1　自身免疫病自发动物模型

自身免疫病	实验动物	
系统性红斑狼疮	小鼠	MRL/MP-lpr/lpr
	小鼠	（NZB×NZW）F1
	小鼠	B×SB
	小鼠	Motheaten
	小鼠	Palmerston-North
	小鼠	Swan
类风湿关节炎	小鼠	MRL/MP-lpr/lpr
Sjogren 综合征	小鼠	NOD
	小鼠	C3H-lpr/lpr
进行性全身硬化症	鸡	UCD200
硬皮病	小鼠	TSK（tight skin）
重症肌无力	大鼠	F344（Fischer）
	犬	Jack Russell（小猎犬）
溃疡性结肠炎	灵长类	小绢猴
自身免疫性溶血性贫血	小鼠	NZB
自身免疫性睾丸炎	水貂	俄罗斯种水貂
白斑	鸡	DAM
自身免疫性甲状腺炎	大鼠	Buffalo（北美野牛）
	鸡	Obese（肥胖鸡）
	犬	长尾短腿小猎犬
	灵长类	美洲小型长尾猴
胰岛素依赖性糖尿病	小鼠	NOD
	大鼠	BB/W
	犬	非肥胖型荷兰卷毛尾犬
	灵长类	黑色西里伯斯岛猕猴

MRL/MP－lpr/lpr：是 Murphy 和 Roths 在将 AKT/J、C57BL/6J、C3H/Di、LG/J 小鼠之间进行一连串的交配之后而得。此鼠基因组成系来自 LG 小鼠为 75%，12.6% 是 AKT，12.1%是 C3H，0.3%是 C57BL/6 小鼠。其全身淋巴结和脾脏呈现肿胀，还可查出高效价的抗核抗体。

（NZB×NZW）F1：1959 年由 Bielschowsky 建立，是伴有 Coombs 抗体产生的以自身免疫性溶血性贫血为主要病变的自然发病的自身免疫病最早的模型。

B×SB：1978 年建立，是 Murphy 和 Roths 将 C57BL/6J（♀）小鼠和 SB/Le（♂）小鼠之间进行了一连串交配而得，仅雄性小鼠出现淋巴结肿胀，产生抗核抗体，于早期以狼疮肾炎而致死亡。

Motheaten：又名虫蛀小鼠，常用品系：－me/me，是来自 C57BL/6J 小鼠的突变小鼠。该小鼠在 1～2 日龄时表皮可见中性粒细胞聚集，表皮色素呈斑点状缺损，4 周龄时胸腺即退化。

NOD：1980 年由牧野等建立的小鼠，是青年性糖尿病的模型动物。6～7 月龄时有 80%以上的个体，胰岛有炎症发生。病变部位有 T 细胞浸润，选择性破坏胰岛 B 细胞，T 细胞、巨噬细胞的功能呈异常亢进。

F344（Fischer）：属近亲品系，白色，除可自发重症肌无力外，乳房肿瘤、垂体肿瘤、Leydig 细胞肿瘤及白血病等发生率高。

11.1.2　诱发动物模型

1. 自身免疫动物模型

【操作步骤】取空肠弯曲菌琼脂基础培养基 43g，加 1000ml 蒸馏水，煮沸溶解，经 121℃、15min 灭菌后，冷却至 60℃左右，加入脱纤维蛋白羊血清 50ml，抗菌增效剂和抗生素混合液 10ml（含抗菌增效剂 5ml、万古霉素 10ml、多黏菌素 B 2500U、两性霉素 2ml 和头孢菌素 15ml），摇匀倾注于无菌平皿。将 CJ－S_{131} 菌（中国疾病预防控制中心）密集接种于平皿，置二氧化碳培养箱培养 48h。用含 0.3%的甲醛生理盐水，洗下琼脂板上培养 48h 的 CJ－S_{131} 菌苔，4000 转/分，离心 30min，弃上清液，用生理盐水将细菌悬液调整为浓度 3×10^9 CFU/ml。取细菌悬液与等量弗氏完全佐剂混匀，完全乳化后，取 50μl 给小鼠注射，免疫后第 15d，给小鼠静脉注射相同浓度菌悬液 0.2ml，加强免疫一次。致敏后 4 周，测血清抗体，体外抗体形成细胞（PFC）和淋巴细胞转化，同时取肝、肠、肾等组织，做病理学检查，用 ELISA 法测小鼠血清中抗 ss－DNA 和抗ds－DNA自身抗体。

【结果分析】免疫小鼠 1 个月，小鼠血清中抗 ss－DNA 和抗 ds－DNA 抗体水平明显增高；脾细胞以 PFC 值明显增高；在刀豆蛋白 A 刺激或无有丝分裂原作用条件下，淋巴细胞的转化率明显增强；在肝脏有散在的炎性细胞浸润灶，浸润细胞以中性粒细胞和淋巴细胞为主，枯否细胞明显增生；在肾脏，肾小球系膜细胞明显增生，肾小管上皮细胞有浊肿样变性；在肠道可见大量的炎性细胞浸润，肠上皮细胞有明显增生。该模型对研究自身免疫反应的发病机制有重要意义。

2. 系统性红斑狼疮样小鼠模型

【操作步骤】无菌条件下，取出 BALB/c 鼠脾、淋巴结，分离出淋巴细胞，Hank's 液洗涤 3 次，0.5%锥蓝检查细胞活力大于 95%，调整细胞悬液至所需浓度。

将 5×10^7BALB/c 鼠淋巴细胞分别经静脉途径输入未经照射过的同性别、同龄 F1 小鼠体内。隔周再输入一次。每组小鼠于输注前，用细塑料管经后眼眶静脉取血，每次约 0.1ml，以后每两周采血 1 次至 16 周。离心分离血清存放－30℃统一测定。抗 DNA 抗体和抗组蛋白抗体用 ELISA 方法检测。输注淋巴细胞后第 16 周，小鼠放血处死，取肾进行组织学观察和免疫组化分析。

【结果分析】同种异体淋巴细胞能诱导自身抗体产生，其自身抗体来自宿主自身。用亲代 BALB/c 鼠淋巴细胞经腹腔输入 F1 代鼠后，能够诱导抗 DNA 抗体水平升高。小鼠第 2 周已出现抗 DNA 抗体的升高，至第 6 周出现高峰，以后缓缓降低，维持异常水平至第 12 周，第 14 周后降至正常范围内。亲代 BALB/c 鼠淋巴细胞经静脉途径输入 F1 代鼠后，第 2 周也出现抗 DNA 抗体升高，第 8 周出现高峰，以后有所降低，但持续异常至第 16 周。肾组织学及免疫组化观察，第 16 周时，实验组鼠出现肾小体和肾间质血管旁程度不等的单核细胞、淋巴细胞和浆细胞浸润。肾小球基底膜增厚且厚薄不均，间质细胞增生。免疫组化示肾小球基底膜及毛细血管内皮区域有 IgG 细胞复合物沉积，呈颗粒状。该模型对于阐明自身抗体产生的机制，研究免疫反应范围基因及自身抗体的致病性等具有广阔的应用前景。

11.2 IgE 转基因 BALB/c CrSlc 小鼠模型

【操作步骤】构建 anti－TNP IgE 重链和轻链的基因表达载体，用此建立 BALB/c CrSlc 转基因鼠。在表达 anti－TNP IgE 基因的小鼠中，8～16 周时静脉注射 TNP－BSA 即可诱导过敏反应。

【结果分析】IgE 介导的全身性过敏反应，小鼠直肠温度下降，鼻子、耳朵、足充血，存在轻、中度的出血等。

11.3 自身免疫性肝病

1. 刀豆蛋白 A 诱导的肝损伤模型

【操作步骤】BALB/c 小鼠，15～20g，用 PBS 稀释刀豆蛋白 A 至 2mg/ml，以 10～20mg/kg 尾静脉注射，8h 后即可出现肝损伤。

【结果分析】刀豆蛋白 A 可激活 $CD8^+$ 或 $CD4^+$ 细胞，增加 IFN－γ 释放，后者通过促进炎症细胞对肝门静脉区的浸润及活化巨噬细胞功能诱发细胞因子综合应答，产生肝细胞的细胞毒效应。给药 8h 后，血清 ALT、AST 明显升高，病理形态学改变为肝小叶有严重的中性粒细胞、淋巴细胞、单核细胞浸润，炎症病灶还可见于门静脉区与中央静脉区，电镜示弥漫性肝细胞坏死。

2. 苦基氮（picryl chloride，PCL）所致迟发性变态反应机制诱发的肝损伤模型

【操作步骤】BALB/c、ICR，或昆明种小鼠，重 15～20g，给预先剃去腹毛的小鼠腹部涂上 1% PCL 的乙醇溶液 0.1ml 致敏一次，5d 后重复致敏一次，第 2 次致敏的 5d 后，用 0.2%～0.5% PCL 的橄榄油溶液 10μl 肝内注射攻击，18h 后可观察结果。

【结果分析】迟发性变态反应其主要反应细胞为 Th1 型淋巴细胞及其趋化的炎症细胞等，苦基氮可激活 Th1 型淋巴细胞所致的

免疫介导的免疫损伤。模型的病理表现包括：ALT、AST 明显升高，肝细胞坏死，门管区炎细胞浸润。这种肝损伤的程度与免疫反应的强度成正比，而且这种损伤不局限于注射部位，可弥漫整个肝脏。

11.4 转基因动物模型

Morahan 等将自身抗原 $H-2K^b$ 通过转基因特异表达在肝细胞膜上，虽然在转基因鼠或接受非转基因鼠的骨髓重构的转基因鼠没有发生任何肝病理活动，但是将胸腺正常成熟消失后的小鼠脾细胞输入，侵入性肝损伤立即出现，并且 12 周后减轻。此模型也反映了肝细胞膜表达的新抗原可以引起免疫耐受。

【结果分析】由于肝细胞膜表面出现新的抗原，此抗原可以诱发周围系统的免疫耐受，再次输入新的 T 淋巴细胞，可以通过免疫介导产生出肝细胞变性坏死、门脉周围炎症等。

参考文献

1. 施新猷，王四旺，顾为望等. 比较医学 . 西安：陕西科学技术出版社，2003. 367 - 398
2. 自身免疫动物模型的优化 . 皖南医学院院报，2003，22（2） ：83 - 85
3. 董关木，俞永新 . 小鼠作为 HIV-1 实验动物模型的研究进展 . 国外医学 · 病毒学分册，1995，2（2）：51 - 53
4. 孙兵，马宝骊，谢雅莉 . 甲醛化空肠黄曲菌与佐剂诱导的自身免疫动物模型 . 上海免疫学杂志，1991，11：257 - 260
5. 吴厚生，储以徽，熊思东 . 抗核抗体启动原新观点的学术意义 . 中国免疫学杂志，2002，18（9）：593 - 595
6. 吴厚生，储以徽，熊思东 . 淋巴细胞的活化和抗核抗体的生成 . 上海免疫学杂志，2002，22（5）：289 - 291
7. 吴小闲，张奉学 . 猴免疫缺陷病毒（SIV）慢性感染猴模型的建立 . 广州中药学大学学报，2000，17（4） ：355 - 357
8. 杨煜 . 自身免疫性甲状腺炎的实验动物模型研究进展 . 国外医学 · 内分泌学分册，2002，22（6）：366 - 369
9. 刘建文主编 . 药理实验方法学——新技术与新方法 . 北京：化学工业出版

社，2001. 169

10. Dunn CS, Beyer C, Schmitt D, et al. Infection of cynomologus and rhesus monkeys with an SIV mac239 chimeric virus expressing env, tat, rev and vpu of HIV-1 Lai results in high viral loads associated with lymphocytes of blood and lymphnode. Primatol, 1995, 24 (4) : 209
11. Eilat D, Naparstek Y. Anti-DNA autoantibodies: a puzzle of autoimmune phenomena. Immunol Today, 1999, 20 (8) : 339-342
12. Farine JC. Animal model in autoimmune disease in immunotoxicity assessment. Toxicology, 1997, 119 : 29-35
13. Joan SV, Adany I. Animal model of mucosally transmitted human immunodeficiency virus type 1 disease: intravaginal and oral deposition of Simian/human immunodeficiency virus in macaques results in systemic infection, elimination of $CD4^+$ T cells, and AIDS. Journal of Virology, 2002, 17 (5) : 4016-4023
14. Kita M, Ahmad L, Marians RC, et al. Regulation and transfer of a murine model of thyrotropin receptor antibody mediated Graves' disease. Endocrinology, 1999, 140 : 1392-1398

第12章 五官系统动物模型

12.1 通过饮食建立牙周炎模型

【操作步骤】成年地鼠，饲以 Keyes 2000（果糖 56%，脱脂奶粉 28%，面粉 6%，酵母 4%，苜蓿粉 3%，动物肝粉 1%，食盐 2%及少量蔬菜）。6 周后，显示上皮细胞增生至釉牙骨质界面以下，有牙周袋形成，炎症区域白细胞浸润，血管腔隙增多，骨表面破骨细胞数目增多。

成年 Beagle 狗，饲以狗红肠、土豆粉、糖和水，3 个月。牙面有大量的菌斑和牙石堆积，牙龈缘退缩，牙槽嵴表面破骨细胞数目增多，随时间延长牙周炎加重。

【结果分析】粗糙食物利于牙面自洁，而高糖黏性软食不利于牙齿自洁，易引起牙菌斑和牙石堆积。龈上菌斑为龈下菌斑形成提供了细菌附着部位、生长条件以及较低的氧化还原电位。所以高糖饮食易致龈上菌斑形成，从而为龈下菌斑的形成、牙周炎的发生创造了条件。

12.2 蒿花粉和蛋清蛋白诱导变态反应性鼻炎

【操作步骤】选用无鼻炎或鼻前庭炎的健康成年家兔，1.5～2.0kg。实验前配制花粉变应原，用昆明地区蒿属花粉 55g，脱脂使脂肪含量低于 3%，按 1∶20 的比例加入 Coca's 液（含 0.5%的氯化钠、0.375%碳酸氢钠、0.4%酚等），过滤、透析、浓缩、灭菌后，测定总氮含量为 1.25mg/ml。用 75%的乙醇消毒鸡蛋壳后，抽取蛋清，作为蛋清蛋白变应原：将两种变应原分别与等量弗氏完全佐剂混合，分别免疫家兔。第 1 次免疫，于兔后掌、背部 4 点皮下，各注射 0.5ml，共 3.0ml。1 周后第 2 次注射相同变应原，于兔后腿内侧肌肉和背部4点皮下，各注射0.5ml，共3.0ml。每隔一周在相同部位按上法再免疫一次，共3次。蒿花粉组和蛋清蛋白组分别应用蛋清蛋白和浓缩蒿花粉变应原滴鼻，每天1次，每次每侧鼻腔6滴，共2周。第4次注射后1周，第2组动物耳静脉注射浓缩变应原2.5ml，并在1周后重复注射1次。第1组动物在第4次注射后，第2组动物在第6或7次注射后，用絮状沉淀法测定血中抗体效价，达1∶400以上者作为实验动物。合格动物用相应的变应原滴鼻，每次每侧鼻腔10滴，每天滴鼻1次，共5d。

【结果分析】鼻腔内第5次滴入致敏变应原后，第1、2组动物均发生类似喷嚏的反应。10min后，用放大电耳镜插入前鼻孔观察，见下鼻甲和鼻中隔稍充血肿胀。0.5h时充血肿胀明显，总鼻道内充满分泌物，前鼻孔下方皮毛全部浸湿。部分动物有白色和无色的鼻涕溢出，但鼻拭纸涂片未查见嗜酸性粒细胞。少数动物在短时间内有烦躁不安、搔抓鼻部和尖叫等表现，持续1～2min。不同时间处死动物，取材时见10min、30min、3h的动物整个鼻甲充血肿胀明显，24h以后逐渐趋向正常。第1、2组动物鼻黏膜组织学改变基本相同。光镜所见：变应原激发后10min至3h鼻黏膜明显水肿，血管扩张，固有层中细胞浸润以中性粒细胞多见，激发后30min，血管周围有少量嗜酸性粒细胞，部分区域上皮细胞和绒毛脱落。变应原激发后24h，水肿较前减轻，固有层中浸润细胞增多，有淋巴细胞、中性粒细胞和少量浆细胞，部分区域淋巴细胞增多。激发后10d，细胞浸润以淋巴细胞为主，浆细胞数量增多，20d时浆细胞数量更多。

12.3 口腔黏膜溃疡

【操作步骤】家兔，体重2kg左右，麻醉处死，在无菌条件下，于口腔黏膜下注射生理盐水，然后将黏膜剥离，用生理盐水冲洗干净，放入0.1mol/L、pH7.4的磷酸缓冲液中，保存于低温冰箱（－70℃）内备用。使用时将上述家兔口腔黏膜在无菌条件下剪碎，研磨成极细的糊状，加入磷酸缓冲液制成组织匀浆，加入

1∶1000 乙酸硫汞钠溶液防污染。在免疫动物时再加等量的弗氏完全佐剂。

将试验家兔背部除毛，常规消毒，将上述抗原加佐剂的乳化液 1ml 注入家兔脊柱两侧皮内，共注射 20 点，每隔 2 周注射 1 次，共注射 4 次。在第 4 次免疫后 10d，分别自兔的耳缘静脉采血，以补体结合试验法进行抗体效价的测定。在免疫注射后 5 个月再采第 2 次抗体效价测定。实验动物免疫注射后观察 5 个月，并将试验兔口腔黏膜出现的溃疡进行活体组织检查。最后以空气栓塞法将动物处死，做尸体消化道组织学检查。

【结果分析】实验兔免疫注射后，经过 5 个月的观察，每只实验兔多次出现了口腔溃疡，最少者出现 4 次，最多者出现 15 次，平均每只兔出现 8 次左右。实验兔从第 3 次免疫注射后即开始出现溃疡，在免疫注射 4 次后的 1～2 个月内出现溃疡频数达到高峰，在免疫注射后第 3～4 个月出现溃疡次数逐渐减少。实验兔开始出现口腔黏膜溃疡，以后反复发生。表现为在局限性充血或不充血的口腔黏膜上出现溃疡，经观察溃疡区有丘疹上皮坏死形成，未见疱疹发生。溃疡为针头至小米粒大小，少数可达小豆粒大（直径一般为 1～2mm），圆形或椭圆形，边缘较整齐，溃疡较浅，表面覆有一层灰黄色膜。溃疡一般持续 2～3d 即愈合，溃疡多发生于唇黏膜，少数可发生在口底，个别溃疡发生于牙龈及上颚部，溃疡多为单个发生。于第 4 次免疫注射后第 10d，分别由兔耳缘静脉采血测定抗体效价，可达 1∶2000 以上，直到免疫注射后第 5 个月末，口腔黏膜溃疡已经很少出现时，抗体效价降为 1∶40～1∶160。

肉眼观察见食管、胃、十二指肠皆无异常改变；镜下观察食管、胃、十二指肠亦无异常改变。镜下观察可见口腔黏膜上皮坏死、脱落，形成溃疡，其表面被覆大量中性粒细胞和纤维素等渗出物。溃疡底部小血管扩张充血，组织水肿，大量中性粒细胞、淋巴细胞、单核细胞浸润。溃疡四周的黏膜上皮可见鳞状上皮细胞空泡变性，上皮细胞间可见少数中性粒细胞、淋巴细胞、单核细胞浸润。上皮下小血管扩张充血，组织水肿，可见少数中性粒细胞、淋巴细胞、单核细胞浸润。

【注意事项】本试验诱发的口腔溃疡其出现程度与抗体效价的高低是平行一致的。诱发的复发性口腔黏膜溃疡从临床症状表现到组织病理改变，都与人类的复发性口腔黏膜溃疡相似。建立实验动物的复发性口腔溃疡（RAU）模型对于研究人类复发性口腔溃疡意义重大，由于对 RAU 的病因学认识不足，因而目前临床上尚无治疗 RAU 的特效药物及方法。利用兔口腔黏膜蛋白作为抗原，可引起实验家兔发生 RAU，其临床表现及组织学检查均与人类 RAU 相似，表明此动物模型可作为研究人类 RAU 的模型。

参考文献

1. 安云芳，赵长青，朱庆义等. 变应性鼻炎黏膜 P 物质受体的研究。中华耳鼻咽喉科杂志，1998，33（3）：132
2. 查能愉，郁鸿敏，陈晚英等. 间接免疫荧光法检测复发性口疮患者血清自身抗体及临床意义的探讨. 现代口腔医学杂志，1988，2（4）：198-200
3. 陈峰，李玲. 变应性鼻炎病理进展与治疗途径. 宜春医专学报，2001，13（2）：661
4. 陈铁楼，李秦，周以钧. 大鼠实验性牙周炎动物模型研究. 临床口腔医学杂志，1996，12（4）：204
5. 陈铁楼，周以钧，吴织芬. 豚鼠实验性牙周炎形成的初步研究. 上海口腔医学，1995，4（1）：38
6. 黄亚筠，周敏，贾文炬等. 大鼠口腔黏膜白斑动物模型实验研究. 华西口腔医学杂志，1984，2（1）：24-26
7. 刘书翰. 复发性口腔溃疡动物模型. 中华口腔医学杂志，1989，24（5）：303
8. 史凤芹，于世凤，庞淑珍. 牙周炎动物模型初步研究. 中华口腔医学杂志，1994，29（1）：50
9. Biancu S，Ericsson I，Lindhe J. Periodontal ligament tissue reaction to trauma and gingival inflammation：an experimental study in the beagle dog. J Clin Periodont，1995，22（10）：772
10. Caillon P，Saffar JL. Improvement of gingival and alveolar bone status in periodontitis-affected hamsters treated with 15-methyl prostaglandin E1. J Periodont Res，1994，29（2）：138
11. Chang KM，Ramamurthy NS，Mcnamara TF，et al. Tetracyclines inhibit porphyromonas gingivalis-induced alveolar bone loss in rats by a non-

antimicrobial mechanism. J Periodont Res, 1994, 29 (4) : 242
12. Ichie YM, Suzuki A, Kawabata K, et al. Alveolar bone loss in rats infected with a strain of prevotella intermedia and fusobacterium nucleatum isolated from a child with prepubertal periodontitis. J Periodont, 1997, 68 (1) : 12

第13章 感染性疾病动物模型

13.1 病毒性心肌炎

【操作步骤】雄性 BALB/c 小鼠，4 周龄。柯萨奇病毒 CB_3V 在 Hep-2 细胞中传代，在 Wish 细胞上用 Reed 法滴定。小鼠腹腔注射 0.75ml×$10^{8.5}$ $TCID_{50}$ CB_3V。需要在动物生物安全二级实验室（ABSL-2）操作。

【结果分析】国外通常选用小鼠、田鼠、狒狒，并将这些动物感染上柯萨奇病毒 CB_3V，可以观察到由于病毒感染所引起的心肌局限性或弥漫性病变。

13.2 SARS

【操作步骤】SARS 冠状病毒的 PUMC01 株分离自中国 SARS 病人，在 Vero 细胞上培养传代，经 RT-PCR、全基因测序和电镜形态观察确定为 SARS 冠状病毒，病毒 $TCID_{50}$ 为 10^6/ml。动物用 1～3 岁恒河猴，由中国医学科学院医学生物学研究所提供。接种前按实验用猴国家标准微生物 SPF 级进行复检，检查显示 SARS 病毒抗体为阴性。恒河猴经鼻腔接种 10^5 $TCID_{50}$（1ml 体积）病毒；所有动物实验均在 SARS 专用 ABSL-3 实验室中进行。所有的实验猴每日检测肛温和进行血液常规检查，观察白细胞计数的动态变化。观察有无咳嗽、流涕、呕吐、皮疹、腹泻、气促、呼吸困难、明显食欲不振等临床表现。在 SARS 冠状病毒接种恒河猴 1d 后，每天收集咽拭子标本，充分浸泡在 1ml DMEM 培养液中，经 0.22μm 滤膜过滤后，接种 Vero 细胞进行病毒分离。尸检时取血浆、肺、肝、脾和肾组织，研磨处理后，如上方法接种 Vero细胞。在 ABSL-3 实验室内提取病毒 RNA，用对应于 SARS

冠状病毒 1b 区的引物进行巢式 RT-PCR 检测。恒河猴在 SARS 冠状病毒接种后第 5d 始至安乐死时，每隔 124h 经静脉采血 1ml 分离血清，−80℃下保存备用。血清 SARS 冠状病毒特异性抗体（IgG）检测采用“SARS 冠状病毒抗体诊断试剂盒（酶联免疫法）IgG”（北京华大吉比爱生物技术有限公司）。中和抗体测试用尸检时的血清以1∶2 至 1∶512 进行 2 倍系列稀释，加入 100 $TCID_{50}$量的病毒，在 37℃培养箱中，中和 1h 后，接种 96 孔细胞培养板中，每个血清浓度接种 4 排孔，培养 1 周，观察细胞病变，计算保护 50%细胞不被感染的血清稀释度。病理学研究包括大体观察：动物在感染的第 5、7、10、15、20、30 和 60d，分别安乐死动物，组织病理取材，详细观察肺、心、脾、肾、肝、脑、肠、胃以及淋巴结等组织的形态变化；病理切片制备：病毒接种的第 5d 开始安乐处死动物，取肺等组织，10%甲醛固定，石蜡包埋，常规病理组织切片处理后，HE 染色、Gomori’s 银染和 ABC 免疫组化方法染色，镜检。

【结果分析】

（1）所有的实验猴在实验前 1 周测正常体温和外周血常规，感染后每日检测肛温和进行血液常规检查，观察白细胞计数的动态变化。恒河猴在病毒接种的第 2～5d 时有一过性的体温升高，为39～40℃，随后恢复到正常 38.5℃左右。白细胞在感染 1 周时处于正常范围［（4～10）$\times 10^9$ 个/升］的偏低值［（4～8）$\times 10^9$ 个/升］。部分动物有呼吸困难，摄食减少，胸腹部皮肤出现皮疹。未见咳嗽、流涕、呕吐、腹泻等临床表现。X 光检查肺未见明显改变。

（2）病毒分离培养、病毒 RNA 检测：从恒河猴接种 5d 的咽拭子标本中，经 Vero 细胞培养，产生了典型细胞病变（CPE）。病毒接种第 5d 全部可从咽拭子中检测到大小为 797bp 的目的条带，阳性检出最长可持续到第 15d。

（3）恒河猴接种病毒前 SARS 冠状病毒特异性抗体 IgG 及中和抗体均为阴性。猴在 10d 内为阴性。感染猴在 11～15d 开始，至安乐死时，SARS 冠状病毒特异性抗体 IgG 均为阳性，并有一定的中和抗体产生。

（4）大体肺组织表面局部有轻度实变现象，未见明显其他改变。肝、肾、脾及淋巴结等组织未见病变。

（5）在感染 5、10、15、20、30、60d，对恒河猴进行病理检查，见彩图 13.1～13.7。

根据 Koch 理论要求，确定一种病毒性疾病须满足以下 6 个指标，即：从患者体内分离到病毒、能经宿主细胞培养、可滤过性的证明、在原宿主或相关宿主体内可复制相似疾病、重复分离病毒以及检测到体内为此产生的特异性免疫反应。大量的临床和实验室研究证实了 SARS 的前 3 项指标，荷兰 Osterhaus 实验室初步证实 SARS 病毒经气管可以感染食蟹猴，分离并鉴定到了相关病毒，也检测到了 SARS 冠状病毒特异性抗体（仅 2 只在 16d 时），初步证实了后 3 项指标。鉴于荷兰小组所用的猴子数量很少（4 只），有关指标也不尽完善，如详尽的病理学改变，包括免疫组织学染色等，我们认为，有必要进一步对 SARS 病毒易感的动物进行系统的研究。与临床病理学观察相比，动物模型在阐明病毒致病性方面具有很多优势：（1）临床病理学研究观察到的都是死亡病人晚期的结果，对于早期病理改变是看不到的，因此使用动物模型对 SARS 的动态病理学变化有了初步了解。（2）临床病例往往发生继发感染，我们所见到的是混合感染的结果，而在动物模型上看到的是单纯病毒感染造成的病理损伤，能更真实地反映病毒的致病性。（3）临床上看到的病理改变是经过药物治疗后的，也不能代表实际的病理变化。因此，利用模型动物将在 SARS 致病性研究中发挥重要作用，病理学改变为药物筛选、疫苗评价等方面的研究奠定了重要基础。

【注意事项】试验在 ABSL－3 实验室进行，试验人员经过生物安全培训。

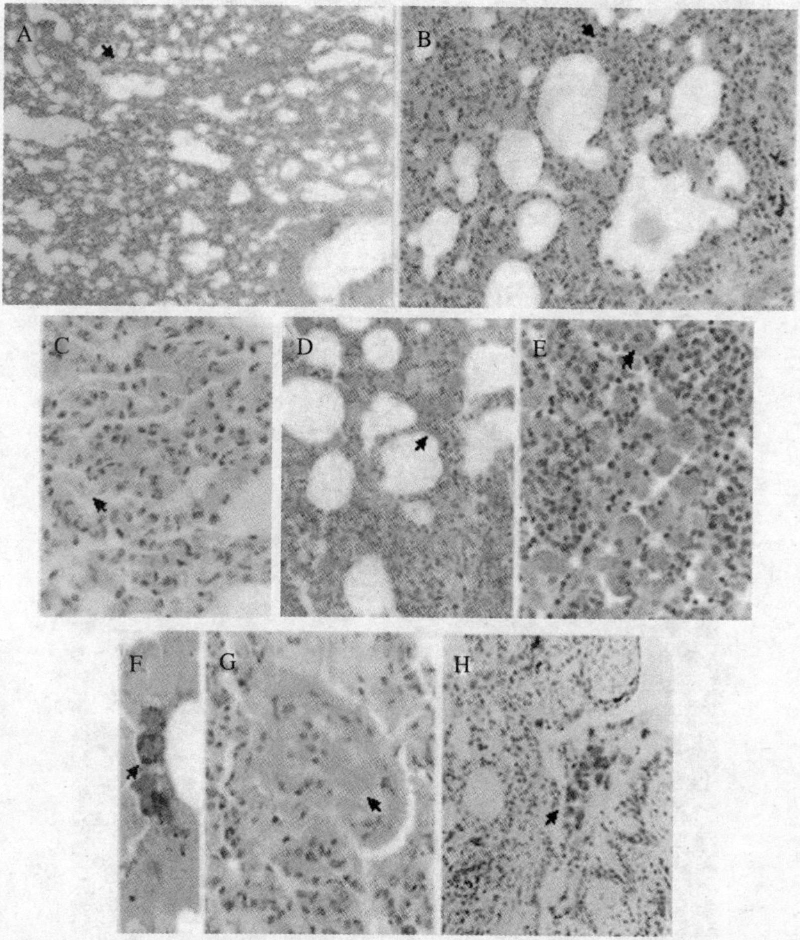

彩图 13.1　病毒接种 5d 后病理改变　包括：A. 均匀分布的间质性肺炎，HE，×100；B. 肺泡间隔单核细胞浸润，HE，×200；C. 肺泡中单核细胞积聚，上皮细胞脱落，HE，×400；D. 出血和出血性间质性肺炎，HE，×200；E. 肺门淋巴结吞噬细胞吞噬 RBC，HE，×400；F. 细胞中铁染色阳性，×400；G. 肺泡透明膜形成，HE，×400；H. $CD68^{+}$ 单核细胞出现在呼吸道和肺泡中，CD68 McAb 染色，×400

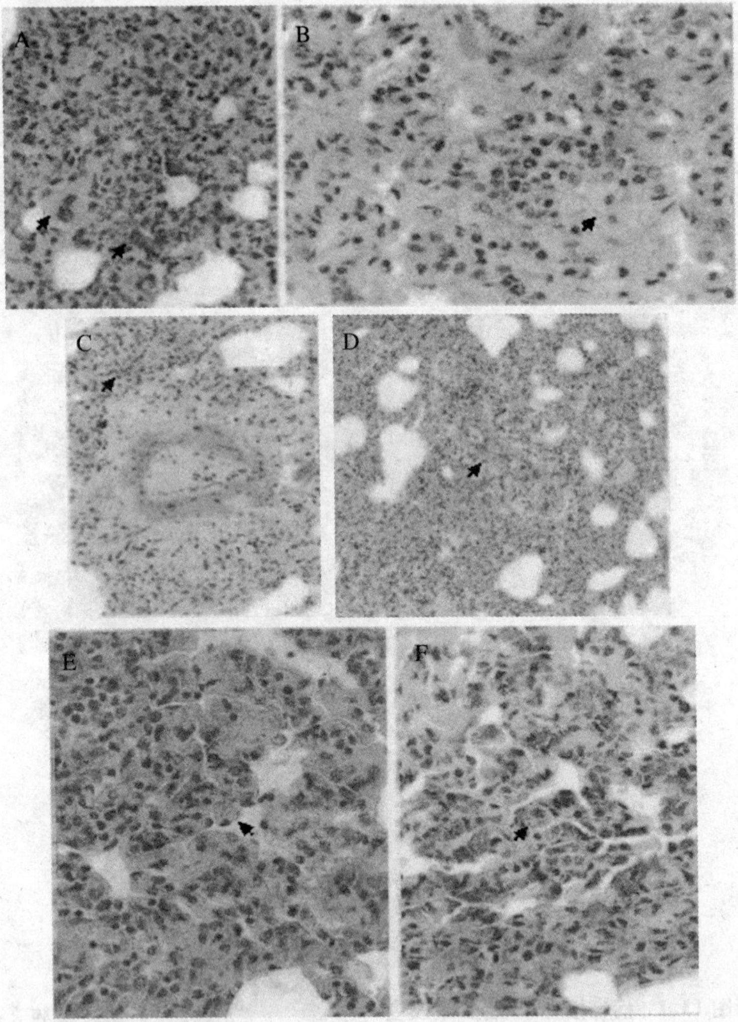

彩图 13.2　病毒接种 7d 后病理改变　包括：A. 出血性间质性肺炎伴有巨细胞的出现，HE，×400；B. 巨细胞和泡沫细胞在肺泡内积聚，支气管扩张，HE，×200；C. 肺间质的病变，HE，×200；D. 上皮细胞增生和静脉壁的纤维化，HE，×20；E. 肺泡中单核细胞（泡沫细胞）增生和积聚，HE，×400；F. 出血和红细胞吞噬现象，HE，×400

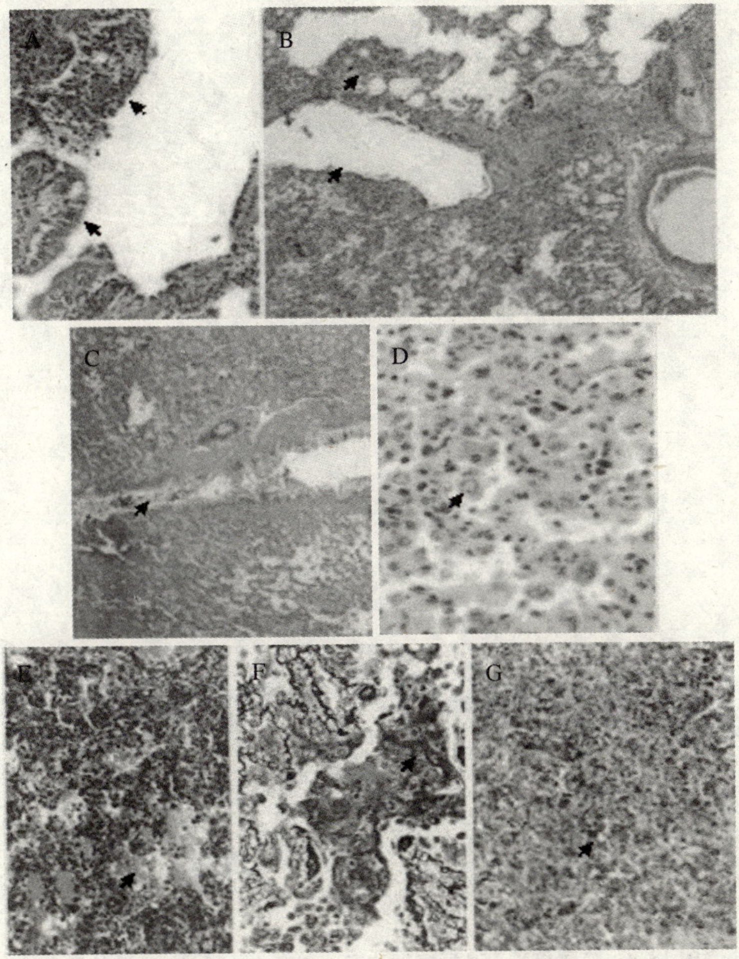

彩图 13.3　病毒接种 10d 后病理改变　包括：A. 支气管上皮的炎症、脱落和再生，HE，×200；B. 间质性肺炎和呼吸性管道的扩张，HE，×200；C. 黏液性炎细胞和细胞碎片堵塞呼吸管道，PAS，×200；D. 在毁损的肺泡中有吞噬细胞、泡沫细胞和巨细胞的积聚，HE，×400；E. 肺泡中可见水肿液，单核细胞染成红色，MCT 染色，×200；F. 肺泡间隔网状纤维和弹力纤维的断裂，Gomorri 银染，×400；G. 淋巴结组织中查到 SARS 冠状病毒抗原

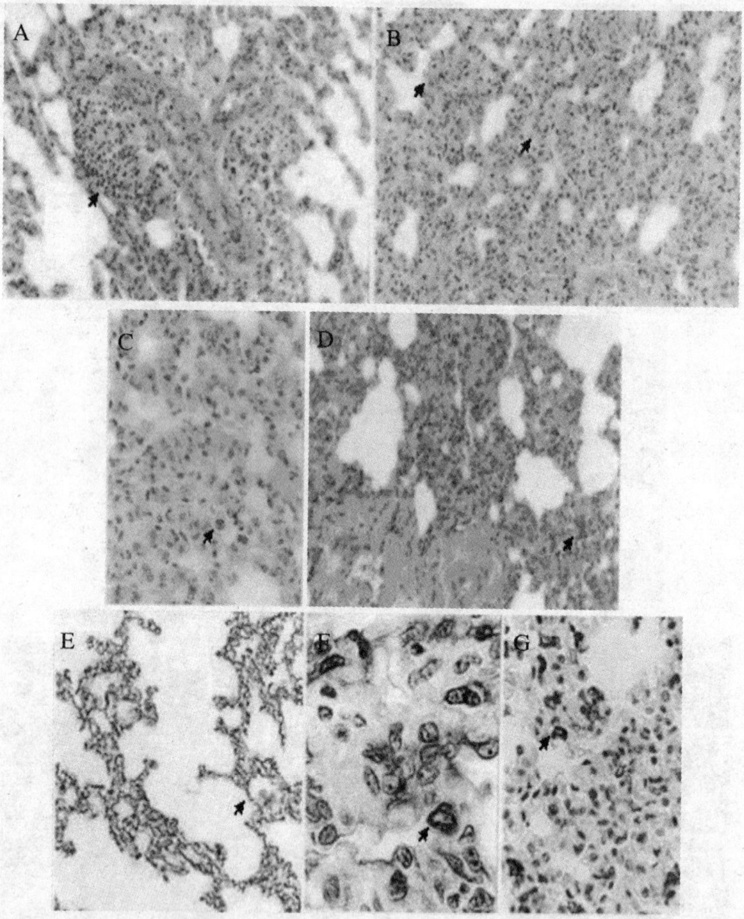

彩图 13.4　病毒接种 15d 后病理改变　包括：A. 和 B. 间质性肺炎的发展，肺泡和肺泡间隔内可见单核细胞的积聚，HE，×400；C. 肺泡和肺泡间隔内吞噬细胞的积聚，HE，×400；D. 出血和红细胞吞噬现象，HE，×200；E. 肺泡间隔网状纤维的断裂，Gomorri 银染，×400；F. 肺泡内皮细胞角蛋白染色阳性，角蛋白 McAb 染色，×1000；G. 肺泡间隔 $CD68^+$ 吞噬细胞浸润，Gomorri 银染，×400

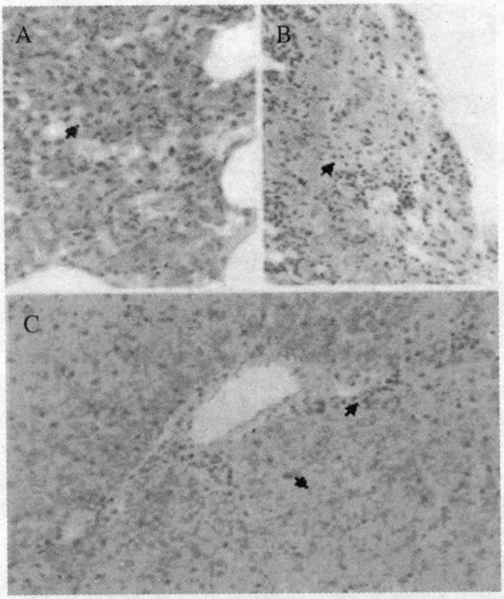

彩图 13.5　病毒接种 20d 后病理改变　A. 肺间质病变仍然明显，肺泡被炎症病灶中的单核细胞和泡沫细胞所替代，HE，×400；B. 胸膜水肿和渗出性炎症，同时有成纤维细胞和纤维细胞的增生，HE，×200；C. 肝脏脂肪变性，肝细胞局灶性坏死，伴有血管（静脉）周围的单核细胞（淋巴细胞）浸润，HE，×200

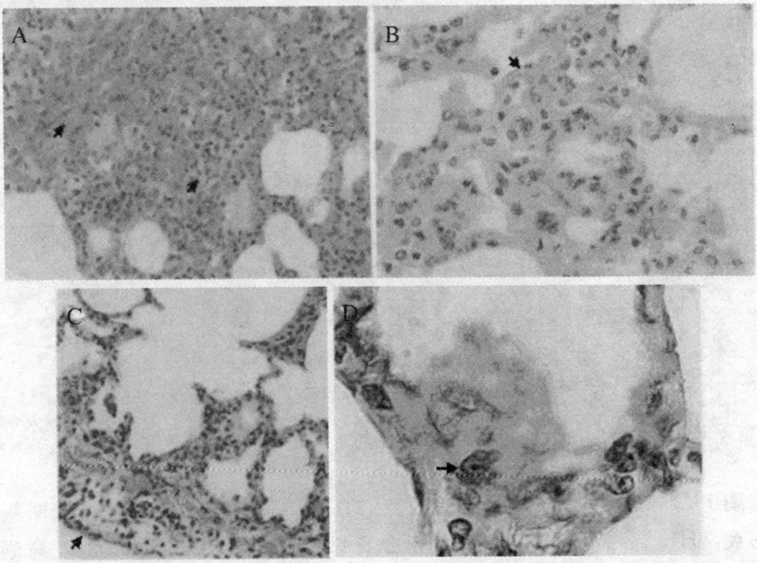

彩图 13.6　病毒接种 30d 后病理改变　包括：A. 肺间质的病灶，肺实质内有成纤维细胞的增生，HE，×200；B. 肺泡中有巨噬细胞的积聚和透明膜形成，HE，×400；C. 胸膜水肿和炎症细胞积聚，肺泡扩张，HE，×200；D. 肺泡内衬细胞内有完整的角蛋白，角蛋白 McAb 染色，×1000

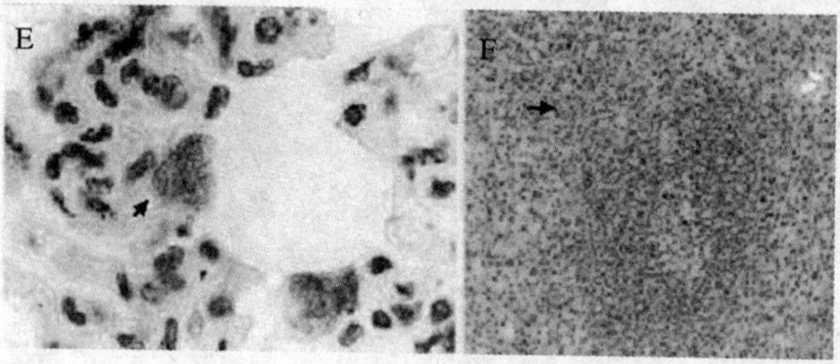

彩图 13.6　病毒接种 30d 后病理改变　E. 在肺泡和肺泡间隔内有少许 $CD68^{+}$ 吞噬细胞，CD68 McAb 染色，×1000；F. 脾脏中有红髓细胞的充血和增生，HE，×200

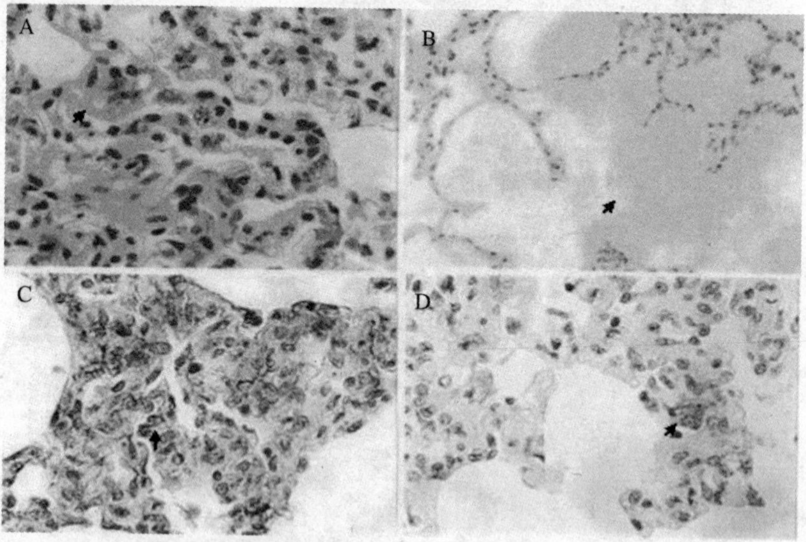

彩图 13.7　病毒接种 60d 后病理改变　包括：A. 在某些肺泡中有透明膜形成，HE，×400；B. 肺泡囊扩张和局灶性水肿，HE，×200；C. 肺泡内衬细胞增生（角蛋白阳性），角蛋白 McAb 染色，×400；D. 在肺泡间隔内可见到少许 $CD68^{+}$ 细胞，CD68 McAb 染色，×400

13.3 病毒性肝炎

病毒性肝炎是由多种肝炎病毒引起的传染病，包括甲型、乙型、丙型、丁型和戊型肝炎。但不是所有的肝炎病毒都有相应的动物模型。大部分实验动物对甲型肝炎病毒不易感。我国已有报道红面猕猴、恒河猴、人及野生树鼩感染后出现人甲型肝炎症状。近年来发现某些鸭肝炎病毒的特征与人肝炎病毒十分相似，故用鸭作为人肝炎模型也开始增多。

13.3.1 甲型肝炎病毒恒河猴模型

【操作步骤】HAV 野生型病毒株吕 I1 分离自 1988 年上海甲肝暴发流行期间的急性患者，疫苗病毒 H2 株为疫苗株。成年恒河猴，体重 2～5kg，经氯胺酮麻醉后，先留血样及肝组织活检标本，随后静脉接种 0.25～1.0ml HAV 毒种。从感染前 4 周至实验后 1 周及感染后 8～12 周，每周空腹采血检测抗 HAV、ALT 或 LDH5/ ICD。间隔 2～4 周做肝穿活检，观察到期，处死动物进行尸检及肝脏组织病理学检查。部分动物于 4～22d 间收集粪便标本，置－30℃保存，待进行细胞培养分离或酶标直接检测病毒。每轮实验设少数空白对照动物。

【结果分析】在接种后 2～6 周所有猴均出现抗 HAV 阳转，抗体效价一般于 8～12 周达峰值。感染后的 1～3 周在粪便中间隙性排出 HAV，临床未发现有精神萎靡、食欲不振、黄疸等异常表现，观察到期进行尸检未发现大体病理变化。可以作为 HAV 复制和基因调控的动物模型。

13.3.2 土拨鼠肝炎病毒模型

土拨鼠（Woodchuck，Marmota monax）为松鼠科的哺乳动物，1978 年 Sumners 等发现土拨鼠携带与人类 HBV 相似的肝炎病毒，称为土拨鼠肝炎病毒（woodchuck hepatitis virus，WHV）。WHV 与 HBV 在形态学、基因结构及其产物、复制过程和致病性等方面极为相似。自然界土拨鼠的 WHV 的慢性携带状态可达

30%，而且肝癌的发生率远高于 HBV 感染的人类，实验证实也可支持 HDV 复制。同时土拨鼠还是猴痘病毒的主要传播途径。土拨鼠为研究 HBV 和 HDV 感染提供了一个经济而有用的动物模型。

自从 1978 年发现 WHV 以来，土拨鼠已成为研究 HBV 感染发病机理以及肝细胞癌发生过程的动物模型。近年来土拨鼠又被广泛地用于疫苗的研究和抗病毒药物的筛选。土拨鼠及各种动物模型可以从美国康奈尔大学动物中心购买，中国医学科学院实验动物研究所保有该动物品系。

1. 土拨鼠肝炎病毒感染模型

土拨鼠感染 WHV 后易转为慢性感染，并且通常表现为慢性活动性肝炎，在感染后 2 年，约有 50%的动物进展为肝细胞癌，而感染后 4 年则几乎 100%进展为肝细胞癌。该模型已被广泛应用于肝细胞癌发生分子机制的研究。此外，土拨鼠模型也是研究病毒基因在其生命周期中具有何种生物学功能的很有用的体内模型。对土拨鼠 WHV 感染模型研究发现，病毒感染肝细胞的自发清除可能是肝脏细胞再生与原位表达的抗病毒因子发挥旁观者效应联合作用的效果。

2. 肝移植乙型肝炎再感染模型

土拨鼠肝炎病毒阴性鼠为供体，而病毒慢性携带鼠为肝移植受体，Dahmen 等用土拨鼠首次建立起了肝移植乙型肝炎再感染模型。土拨鼠是研究肝移植 HBV 再感染较为合适的动物模型，而且能很好地耐受手术。病毒在移植物出现的首要标志是 WHsAg，可在肝窦内检出，而再感染的证实有赖于大多数肝细胞内 WHsAg 和 WHcAg 染色阳性及移植肝内检出病毒 DNA 与 RNA。

3. HDV 感染土拨鼠模型

以 HDV 接种到携带 WHsAg 的土拨鼠，可在接种后 1～5 周的血清中出现 HDAg，第 2～8 周达到高峰。用免疫组化的方法在肝细胞核及细胞浆内可以证实有 HDAg 的存在，肝组织在接种后 3～8 周出现典型的肝炎病变。

4. 土拨鼠转基因肝炎模型

(1) Casey 等人（2006 年）从 HDV 感染者体内分离到 HDV Ⅰ型基因，将比 HDV cDNA 长 1.2 倍（包含 HDV cDNA）的一

段基因组 DNA，克隆进 pGEM3Zf（+）质粒的 Ps+Ⅰ-SphⅠ焦点，构建了 pGDLx1.2 重组基因表达载体。DNA 测序分析，插入片段包含 HDV-1 基因组的和抗基因组的核酶。

（2）HDV cDNA 转染土拨鼠

用慢性土拨鼠肝炎病毒携带者，转染 50μgHDV 构建的质粒 pGDLx1.2，剂量为 0.5ml。转染方法为手术暴露肝脏多点注射。每周取血做 RT 半定量 PCR 检测 HDV RNA。从感染后第 7～15 周获得高滴度土拨鼠丁型肝炎病毒Ⅰ型（WHDV-1）病毒阳性血清。通过位点杂交方法检测到血清浓度为 1×10^9 当量 HDV RNA/ml。

13.3.3 鸭乙型肝炎病毒（DHBV）

【操作步骤】芙蓉鸭幼鸭出壳 24h 内自胫静脉采血分离血清，经斑点酶免疫分析（DotEIA）法检测鸭乙型肝炎病毒（DHBV）表面及前表面抗原（DHBs/presAg），DNA 斑点杂交检测 DHBV DNA，筛选 DHBV 两者均为阴性的幼鸭用于实验。分别于出壳 1d、10d 以及 28d 腹腔接种 DHBV 阳性血清，1d 龄及 10d 龄鸭的病毒接种量分别为 100μl，28d 龄鸭为 10μl，病毒拷贝数 7.8×10^8 copies/ml。感染后，每 2 周采血分离血清检测 DHBs/presAg 及 DHBV DNA。

分别从 DHBV 阳性鸭血清及肝组织中提出 DHBs/presAg 及甲、乙型肝炎病毒核心抗原（DHBcAg），取上述纯化的 DHBs/presAg、DHBcAg 各 100μl 灭活，与完全佐剂乳化后，待鸭长至 8 周后（各系统发育成熟）皮下分多点免疫，每隔 3 周 1 次，连续免疫 5 次。

【结果分析】1d 龄鸭感染 2 周后两者（DHBs/presAg、DHBcAg）阳性率均为 89%左右，4 周后达 94%左右。连续观察 22 周保持阳性率不变。10d 龄鸭感染 2 周后阳性率仅为 16%左右，4 周后为 38%左右，6 周达 61.1%，12 周后 50%鸭 DHBs/presAg 及 DHBV DNA 转阴，并出现相应的病毒特异性体液及细胞免疫应答。28d 龄鸭病毒接种量为 1d 龄鸭的 100 倍，观察 8 周后无 1 只为阳性。表明通过腹腔接种感染途径，仅 1d 龄感染鸭可导致持续性 DHBV 感染。

【注意事项】ABSL－2 实验室内进行，加个人防护。

13.3.4 甲型肝炎病毒树鼩模型

【操作步骤】取甲肝病人甲肝抗原阳性大便，制成 5%悬液，并依次以 3000 及 8000 转/分各离心 30min，上清液冻存于－80℃备用。成年健康树鼩，在 ABSL－3 实验室内，每只口服 5%甲肝病人甲肝抗原阳性新鲜大便悬液 0.5ml。感染后持续排毒 15～21d，滴度为 1∶10～1∶320，30d 后，排毒停止。用第 1 代感染树鼩甲肝抗原阳性粪便的 10%悬液给每只正常树鼩口服 1ml 进行第 2 代感染；感染后约 1 周仍能在其粪便中查到抗原，排毒持续 12～27d，其高峰在 7～13d；将第 2 代感染动物排毒高峰期粪便制成 10%悬液，以同法进行第 3 代感染，后者粪便中也能查到抗原。

【结果分析】(1) 甲肝病毒可在树鼩体内繁殖，感染后 7～13d 开始从粪便排毒；持续 15～21d，随着病毒在树鼩体内传代，潜伏期似有缩短，感染率也趋于增高；然而，多数动物为非临床型，第 1 代感染动物仅个别有一过性血清谷丙转氨酶（SGPT）升高，似与病毒的适应性有关。(2) 感染后 2～16 周，有 78%的动物血清中出现甲肝病毒抗体，然其滴度较低，且有的很快不能再现，对照组的动物，服正常人大便滤液的前后，持续测出较高滴度的甲肝病毒抗体，这可能是自然感染所致，因树鼩有吃人粪的习性。(3) 用固相放射免疫阻抑试验及免疫电镜观察病毒颗粒的大小、形状和免疫学性质，均证明从感染树鼩粪便提取的抗原与人的甲肝病毒相似。(4) 感染树鼩尸检看到其肝脏充血、水肿及实质变性；但和国内外用甲肝病毒感染狨猴、黑猩猩和红面猴比较，树鼩肝脏病变较轻，没有出现急性肝炎的典型改变，这可能和病毒的感染量、毒力及其在树鼩体内的繁殖程度有关。

13.4 HIV 和 SIV

在各种动物的慢病毒中，SIV 与 HIV 的亲缘关系最近，而且

SIV 感染恒河猴的致病作用、自然病程、疾病表现与 HIV－1 感染人十分相近。因此，可用恒河猴模型确定影响 AIDS 发展的病毒因素和宿主因素。已从 9 种不同的非人灵长类分离出 SIV，各种恒河猴不是 SIV 的自然宿主。根据核苷酸序列比较，将 HIV 和 SIV 分为 5 个亚群，亚群之间在进化上大约是等距离的，存在 40%～50%的同源性。致病性 SIV 包括分离自恒河猴的 SIVmac 和分离自乌黑色白脸猴的 SIVsmn，其中，SIVsmn 在自然宿主中不致病。但接种各类恒河猴却能引起人类 AIDS 样疾病。两个密切相关的 SIVsmn 株其致病性明显不同（表 13.1）。

表 13.1　两个 SIV 毒株的致病性比较

SIV 毒株	猴的种类	疾　病	死亡时间
SIVsmn9	C. atys	无症状感染	自然死亡
	M. nemestrina	慢性 AIDS 样疾病	7～14 个月
	M. mulatta	慢性 AIDS 样疾病	14～48 个月
SIVsmnPBj14	C. atys	急性致死性疾病	10～13d
	M. nemestrina	急性致死性疾病	6～14d
	M. mulatta#	慢性 AIDS 样疾病	14～40 个月
		急性致死性疾病	7～14d

罗猴对 PBj14 株致病的易感性可变，30%～50%发生急性致死性疾病

13.4.1　SIV 猴艾滋病动物模型的制备

【操作步骤】3～5 岁恒河猴，SIVmac251（美国 Aaron Diamond 艾滋病研究中心），静脉注射 SIVmac251，1ml，3～10 MID_{100}。

【结果分析】感染后 2～3 周白细胞总数和 $CD4^+$ 淋巴细胞亚群绝对值均有所下降，然后回升，9 个月后又有下降，呈波浪形，全血的病毒滴度持续高滴度达 3 个月。大多有浅表淋巴结肿大、脾略肿大、皮肤红斑、腹泻、体重下降，死亡猴与人类 AIDS 症状相似。

【注意事项】在 ABSL－3 级以上实验室进行，戴双重手套，穿

防护服，戴眼罩，严格遵守操作规程。

13.4.2　SHIVKU-1感染豚尾猴模型

【操作步骤】将SHIVKU-1毒株（美国Kansas医学中心）通过阴道内途径接种豚尾猴，接种量为1ml，浓度为10^4 $TCID_{50}$/ml。

【结果分析】感染1周后病毒以最快的速度复制并达到最高峰。在1个月内豚尾猴$CD4^+$细胞迅速减少，6个月后感染的豚尾猴死亡，这时外周血$CD4^+$细胞含量<30/μl，出现贫血、消瘦和机会性感染（疟疾、弓形虫病、隐孢子虫病等）。

豚尾猴对猴免疫缺陷病毒（SIV）的感受性比其他亚洲猴好，并且对嵌合的猴/人免疫缺陷病毒（SHIV）多次活体接种已具有致病性。此模型可用于性传播感染途径的艾滋病以及感染后的发病机制的研究，并对于抗HIV-1感染的药物和疫苗相关研究都有积极作用。所以豚尾猴有望作为SHIV模型系统的一种新动物模型，对研究AIDS的病理、治疗、疫苗、母婴传播以及流行病学等都有重要的价值。

【注意事项】试验中注意安全，在ABSL-3实验室进行。

13.4.3　猴的SHIV感染模型

【操作步骤】将SIVmac392（来自美国加州灵长类中心）的tat、rev、env基因替换为HIV-1 lai的tat、rev、vpu、env基因，构建嵌合病毒（SHIV），并将病毒静脉接种于恒河猴或食蟹猴。

【结果分析】当发现了HIV-1和SIV之后，人们应用分子生物学技术，将HIV-1重要基因与SIV做成嵌合体病毒(SIVHIV-1，简SHIV)，并用来感染猴属动物，用以研究HIV不同基因的功能以及病毒与宿主的相互作用。现在已建立数个SHIV病毒株，不仅能感染猴，而且使猴子出现类似AIDS的病症。感染后1～2周内，动物血液中检出高滴度的嵌合病毒，2～4周内，血清转阳，$CD4^+$/$CD8^+$比例倒置，$CD4^+$细胞数下降并出现淋巴腺病。

【注意事项】在ABSL-3级以上实验室进行，戴双重手套，穿防护服，戴眼罩，严格遵守操作规程。

13.4.4 AIDS 转基因小鼠模型

目前，主要有 4 种转基因鼠：（1）HIV-1 的 tat 转基因小鼠，主要用于卡波肉瘤的病理研究；（2）LTR 转基因鼠；（3）Nef 转基因鼠；（4）HIV-1 全序列前病毒 DNA 转基因小鼠。美国艾滋病联合会可以提供这些小鼠品系。

13.4.5 猫 AIDS（FAIDS）模型

【操作步骤】腹腔接种猫白血病病毒（Felv）500 000ffu（日本东京大学提供）。

【结果分析】感染后 2 周即可检出抗体，感染后 3～5 周所有实验感染的猫均发生全身淋巴结病，2～8 周后淋巴结肿大最明显，2～9 个月后逐渐消退。在感染后 2～5 周，多数猫中性粒细胞减少，持续 4～9 周。从猫的脑、脾、骨髓、外周血淋巴细胞、肠系膜和下颌淋巴结、唾液和脑脊液中均能分离出病毒。猫白血病病毒（Felv）感染猫产生 AIDS 的机理有 3 种假说：（1）Felv 对细胞尤其是未成熟的胸腺淋巴细胞有致病作用，因而导致 T 细胞数量和功能下降的免疫缺陷。（2）Felv 外膜蛋白抗原 P15E 具有免疫抑制作用。（3）Felv 抗原与相应抗体在感染猫体内形成的循环免疫复合物具有免疫抑制作用。Felv 虽与 HIV 无相关性，但感染猫之后的症状与 AIDS 相似，这有助于研究 AIDS 的发病机理。

【注意事项】在 ABSL-3 级以上实验室进行，戴双重手套，穿防护服，戴眼罩，严格遵守操作规程。

13.4.6 小鼠 AIDS（MAIDS）模型

【操作步骤】成年 BALB/c 小鼠，腹腔接种小鼠白血病 LP-BM5 MuLV 病毒悬液每只 0.5ml，病毒滴度为 3×10^4 PFU/ml。

【结果分析】小鼠感染后 4～6 个月出现淋巴结病、脾肿大、B 细胞多克隆活化、高丙球蛋白血症、B 细胞和 T 细胞功能的深度免疫缺陷、B 淋巴细胞瘤，以及对其他病原体感染的敏感性增高。

小鼠的 AIDS 模型有许多优点，包括对 AIDS 早期有较准确的反映，遗传学相同的纯种动物有能够确切了解的免疫学参数。但小鼠白血病病毒混合物 LP－BM5 MuLV（日本京都大学）诱导小鼠免疫缺陷机理不清楚。有人认为可能是普遍的多克隆淋巴细胞增生活化抢先抑制了特异性的免疫反应作用，从而导致免疫缺陷的形成。

【注意事项】在 ABSL－3 级以上实验室进行，严格遵守操作规程。

参考文献

1. Fouchier RAM, Kuiken T, Schutten M, et al. Koch's postulates fulfilled for SARS virus. Nature, 2003, 423：240－241
2. Dahmen U, Li J, Dirsch O, Fiedler M, et al. A new model of hepatitis B virus reinfection: liver transplantation in the woodchuck. Transplantation 2002, 74 (3) ：373－380
3. Colonno RJ, Genovesi EV, Medina L, et al. Long-term entecavir treatment results in sustained antiviral efficacy and prolonged life span in the woodchuck model of chronic hepatitis infection. J Infect Dis, 2001, 184 (10)：1236
4. Casey JL, Tennant BC, Gerin JL. Genetic changes in hepatitis delta virus from acutely and chronically infected woodchucks. Journal of Virology, 2006, 80 (13)：6469－6477
5. John Casey, Paul J Toshkov, et al. Clevudine inhibits hepatitis delta virus viremia: a pilot study of chronically infected woodchucks. Antimicrobial Agents and Chemotherapy, 2005, 49 (10)：4396－4399

第14章 妇科疾病动物模型

14.1 多囊卵巢综合征

14.1.1 雄激素诱导模型

【操作步骤】取 9 日龄雌性 SD 大鼠，颈背部皮下注射丙酸睾酮每只 1.25mg（0.05ml），1 次；被注射的大鼠于 21 日龄离乳；被注射的大鼠自 70 日龄起，连续阴道涂片持续 11d。

【结果分析】过高的雄激素干扰了卵泡的生长成熟，造成 SD 大鼠的阴道上皮细胞持续角化。

14.1.2 雌激素诱导模型

【操作步骤】选择成年清洁级未交配雌性 SD 大鼠，体重 200～220g，每日保持光照 14h，出现 2 次规律的、每 4 天 1 次的发情周期，分别一次性腹腔注射戊酸雌二醇（EV）每只 1mg、每只 2mg、每只 4mg 剂量组，每组 10 只。分别在 15d、30d、60d 处死动物，观察卵巢形态及其他改变。

【结果分析】高雌激素使垂体对下丘脑的 GnRH 的敏感性增加，LH 水平上升，同时持续的雌激素刺激对垂体 FSH 有抑制作用，从而出现多囊卵巢综合征典型的垂体内分泌环境。每只 4mg 剂量组 30d 时，卵巢呈现多囊样改变，其余各项指标与人类接近，提示造模成功。

14.1.3 孕激素联合 HCG 诱导模型

【操作步骤】24 日龄未成年雌性 SD 大鼠，10 只皮下埋植左旋 18-甲基炔诺酮硅胶棒（3mm，上海达华制药厂生产产品），27 日龄时每日 2 次皮下注射 1.5U HCG，共注射 9d，至 36 日龄，造模成功。

【结果分析】皮埋左旋18-甲基炔诺酮硅胶棒（是左旋18-甲基炔诺酮结晶与硅橡胶基质按1∶1的比例均匀地混合构成核心作成药芯，棒外套以薄的硅橡胶膜，两端用黏合剂封闭）可使雌二醇、孕酮、FSH、LH均呈现低水平，导致不排卵。而HCG在卵泡早期使用可致卵泡闭锁。目前尚无LH制品，HCG的化学结构和生物作用与LH类似，故联合使用HCG以造成多囊卵巢综合征动物模型。该造模方法可使雌鼠长期不孕。

14.2 更年期综合征

【操作步骤】清洁级雌性SD大鼠，体重250±20g，常规饲喂。将大鼠随机分为2组：正常组10只；更年期综合征模型组10只。更年期综合征模型组大鼠经氯胺酮20ml/kg腹腔注射麻醉（上海中西药业股份有限公司生产），腹位固定，在最末肋骨下，腋中线偏向脊柱外侧2cm处剪除长毛。体表经碘酒和75%乙醇常规消毒后，切开皮肤和背肌，用眼科镊夹卵巢，分离脂肪团，即可见黄红色的卵巢，将卵巢下输卵管及脂肪一并结扎，同法摘除对侧卵巢，将子宫角送回腹腔。将更年期综合征模型组大鼠，每笼1只饲养，共接受21d各种不同的应激，包括：(1) 电击足底（36V交流电，每间隔1min刺激1次，每次持续10s，共30次）。(2) 冰水游泳（4℃，5min）。(3) 热应激（45℃，5min）。(4) 摇晃（每秒1次，持续15min）。(5) 夹尾（持续1min）。按上述刺激顺序刺激2轮。

【结果分析】左手背位固定大鼠，右手持吸管，其内预先吸有生理盐水0.1～0.2ml。轻轻插入大鼠阴道内0.5～1.0cm，抽吸两三次，滴1滴吸液于载玻片上。干后以5g/L美蓝溶液染色10min后，用水冲洗多余染液。吹干后置于显微镜下进行细胞学检查。更年期综合征模型组大鼠若连续5d阴道监测未见发情周期证明去势成功。

14.3 乳腺增生

【试剂】苯甲酸雌二醇注射液，沪卫药准字（95）第0386号-009，批号950502；黄体酮注射液，粤卫药准字（1982）第103143号，批号960903-1；光学显微镜；一次性注射器（2ml）。

【操作步骤】清洁级SD大鼠，20只雌性未孕，75～85日龄。将大鼠随机分为实验组和对照组各10只。实验组肌肉注射苯甲酸雌二醇0.5mg/kg（上海第九制药厂出品），每天1次，连续20d。再肌注黄体酮5mg/kg（广州明兴制药厂出品），每天1次，连续5d。对照组肌注生理盐水每只0.2ml，连续注射25d。停药后饲养35d。

大鼠经戊巴比妥钠40mg/kg腹腔注射麻醉，对2组实验大鼠心脏采取1～2ml血液作生殖激素6项测定。

戊巴比妥钠麻醉法处死大鼠，测量第2、3对乳头的高度。取下第2对完整的乳房，以10%的福尔马林液固定，石蜡包埋切片，HE染色，在光学显微镜下观察。

【结果分析】引起动物乳腺增生的因素很多，如体内性激素分泌失调，各种生长因子、细胞周期因子表达异常，甚至某些特定的食物构成等均可引起乳腺增生。本实验使用外源雌激素注射未孕大鼠，通过扰乱动物体内的性激素分泌，诱导动物的乳腺组织增生。实验组动物的乳头高度（第2、3对）与对照组动物比较有明显的增高（$P<0.01$）。实验组动物血液中的催乳素、促卵泡激素和雌二醇的含量均显著高于对照组（$P<0.05$或$P<0.01$），黄体生成素和孕酮，则显著低于对照组（$P<0.05$或$P<0.01$）。对照组动物的乳腺切片中，无一例发生乳腺增生，而实验组动物的乳腺切片中均有典型的乳腺增生，如导管增生、腺泡增生、囊性增生和混合型，出现率为100%。

第15章 实验动物伦理学

实验动物伦理学是生命伦理学在实验动物学中的体现，是在保证动物实验结果科学、可靠的前提下，针对人的活动对动物所产生的影响，从伦理方面提出保护动物的必要性，其核心是动物福利。世界各国都存在不同程度的动物保护、动物福利的思想，并且有100个以上的国家为动物福利立法。近十多年来，随着经济的快速发展和与国际交往的与日俱增，我国实验动物科学领域关于伦理问题的研究进展迅速。

15.1 生命伦理学

生命伦理学是科学与人文相互交叉、相互渗透的重要领域，体现了当今文化发展趋势和进步潮流。生命伦理学的任务就是在科学与人文两者之间寻求平衡，从本质上说是对人的权利和尊严的价值关怀。

15.2 实验动物伦理学的基本概念

实验动物伦理学是研究实验动物科学活动中的有关伦理道德问题的产生、发展和变化规律的科学。它是以实验动物从业人员的道德观为主要研究对象，并将实验动物科学研究中的各种现象以及道德问题上升到理论高度，是实验动物科学与伦理学相结合而形成的一门独立的学科，是一门理论性和实践性很强的学科。实验动物伦理学也是生命伦理学在实验动物科学领域的具体表现，与医学伦理学类似，是一门新兴交叉学科。其研究内容以实验动物和从业人员的福利问题为主体，主要研究实验动物科学领域研究所涉及的伦理学问题。

15.3 实验动物伦理学的研究对象

实验动物伦理学的主要研究内容和对象是实验动物和从业人员的福利问题，也就是实验动物科学研究中主体和客体的关系问题。实验动物是指经人工饲育，对其携带的微生物实行控制，遗传背景明确或者来源清楚的，用于科学研究、教学、生产、检定以及其他科学实验的动物。从业人员包括从事实验动物的科研、教学、生产、检定、经营、运输等活动的专业和非专业人员。

我国的生命科学与世界还没有完全接轨，国内的很多科学发现都没有得到世界同行的认同。这里面有科研水平的因素，还有一个重要因素，就是我国实验动物质量和伦理问题没有得到保障。实验动物伦理问题主要包括两个方面的问题，第一是实验动物的“内心感受”，也就是常说的动物福利问题；第二是从业人员的“内心感受”，就是他们的从业资质、心理素质以及遇到的伦理学难题。实验动物福利和从业人员心理素质的提高，对于实验动物质量的提高，乃至我国生命科学研究走在国际前列，起着重要作用。

在兼顾科学问题探索和在可能的基础上最大限度地满足动物维持生命、维持健康和提高舒适程度的需求两个方面，研究动物生活环境条件、动物“内心感受”、人道的实验技术等是科学的实验动物伦理学的主要研究内容。为动物提供维持生命延续的营养和生存条件，利用现代医学手段和其他措施保证动物健康，是实验动物科学一直关注和研究的重点。而如何改善和提高动物生活的舒适程度，则受到忽视。实验动物伦理学就是要最大限度地强调后者的作用，视野是全方位的。

15.4 主要研究内容

15.4.1 动物福利

所谓动物福利，就是让动物在康乐的状态下生存，其标准包括动物无任何疾病、无行为异常、无心理紧张压抑和痛苦等。动物福利被普遍理解为几大自由，即让动物享有免受饥渴的自由、生活舒适的自由、免受痛苦的自由、生活无恐惧感和悲伤感的自由以及表达天性的自由。总结起来就是动物的康乐，即健康和安乐，这是动物福利基本的内容。

关于动物福利有3种不同但又有联系的标准水平：(1) 生物机能 (biological functioning) 标准水平：特点是使动物生物机能运转正常，动物保持健康，有着良好的成活率和生长率，有着良好的生产性能。(2) 情感状态 (affective states) 标准水平：特点是尽可能减免动物的负面情感状态，如痛苦、不安、恐惧、沮丧等，增加其正面状态如满足、快乐等。(3) 自然生活 (natural living) 标准水平：特点是使动物过上自然生活，在一个自然或准自然的环境中表达其正常行为，不受过分限制。对于发展中国家而言，动物福利应以生物机能标准为主，兼顾其他两种标准。

15.4.2　实验动物福利

所谓实验动物福利，就是让实验动物在康乐的状态下生存，其标准包括动物无任何疾病、无行为异常、无心理紧张压抑和痛苦等。动物是具有感受性的生命体，并具有认知能力与情感，以及感受痛苦的能力。从事动物实验者有义务保障它们的身体和待遇状况不受无谓的威胁和痛苦。避免使它们遭受无价值的痛苦应是从业人员思考问题的前提。实验动物福利问题的科学研究涉及5个方面：饲养空间与环境；实验动物的管理、处置和运输；实验过程中动物的疼痛、恐惧、痛苦和沮丧；损伤与疾病；饲料、饮水和不良营养。

维护实验动物的福利不仅是自然科学发展的规律，也是社会科学发展的必然结果。实验动物福利工作的好坏，既能反映实验动物学科建设的成就，又影响着生物医学研究成果的准确性、社会性及国际公众认可程度。探讨实验动物福利一方面有助于科研人员明确自我社会地位和价值，使他们认识到自己所从事的职业能够有所发展进而推动生物医学的研究而产生崇高的敬业精神。另一方面对科研人员而言，关爱实验动物，重视实验动物福利有助于培养热爱生命、热爱自然的情操。因此关爱实验动物，维护实验动物福利是人类健康、科技进步和社会发展的需要。

实验动物福利对涉及动物实验的科学研究结果具有很大的影响，一方面环境、营养、管理等动物福利方面的情况会影响动物的心理和生理健康及质量；另一方面动物福利直接影响科学研究结果。对待实验动物要保障其福利，在实验过程中要尊重实验动物，不能虐待、戏弄实验动物，尽量减少对其的不良刺激，否则实验动物会由于刺激而产生一系列的生理和心理反应，从而影响实验结果的准确性。

15.4.3 从业人员

根据我国实验动物管理办法有关规定，“凡从事实验动物管理和动物实验工作的各类科技人员，都必须进行实验动物法律法规及专业培训，经考核合格取得‘实验动物从业人员岗位证书’，方可上岗。”要明确，“从事实验动物相关活动是一项要承担个人责任的行为，从业人员须承诺其行为符合有关法律法规的严格规定。”

实验动物伦理学要想被大众所接受，就需要加强从业人员的教育培训。教育可分为两个部分：科普教育和专业教育。

科普教育：科普教育的主要目的是培养对动物的爱心，要善待动物；消除人们在动物福利上的一些错误认识，如将动物福利与动物权利混为一谈等。业界有关“善待动物”的呼声已越来越高。专家呼吁，不仅要给予动物舒适的居住环境，足够营养的饲料、清洁用水，有条件的还应该提供镇静剂、麻醉剂，并对动物施行安死术，人道处死。要经常性举办一些培训班或讲座，邀请实验动物及动物福利的专家，对实验动物从业人员普及动物福利和动物保护的知识。

专业教育：专业教育应使动物福利在实验动物学、生物医学和畜牧兽医专业课程中占有一席之地。例如英国剑桥大学 1986 年首设动物福利讲席，加拿大、美国、新西兰、澳大利亚、阿根廷等均设有动物福利讲席。实验动物福利问题的宣传和教育需要编写实验动物伦理学书籍，包括科普书籍和专业图书。中国医科大学已经开设讲授实验动物管理与伦理学的课程。

15.4.4 “3R”原则

“3R”原则是推动实验动物福利的核心内容，发达国家已经普遍开展了以替代（replacement）、减少（reduction）和优化（refinement）为核心的“3R”运动。“3R”原则的主要内容：（1）替代：选择一种替代使用实验动物的实验方法，例如采用体外实验的方法；（2）减少：尽量减少所使用实验动物的数量，并作出该实验对于人、动物和环境的正确风险评估；（3）优化：即在实验中尽量把痛苦降至最低。这项原则旨在减少对实验动物所造成的疼痛、痛苦、不安和持续性伤害。

最近“3R”有扩展为“4R”原则的趋势。如印度的动物试验控制和监测委员会（The Committee for the Purpose of Control and Supervision of Experiments on Animals，CPCSEA）增加了试验后受伤实验动物的康复（rehabilitation）。日本也增加了工作人员的责任心（responsibility）。不管如何变化，“3R”原则还是最核心内容，而且被世界各国同行所广泛接受。近几年，如何通过其他方式替代实验动物来做实验成为人们关注的焦点。

15.4.5 实验动物饲养管理中的伦理问题

实验动物的饲养是实验动物得以生存的主要途径，也是实验动物伦理问题表现突出的地方。要加强饲养管理中的伦理意识，首先要加强从业人员教育，特别是要提高饲养人员的素质。饲养人员应该熟悉实验动物的生活习性，喜欢与动物长期相处，并具有一定的实验动物常识。其次要建设完备的饲养设施，提供稳定的温、湿度和充裕的饲养空间，保证良好的通风、光照和安静，并适当给予一定玩具。第三是给予营养丰富、符合动物口味的饲料和清洁的饮水。第四是要加强实验动物质量控制，定期进行微生物学、遗传学、营养学、病毒学检测，使动物处于健康状态。第五是要加强信息沟通，采用较好的管理经验。

饲料在运输过程中可能会变质，所以应当尽可能从当地获得，避免进口，避免其变质和污染。饲料的贮存条件非常重要，如果可能，应当是低温、干燥并适当通风，应当有效地避免昆虫、野生鸟类和啮齿动物的破坏。

15.4.6 感染性试验的伦理问题

动物实验作为生命科学的重要研究手段而广泛使用，研究者越来越多地使用动物进行艾滋病、流行性出血热、病毒性肝炎、麻风病、狂犬病、鼠疫等烈性传染病研究。动物感染实验从接种病原体到实验结束，中间要经过长短不一的饲养过程。在此期间还要继续给动物喂食、给水、更换垫料及笼具等。动物在感染烈性病原后，会有非常痛苦的感受和异常行为，需要给予它们更多的兽医护理并研究如何保障它们的福利问题。在这些过程中，如何善待实验动物，还面临着许多需要解决的伦理学难题。

15.4.7 基因工程动物的伦理问题

随着基因工程（gene engineering，GE）动物在科学研究领域中应用量的增加，涌现出了许多动物福利和伦理学问题。在 GE 动物模型存在的 3 个阶段都存在实验动物福利及伦理学问题。还没有人阐明基因表达跟动物福利的关系，以及动物福利对基因表达的影响。这方面的研究应该受到大家的重视，以便创造更好的饲养环境，降低动物福利对 GE 动物模型基因表达结果的影响。这方面的信息也有利于各研究单位实验动物使用和伦理审查委员会对 GE 动物研究的伦理学审查。

15.4.8 灵长类动物的伦理问题

长期以来，灵长类动物一直作为生物医学最重要的实验动物，是建立传染性疾病模型、精神神经性疾病模型、心血管疾病模型、肿瘤模型和生殖生理研究的最佳实验动物。灵长类实验动物的形态解剖学与生理生化特征方面与人类非常相似，因此是人类的“最佳替身”。灵长类动物是人类的近亲，并且很多灵长类动物物种已濒临灭绝，所以要给予特殊的照顾。国外很多国家已经禁止用灵长类动物做实验。

灵长类动物的伦理问题主要体现在以下几个方面：(1) 舒适的生活环境：创造接近其自然生态的环境，并有足够的活动空间；

（2）饮食保证：给动物喂食有足够营养的饲料和饮水，保证它们的健康需要；（3）伦理审查和“3R”原则：灵长类动物实验前必须经过实验动物管理和使用委员会的伦理审查，在符合“3R”原则的前提下使用；（4）温和的操作：在猴类捕捉、固定过程中，应做到动作温和，不粗暴对待动物，必要时要给予注射镇静剂和麻醉剂，尤其在手术过程中要减少痛苦的刺激；（5）受伤动物的恢复：动物实验结束后，应尽量减少动物的死亡，采取措施促进它们的康复；（6）安乐死术：对病情难以恢复或实验要求处死的动物，应实行安乐死，尽量减少死亡中的痛苦。

15.5 伦理审查制度

15.5.1 法律法规

目前，国外已经有超过 100 个国家为动物福利问题制定了法律法规。最近欧盟又提出要提高动物福利标准，并将动物福利列入欧盟双边贸易争端中。我国虽然还没有对动物福利立法，但已经有法律法规条款中加上了动物福利的内容，如《畜牧法》、《野生动物保护法》等。国家《实验动物管理条例》修订版也准备加入动物福利的内容。

在实验动物福利和伦理审查法律法规建设方面，北京市走在了全国前列。2004 年北京市人大常委会第十七次会议通过的《北京市实验动物管理条例》规定，对动物实验必须进行伦理审查。伦理审查是指参照国际上通行的伦理基本原则，结合我国医药卫生科技发展的现状与趋势，对医学科学研究项目中涉及动物的课题进行审查，并做出结论性意见。该《条例》规定，从事实验动物工作的单位，应当配备科技人员，由实验动物管理机构负责实验动物工作中涉及实验动物项目的管理，并对动物实验进行伦理审查。从事实验动物工作的单位和个人，应当维护动物福利，保障生物安全，防止环境污染。不同等级、不同品种的实验动物，应当按照相应的标准，在不同的环境设施中分别管理，使用合格的饲料、笼具、垫料等用品。

北京市科委在2006年又发布了北京市实验动物管理办公室组织编写的《北京市实验动物福利伦理审查指南》。该指南规定：适用于北京市行政区域内从事实验动物的科学研究、生产、经营、运输和应用的单位和个人；成立北京市实验动物福利伦理委员会，负责检查各有关单位实验动物福利和伦理审查制度及其执行情况；伦理委员会审查依据的基本原则：动物保护原则、动物福利原则、伦理原则、综合性科学评估原则。

15.5.2 IACUC的设立

各个实验动物研究单位都应成立实验动物使用和伦理审查委员会（Institutional Animal Care and Use Committee，IACUC），其主要任务是：保证本单位动物设施符合要求，有关人员受到必要培训，实验设计合理，并遵守伦理道德的原则对待实验动物。委员会成员，应该包括在实验动物管理和使用方面有经验的高级科研人员，在实验动物医学研究方面有经验的兽医师，还包括来自非动物实验部门代表及热衷于动物福利问题的成员。

中国医学科学院实验动物研究所等许多科研单位已经建立了实验动物使用和伦理审查委员会（IACUC），定期对单位内部各课题组所进行的动物试验进行伦理学审查。中国医学科学院、中国科学院、复旦大学等单位还建立了实验动物管理和伦理委员会。

15.5.3 欧洲的伦理审查制度

欧洲的法规中规定任何项目的议定书（一种建议开展项目研究的说明）中涉及使用动物的，必须经过管理委员会批准，只有得到批准后才可以安排动物实验。统一的议定书格式对所有研究、教学、检验项目都适用，这种议定书应包括以下内容：研究者姓名、将用动物的种类、数量、项目经费来源、主要研究人员及动物研究技术成员姓名，对使用动物的过程应详细描述，使委员会的每个成员都能理解到底用动物来做什么。委员会应清楚地认识到咨询的自由性很重要，但也要承认实验的实施要负责任并遵循伦理道德标准。

15.5.4 美国实验动物伦理审查系统

美国同欧洲的伦理审查制度类似，但较其更全面、系统。他们对实验动物生产使用的审核可以分为三种系统或层次。

第一种系统为法律规定：美国农业部（USDA）根据动物福利法（Animal Welfare Act，AWA，1966年颁布）来执行对各单位动物管理审核，每年进行两次现场检查（site visit）；其审核的动物包括狗、猫、非人灵长类、豚鼠、地鼠、兔及其他用于研究教学或展示的温血动物等，但不含大鼠及小鼠。此为法律规定，如果审核不合标准会受到处分。

第二种系统为政策性规定：在DHHS－PHS系统下由美国NIH、CDC、FDA提供经费的单位需接受NIH下属的实验动物福利办公室（Office of Laboratory Animal Welfare，OLAW）的监督。OLAW以“实验动物管理指南”所订的标准为审核依据，审查各单位内IACUC提交的审核记录和报告。IACUC每年需提交两次审核记录给OLAW。报告则是当本单位内研究人员不接受IACUC的意见来对待动物时提交。如果报告内容经查属实，OLAW则可建议经费提供单位取消对违规人员的资助。此种审核为一种政策，并非法律。

第三种系统为AAALAC认证审核：国际实验动物评估和认可管理委员会（AAALAC international）认证审核为自愿性的，由各单位自己申请接受认证。如经过认证，则可获得认证证书。该证书表示该单位的实验动物管理合乎国际标准，这在经费争取、报告发表及动物保育人士方面都有极大帮助，这也是AAALAC认证系统在美国甚至国际同行中越来越受到重视的原因。此认证合格证并非永久持有，必须每年提出年度报告，同时每三年需要一次重新现场认证（site visit）。

参考文献

1. 史平，王禄增，王捷，尚昌连．试论动物福利概念及实验动物福利内涵．中国比较医学杂志，2004，14（5）：309－310

2. 贺争鸣，邢瑞昌，方喜业，王禄增，尚昌连．论实验动物福利、动物实验

与动物实验替代方法．实验动物科学与管理，2005，22（1）：61－64
3. 董婉维，杨葳，尚昌连，王禄增．关于实验动物福利研究的发展．实验动物科学与管理，2005，22（3）：63－64
4. 李华，史小平，王捷，尚昌连，王禄增．笼具及饲养密度对实验动物福利的影响．中国比较医学杂志，2004，14（6）：384
5. 翟新验，王小珂．浅谈实验动物福利．实验动物科学与管理，2004，21（3）：65－67
6. 苏志杰．动物实验“3R”方法的发展概况．动物医学进展，2004，25（4）：36－39
7. 方喜业主编．医学实验动物学．北京：人民卫生出版社，1995
8. 徐平．实验动物饲养管理中的动物福利．实验动物科学与管理，2003，20（增刊）：99－100
9. 杨立廷，卢云，姜玉．动物实验应注意的问题．齐鲁医学杂志，2005，20（6）：563－564
10. 陈乾生．非人灵长类动物实验中的动物福利．实验动物科学与管理，2003，20（增刊）：108－109
11. 尹海林．加强项目管理，建立动物实验的伦理学评价机制．实验动物科学与管理，2004，21（3）：32－35
12. 杨果杰，郑振辉，前岛一淑，浦野徹．动物实验管理委员会的职责．第四届生物多样性保护与利用高新科学技术国际研讨会，2004，249
13. 刘郁，闫起鹏，包海花．医学教育与科研中动物利用的伦理学．牡丹江医学院学报，1999，20（2）：111－112
14. Peter Singer. 动物研究中的伦理学问题．中国医学伦理学，2004，17（2）：31－35
15. 贺争鸣，邢瑞昌，方喜业，王禄增，尚昌连．我国实验动物福利立法基本原则的探讨．中国比较医学杂志，2005，15（2）：98－100
16. 荣瑞章．我国实验动物的法制管理是动物福利的保障．第四届生物多样性保护与利用高新科学技术国际研讨会，2004，238
17. 中国实验动物资源现状．国家科技基础条件平台工作简报，2005，15
18. Combes R, Gaunt I, Balls M. A scientific and animal welfare assessment of the OECD Health Effects Test Guidelines for the safety testing of chemicals under the European Union REACH system. Altern Lab Anim, 2006, 34 (Suppl 1): 77－122
19. Pereira S, Tettamanti M. Ahimsa and alternatives — the concept of the 4th R. The CPCSEA in India. ALTEX, 2005, 22 (1): 3－6

20. Brown MJ, Murray KA. Phenotyping of genetically engineered mice: humane, ethical, environmental, and husbandry issues. ILAR J, 2006, 47 (2): 118-123
21. Rusche B. The 3Rs and animal welfare—conflict or the way forward? ALTEX, 2003, 20 (Suppl 1): 63-76

第16章 常用实验动物品系简述

实验动物科学是生命科学和生物医药技术产业的重要支撑条件，是衡量一个国家、一个地区科学技术水平的重要标志之一。随着国家对实验动物事业投入的增加，实验动物科学发展迅速，为生命科学研究和生物医药产业的发展作出了巨大贡献。

Joan Stats 在 1976 年为小鼠标准命名委员会（Committee on Standardized Nomenclature for Mice）所写的《小鼠近交品系标准命名》一文中刊登了近交系小鼠 252 个。世界发达国家都已建立了实验动物种质资源库，并采用现代分子生物学、胚胎工程及低温生物学等手段来进行实验动物种质资源的开发与保存。美国杰克逊研究所（Jackson Laboratory，简称 Jax）在 2005 年 6 月～2007 年 5 月的产品目录报告小鼠品系共有 2800 多种。小鼠的每个品系（strain）或株（stock）均各有其历史来源、遗传背景、基因组成、独特的生物学特征、与其相应品系的标准命名。

本章将介绍我国实验动物生产单位及常用实验动物品系的有关信息。

16.1 实验动物生产单位及联系方式

优良实验动物种质资源的保存和共享利用是生命科学和生物医药研究的基础平台。为了提高我国实验动物质量，科技部已相继建立了国家啮齿类实验动物种子中心及上海分中心（表 16.1～16.3），南京遗传资源小鼠库，哈尔滨鱼类实验动物，广州比格（Beagle）犬及四川、云南灵长类实验动物种子中心，这些中心的顺利建成，确保了我国实验动物遗传资源质量和相关实验动物的种子供应问题，从而实现了实验动物质量从源头控制。

表 16.1　国家首批啮齿类实验动物供种名录（1998 年 10 月 28 日）

供种单位	动物品种	品　系	遗传分类	健康等级
国家啮齿类实验动物种子中心	小鼠	BALB/cJ	近交系	三
	小鼠	615	近交系	三
	小鼠	T739	近交系	三
	大鼠	Wistar	封闭群	三
	豚鼠	Hartley	封闭群	二
国家啮齿类实验动物种子中心上海分中心	小鼠	BALB/cAnN	近交系	三
	小鼠	C3H/HeJ	近交系	三
	小鼠	AKR/J	近交系	三
	小鼠	ICR	封闭群	三
	大鼠	Wistar	近交系	三

表 16.2　国家第二批啮齿类实验动物供种名录（1999 年 12 月 27 日）

供种单位	动物品种	品　系	遗传分类	健康等级
国家啮齿类实验动物种子中心	小鼠	DBA/2J	近交系	三
	大鼠	SD	封闭群	三
国家啮齿类实验动物种子中心上海分中心	小鼠	C57BL/6N	近交系	三
	小鼠	BALB/cA - nu	近交系	三
	大鼠	SD	封闭群	三

表 16.3　国家啮齿类实验动物种子中心上海分中心目前所有的品系（2005 年 8 月）

类　别	品种（系）名称	用　途
近交系小鼠	SLAC：A	癌症、矮小综合征、唇裂等
	SLAC：A/wy	癌症、矮小综合征、唇裂等
	SLAC：ACA	遗传检测
	SLAC：AKR	癌症、心血管、内分泌、新陈代谢等

续表

类　别	品种（系）名称	用　途
近交系小鼠	SLAC：Ath	遗传检测、心血管
	SLAC：ATL	遗传检测
	SLAC：AZG	遗传检测
	SLAC：B10・A	遗传检测
	SLAC：B10C2R7	遗传检测
	SLAC：B10C5R7	遗传检测
	SLAC：B10D2	遗传检测
	SLAC：B10RⅢ	遗传检测
	SLAC：B10/Sn	遗传检测、免疫、炎症
	SLAC：BALB/cAn	癌症、动脉硬化、免疫
	SLAC：BALB/cByJ	癌症、神经
	SLAC：C3H/He h2：k	癌症、麻疹、心血管、感觉神经、免疫
	SLAC：C3H/JK h2：j	遗传检测
	SLAC：C3H/SW h2：b	遗传检测
	SLAC：C57BL/6N	癌症、放射线、结核、心血管、神经、免疫
	SLAC：CBA	心血管、癌症、感觉神经
	SLAC：DBA/1	癌症、癫痫、心血管
	SLAC：DBA/2	心血管、神经生物学、感觉神经、癌症
	SLAC：NOD	1 型糖尿病、肥胖、免疫、神经
免疫缺陷小鼠	SLAC：BALB/cAnude	癌症、皮肤病、免疫
	SLAC：Scid SLAC：NOD-SCID	癌症、免疫、移植
KO 小鼠	SLAC：B6129SF1	肥胖
F1 小鼠	SLAC：CKF1	免疫

续表

类　别	品种（系）名称	用　途
远交系小鼠	SLAC：ICR	生理、安全性试验、胚胎
	SLAC：KM（昆明小鼠）	生理、安全性试验
近交系大鼠	SLAC：Wistar	肿瘤、免疫、药理、内分泌
	SLAC：SHR	高血压模型
	SLAC：WKY	高血压模型对照
	SLAC：LEWIS	
远交系大鼠	SLAC：SD	生理、营养、安全性试验
其他	SLAC：中国地鼠	2 型糖尿病
	SLAC：金黄田鼠	
	SLAC：豚鼠	
	SLAC：MRL/MP，（JAXNUMBER：000486）	红斑狼疮模型
	SLAC：NON	1 型糖尿病模型对照
	SLAC：FVB	转基因
	SLAC：KK	2 型糖尿病小鼠
	SLAC/GK	2 型糖尿病大鼠
	129S3/ SvImJ	
	SLAC：SAM	快速老化小鼠
	SLAC：SHRSP	高血压脑卒中
	SLAC：NZW	红斑狼疮
	SLAC：NZB	红斑狼疮、肿瘤、自发性高血压
	SLAC：NOD - SCID	T/B/NK 细胞缺失、免疫、肿瘤
	SLAC：F344	乳腺肿瘤、白血病等
	B6. 129S7 - Ifngtm1Ts	免疫缺陷、免疫及炎症研究

续表

类 别	品种（系）名称	用 途
其他	BALB/c - TgN (DO11.10) 10Loh	免疫缺陷、免疫及炎症研究
	C57BL/6 - Prf1tm1Sdz	免疫缺陷、免疫及炎症研究
	SLAC：EG	荧光蛋白、转基因
	SLAC：SJL	
	SLAC：DB.DB	肥胖/糖尿病
	SLAC：MRL/LPR	红斑狼疮模型
	SPF 新西兰兔	
	SPF 日本大耳兔	
	普通级青紫兰兔	
	长爪沙鼠（代售）	
	B6.129P2 - Ccr5tm1Kuz	
	B6 - 129 - Ldirtm1Her	低密度脂蛋白受体缺失
	高血压小鼠	100%高血压（肾素、血管紧张素转基因）

中国医学科学院实验动物研究所持有北京市实验动物管理委员会颁发的实验动物生产许可证，可提供高质量的30余品种品系实验动物及其辅助材料（表16.4）。

表16.4 中国医学科学院实验动物研究所可提供的实验动物一览表

类 别	品种（系）名称	用 途	备 注
近交系小鼠	Aw/y	用于免疫学的研究	免疫小鼠模型
	BALB/c	用于免疫学的研究、乳腺癌移植模型的研究、腺病毒载体的构建，还用于心气虚证动物模型的研制和免疫耐受模型以及移植人体肺癌初步研究	
	129/J	肿瘤、微生物和寄生虫、基因剔除	
	DDY	免疫	

续表

类别	品种（系）名称	用途	备注
近交系小鼠	615	广泛用于抗癌药物的筛选，及肿瘤免疫、肿瘤机理研究	肿瘤小鼠模型
	T739	肿瘤学、抗肿瘤药物的筛选和遗传学等方面的研究，它也是可移植性胸腹水型淋巴细胞白血病 L845 的同基因瘤株，已利用该模型进行多种抗癌药物实验	
	BALB/c-nu	广泛应用于肿瘤学、免疫学、毒理学等方面研究	
	C3H/He/J	用于肿瘤方面的生产和科研研究	
	C57BL/6J	癌症、放射线、结核、心血管、神经、免疫	
	DBA1	实验性结核、肿瘤、寄生虫	
	CBA/J	心血管、癌症、感觉神经	心血管病小鼠模型
	DBA/2 J	心血管、神经生物学、感觉神经、癌症，也可用于特异性 CTL 应答及其抑瘤效应等方面的研究	
	NOD	1 型糖尿病、肥胖、免疫、神经	糖尿病小鼠模型
	NOD/Lt	胰岛素依赖性糖尿病	
	KK/Upj-A^y	2 型糖尿病	
	BALB/c-nude	癌症、皮肤病、免疫	免疫缺陷小鼠模型
	Scid	用于免疫细胞分化和功能的研究、异种免疫功能的重建、人单抗的生产、人类自身免疫性疾病以及免疫缺陷性疾病的研究、病毒学和肿瘤学等方面的研究	
	NOD－Scid	T/B/NK 细胞缺失、免疫、肿瘤	

续表

类　别	品种（系）名称	用　途	备　注
远交系小鼠	ICR	是进行免疫药物筛选、复制病理模型较常用的实验动物。外周血象和骨髓细胞具有较好的稳定性，广泛用于药理、毒理、肿瘤、放射性、食品、生物制品等的科研、生产和教学	
	KM	各种药物毒性、筛选性实验，生物效应测定和药物效价比较等实验，也适用于一般的小鼠动物移植瘤实验	
近交系大鼠	Wistar	肿瘤、免疫、药理、内分泌	肿瘤性研究
	F344	肿瘤性研究，可供研究乳腺肿瘤、睾丸间质细胞肿瘤及白血病的良好动物模型	
	Lewis	用于子宫内膜异位症模型复制和治疗，SARS模型	子宫内膜异位症模型
	BN	食物过敏、先天性高血压	高血压模型
	SHR	高血压	
	SHR/sp	高血压脑卒中	
	WKY	适用于高血压病研究，多用于SHR/sp的对照组实验，还用于心气虚证模型的建立	
远交系大鼠	SD	生理、营养、安全性试验，还用于痴呆、心气虚证和免疫反应等模型研究	
	Wistar	营养、代谢性疾病研究，适用于神经-内分泌实验研究，还用于药物、肿瘤、传染病、关节炎、肝外科等研究领域	

1997年，科技部与国家技术监督局联合颁布了《实验动物质量管理办法》，规定全国执行统一的实验动物质量国家标准，实行统一的实验动物质量管理制度，确定了对实验动物生产和使用实行许可证制度，同时还确立了国家和省级实验动物质量检测机构。自1999年6月起，截止到2006年1月份，国家实验动物质量检测中心办公室组织的技术审查验收通过了23个省级实验动物质量检测机构。

2001年，科技部、卫生部、教育部、农业部等7个部委联合颁布了《实验动物许可证管理办法（试行）》。办法规定，对我国境内从事实验动物及相关产品保种、繁育、生产、供应、运输及有关商业性经营的组织和个人实行生产许可证制度；对使用实验动物及相关产品进行科学研究和实验的组织和个人实行使用许可证制度，办法同时对实验动物许可证的申请、审批、发放、管理和监督也作了明确的规定。截止到2005年9月，全国共有256家实验动物生产单位获准提供实验动物。

以下是全国各省市部分实验动物生产单位的有关信息和联系方式（表16.5）。

表16.5　全国各省市主要实验动物生产单位及相关信息

序号	单位名称	联系方式	单位地址	许可证号	许可范围
北京	国家啮齿类实验动物种子中心	010-67624775	北京市丰台区东铁营顺四条10号，100070	SCXK（京）2005-0004	普通环境：兔 屏障环境：大鼠、小鼠、豚鼠、兔
上海	国家啮齿类实验动物种子中心上海分中心	021-57639577-666 57639395	上海市九亭镇淀浦河桥南中科院上海实验动物中心	SCXK（沪）2002-0010	SPF级：小鼠、大鼠 清洁级：小鼠、大鼠
1. 北京市					
(1)	中国医学科学院实验动物研究所	010-63038194	北京市宣武区南纬路2号，100050	SCXK（京）2001-0003 SCXK（京）2004-0001	饲料生产、供应 屏障环境：小鼠、大鼠

续表

序号	单位名称	联系方式	单位地址	许可证号	许可范围
(2)	北京大学医学部实验动物科学部	010-82801350	北京市海淀区学院路38号，100083	SCXK（京）2002-0001	清洁级:小鼠、大鼠 SPF级:小鼠、大鼠
(3)	中国科学院遗传与发育生物学研究所	010-64873485	北京市朝阳区大屯路5号，100101	SCXK（京）2002-0006	屏障环境：SPF级小鼠、大鼠
(4)	中国药品生物制品检定所	010-67624775	北京市丰台区东铁营顺四条10号，100070	SCXK（京）2005-0004	普通环境：兔 屏障环境：大鼠、小鼠、豚鼠、兔
(5)	首都医科大学	010-83911316	北京市丰台区右外西头条10号，100054	SCXK（京）2005-0006	屏障环境：大鼠、小鼠
(6)	北京大学实验动物中心	010-62756804 62767130	北京市海淀区颐和园路5号北京大学院内，100871	SCXK（京）2006-0002	屏障环境：大鼠、小鼠
2. 天津市					
(7)	中国医学科学院放射医学研究所	022-87890604	天津市南开区白堤路238号（实验动物楼），300192	SCXK（津）2005-0001	屏障环境：啮齿类
(8)	中国医学科学院血液学研究所	022-27307938	天津市和平区南京路288号（科研楼六楼），300020	SCXK（津）2004-0001	屏障环境：啮齿类
(9)	军科院卫生学环境医学研究所	022-84655031	天津市和平区大理道1号，300020	军内办理	生产、动物实验

续表

序号	单位名称	联系方式	单位地址	许可证号	许可范围
3. 上海市					
(10)	第二军医大学实验动物中心	021－25070078	上海市杨浦区政通路8号，200433	SCXK（沪）2002－0006	SPF级：小鼠、大鼠、豚鼠 清洁级：小鼠、大鼠 普通级：兔、犬
(11)	复旦大学医学院实验动物科学部	021－64041006	上海市斜土路2200弄甲支弄12号（复旦大学医学院199信箱），200032	SCXK（沪）2002－0002	SPF级：小鼠 清洁级：小鼠、大鼠
(12)	上海生物制品研究所	021－57121548	上海市奉贤区奉炮公路442号，201418	SCXK（沪）2004－0003	清洁级：小鼠、豚鼠、地鼠
(13)	上海市肿瘤研究所	021－64171587	上海市斜土路2200弄25号，200032	SCXK（沪）2002－0001	SPF级：小鼠
(14)	中科院上海实验动物中心	021－57639577	上海市松江九亭，201615	SCXK（沪）2002－0010	SPF级：小鼠、大鼠 清洁级：小鼠、大鼠
(15)	中科院上海药物研究所	021－50806600	上海市浦东祖冲之路555号4号楼，201203	SCXK（沪）2004－0002	SPF级：裸鼠
4. 重庆市					
(16)	重庆医科大学实验动物中心	023－68485254 68485827 68485044 68485997	重庆市渝中区医学院路1号，400016	SCXK（渝）2002－0001	普通级：豚鼠、家兔 SPF级：小鼠
(17)	第三军医大学实验动物中心	023－68752051 68752052 68752662	重庆市沙坪坝区高滩岩，400038	SCXK（渝）2002－0002	普通级：家兔、豚鼠、小型猪

续表

序号	单位名称	联系方式	单位地址	许可证号	许可范围
(18)	第三军医大学大坪医院动物实验中心	023-68757940	重庆市渝中区大坪，400042	军内办理	清洁级：SD大鼠、Wistar 大鼠和 Long Evans 大鼠 普通级：兔
(19)	重庆医科大学实验动物中心	023-68485254	重庆市渝中区医学院路1号，400016	SCXK（渝）2005-0002	清洁级：小鼠、大鼠全价颗粒饲料； 普通级：家兔、豚鼠全价颗粒饲料；犬、羊、猪、鸡饲料
5. 黑龙江省					
(20)	中国农业科学院哈尔滨兽医研究所	0451-2725786-347	哈尔滨市南岗区马端街427号，150001	SCXK（黑）2002-0001	SPF级鸡、清洁级SD大鼠、KM、BALB/c小鼠
6. 吉林省					
(21)	吉林大学基础医学院实验动物室	0431-5619421	长春市新民大街2号，130021	清洁级大、小鼠生产许可证	Wistar 大鼠、ICR 小鼠、C57 小鼠、BALB/c 小鼠、豚鼠、实验兔、蟾蜍、其他教学用动物
(22)	长春生物制品研究所	0431-7918110	长春市西安大路137号，130062	SCXK（吉）2002-0001	大、小鼠
7. 河北省					
(23)	河北省实验动物中心	0311-6041607	石家庄市中山东路361号，050017	SCXK（冀）2003-1-003	清洁级：啮齿类 普通级：家兔颗粒饲料
(24)	河北省药品检验所	0311-5212016	石家庄市富强大街44号，050011	SCXK（冀）2004-1-005	清洁级：小鼠

续表

序号	单位名称	联系方式	单位地址	许可证号	许可范围
8. 山东省					
(25)	山东大学实验动物中心	0531-88382683 88382489	济南市文化西路44号，250012	SCXK（鲁）2003-0004	开放环境：新西兰兔、豚鼠 屏障环境：小鼠、大鼠
(26)	山东家禽所SPF鸡研究中心	0531-83179412	济南市黄台北路58号，250100	SCXK（鲁）2003-0002	SPF蛋、鸡
(27)	青岛市实验动物和动物实验中心	0532-5718221	青岛市隆德路7号（青岛市药品检验所院内），266071	SCXK（鲁）2003-0010	新西兰兔、SPF级KM小鼠、ICR小鼠、SPF级Wistar大鼠
9. 甘肃省					
(28)	甘肃省医学科学研究院医学动物实验研究中心	0931-2615192	兰州市七里河区小西湖，730050	医动字14-008	清洁级大鼠、小鼠
(29)	兰州军区总医院动物实验科	0931-8975380	兰州市七里河区，730050	医动字14-001	啮齿类实验动物
10. 江西省					
(30)	江西中医学院动物实验中心	0791-6826035 7118825	南昌市阳明路56号，330006	SCXK（赣）2005-0001	清洁级大鼠、小鼠（屏障环境）
11. 安徽省					
(31)	安徽医科大学实验动物中心	0558-2616502	合肥市梅山路，230032	普通级实验动物生产合格证	实验大鼠、小鼠、豚鼠、兔、犬等

续表

序号	单位名称	联系方式	单位地址	许可证号	许可范围
12. **河南省**					
(32)	河南省实验动物中心	0371-6941864	郑州市大学路40号，450052	医动字410117号	近交系：C57BC/6、BALB/c、DBA 封闭群：KM小鼠、NIH小鼠、SD大鼠、Wistar大鼠 其他：兔、羊、蟾蜍、豚鼠
13. **福建省**					
(33)	福建省疾病预防控制中心	0591-7533291	福州市津泰路76号，350001	SCXK（闽）2005-0001	清洁级：大、小鼠 普通级：豚鼠
(34)	福建医大实验动物中心	0591-3574227	福州市台江区交通路88号，350001	SCXK（闽）2004-0002	清洁级：SD大鼠、ICR小鼠
14. **湖北省**					
(35)	湖北省实验动物研究中心	027-87652037	武汉市洪山区卓刀泉北路6号，430079	SCXK（鄂）2003-0005	SPF级KM、BALB/c、BALB/c-nu小鼠、Wistar大鼠， 普通级豚鼠、兔； 纯系鼠、普通鼠、豚鼠、兔饲料生产
(36)	华中科技大学同济医学院实验动物学部	027-83692751	武汉市航空路13号，430030	SCXK（鄂）2004-0007	SPF级KM、BALB/c、C57BL/6小鼠、裸小鼠、Wistar大鼠、SD大鼠生产； 普通级豚鼠生产

续表

序号	单位名称	联系方式	单位地址	许可证号	许可范围
(37)	武汉生物制品研究所	027-88840453	武汉市江夏区郑店街黄金桥村，430060	SCXK（鄂）2003-0003	SPF级：KM、BALB/c、F1、NIH小鼠 普通级：豚鼠、兔、地鼠生产
15. 湖南省					
(38)	中南大学（实验动物学部）	0731-2355260	长沙市湘雅路110号，410078	SCXK（湘）2005-0004	清洁级、SPF级鼠饲料 普通级兔、豚鼠饲料
16. 江苏省					
(39)	南京大学分子医学研究所	025-83592318	南京市北京西路11-1号科研楼四楼，210093	SCXK（苏）2002-0003	SPF级小鼠
(40)	南京大学模式动物研究所	025-58641510	南京市浦口高新区学府路308号，210061	SCXK（苏）2005-0002	清洁级、SPF级小鼠
(41)	南京医科大学即江苏省实验动物中心	025-86862685	南京市汉中路娥眉岭15-1号，210029	SCXK（苏）2002-0031	普通级：豚鼠 清洁级：小鼠、大鼠
(42)	苏州大学实验动物中心	0512-65125076	苏州市人民路48号，215007	SCXK（苏）2002-0008	清洁级：大鼠、小鼠
(43)	扬州大学比较医学中心	0514-7979384	扬州市文汇路，225009	SCXK（苏）2002-0009	普通级：犬
17. 浙江省					
(44)	浙江省实验动物中心	0571-88913540	杭州市天目山路182号，310013	SCXK（浙）2003-0001	屏障环境：大鼠、小鼠、沙鼠 普通环境：兔、沙鼠

续表

序号	单位名称	联系方式	单位地址	许可证号	许可范围
(45)	浙江省药品鉴定所动物中心	0571-86453171	杭州市机场路一巷22号，310004	SCXK（浙）2003-0012	屏障环境：小鼠
(46)	浙江中医学院动物中心	0571-86613520	杭州市滨江区滨文路，310053	SCXK（浙）2003-0011	清洁级、SPF级的大小鼠；清洁级豚鼠、兔；普通级小型猪、犬、猴；比格犬；实验兔 普通环境：豚鼠、兔
(47)	浙江省药品检验所	0571-86453171	浙江余姚泗门镇，315400	SCXK（浙）2003-0013	普通环境：兔
18. 广东省					
(48)	广东省医学实验动物中心	020-81157345 81157336	佛山市南海区黄岐鄱阳路119号，528248	SCXK（粤）2003-0002	SPF级：KM小鼠、NIH小鼠、SD大鼠 普通级：Hartly豚鼠、新西兰兔
(49)	广东医学院	0769-2388533 2388976	湛江市霞山区文明东路2号，524023	SCXK（粤）2004-0008	SPF级：BALB/c裸小鼠、KM小鼠、SD大鼠 普通级：沙鼠
(50)	广州中医药大学实验动物中心	020-36585499	广州市机场路12号，510405	SCXK（粤）2003-0001	SPF级及清洁级的KM小鼠、NIH小鼠、BALB/c小鼠、SD大鼠 普通级的新西兰兔、白化豚鼠

续表

序号	单位名称	联系方式	单位地址	许可证号	许可范围
(51)	中山大学实验动物中心	020-87330443	广州市中山二路74号大院中山大学北校区，510080	SCXK（粤）2004-0011	SPF级：BALB/c、BALB/c-nu/nu小鼠、C57BL/6小鼠、KM小鼠、Wistar大鼠
19. 云南省					
(52)	中国实验动物云南灵长类中心（版纳猴场）	0871-3843271 5195511	西双版纳州景洪市嘎洒乡南联山宣蔚街，650216	SCXK（滇）2005-0001	普通级：恒河猴、食蟹猴 普通级饲料（猴，自用）
(53)	中国实验动物云南灵长类中心（保山市北庙水库）	0871-3843271 5195511	保山市北庙水库，678000	SCXK（滇）2005-0002	普通级：恒河猴、食蟹猴 普通级饲料（猴，自用）
(54)	中国实验动物云南灵长类中心	0871-3843271 5195511	昆明市岗头村，650000	SCXK（滇）2005-0003	普通级猴 普通级饲料（猴，自用）
(55)	中国医学科学院医学生物研究所医学灵长类中心Ⅰ部	0871-8181483	昆明市黑林铺依禄村，650106	SCXK（滇）2005-0004	清洁级：ICR小鼠、豚鼠 普通级：猴、实验兔
(56)	中国医学科学院医学生物研究所医学灵长类中心Ⅱ部	0871-8181483	昆明市西山区花红洞，650107	SCXK（滇）2005-0005	普通级猴；普通级猴颗粒饲料
(57)	昆明医学院（实验动物中心）	0871-5347531	昆明市人民西路191号，650031	SCXK（滇）2005-0008	SPF级：SD大鼠，ICR、BALB/c、KM小鼠 普通级：实验兔、豚鼠

续表

序号	单位名称	联系方式	单位地址	许可证号	许可范围
20. 四川省					
(58)	四川省医学科学院实验动物研究所(简阳市)	0832-7263592	简阳市牌坊沟，641400	SCXK(川)2003-0002	开放系统：比格犬、大鼠、小鼠
(59)	成都生物制品研究所	028-84418814	成都市外东包江桥，610023	SCXK(川)2003-0008	开放系统：兔 屏障系统：小鼠、金黄地鼠、豚鼠
(60)	四川大学华西实验动物中心	028-85501223	成都市人民南路三段十七号，610041	SCXK(川)2004-0009 SCXK(川)2004-0010	开放系统：大鼠、小鼠、兔、豚鼠 屏障系统：大鼠、小鼠、裸鼠
21. 青海省					
(61)	青海省地方病预防控制所(青海省实验动物中心)	0971-6250508	湟中县总寨乡总南村，811602	医动字第17号	大、小鼠
22. 广西壮族自治区					
(62)	广西医科大学实验动物中心(广西实验动物中心)	0771-5358541	南宁市双拥路22号，530021	实验动物合格证	KM小鼠、BALB/c-nu裸小鼠、SD大鼠、Wistar大鼠、兔及豚鼠
(63)	广西中医学院实验动物中心	0771-3137377 3132106	南宁市明秀东路179号，530001	SYXK(桂)2003-0001	屏障系统：大鼠、小鼠、豚鼠、地鼠
23. 新疆维吾尔自治区					
(64)	新疆医科大学实验动物中心	0991-4362493	乌鲁木齐市新医路8号，830054	SCXK(新)2003-0001	清洁级：KM、NIH、BALB/c、C57BL/6小鼠，Wistar、SD、BN、LEW大鼠，长爪沙鼠，新西兰兔和豚鼠

续表

序号	单位名称	联系方式	单位地址	许可证号	许可范围
(65)	新疆疾病控制中心（新疆实验动物研究中心）	0991-2622892	乌鲁木齐市碱泉街一街4号，830002	实验动物生产许可证	大鼠、小鼠、家兔、豚鼠等动物

16.2 常用实验动物背景资料

实验动物的质量直接关系到实验数据的判读及结论的正确性。就啮齿类动物而言，动物品质包括三方面：遗传基因完整性、健康和合格的饲养环境。生物医学研究者应对其所使用实验动物的背景资料有所了解，特别是遗传特性，如对某种病原或药物具有感受性或耐受性、自发性疾病模式、免疫学或生理学特征。研究者在符合实验目的之下，选用适当的实验动物，并了解不同品系具有不同的遗传特性，才能对实验结果做出合理的解释。

根据北京实验动物管理办公室在2001年11月对我国实验动物种质资源调查结果，除国外常用的实验动物品系外，我国特有的实验动物品系包括：（1）小鼠：KM，615，TA1，TA2，T739，IRM-1，IRM-2，NJS，AMMS/1，豫医无毛鼠，BALB/c突变无毛小鼠；（2）大鼠：TR1，白内障大鼠；（3）地鼠：中国地鼠，白化仓鼠，长爪沙鼠，东方田鼠，灰仓鼠；（4）豚鼠：Emn-1，DHP豚鼠，FMMU白化豚鼠；（5）家兔：大耳白兔封闭群，哈白兔，南昌兔，青紫兰兔；（6）犬：比格犬，华北犬，西北犬，山东细犬；（7）猕猴：恒河猴、食蟹猴等；（8）小型猪：巴马香猪，贵州香猪，五指山小型猪，版纳小型猪；（9）水生动物：剑尾鱼，红鲫，银鲫；（10）家禽：京白系列；（11）其他：高原鼠兔，树鼩，旱獭，兔尾鼠等。

16.2.1 小鼠品系背景介绍

小鼠（mouse），学名：Mus musculus，在生物分类学上属脊椎动物门、哺乳动物纲、啮齿目、鼠科、鼷鼠属、小家鼠种。根据

Jax在2005年6月提供的资料显示，在该实验室内保存的实验小鼠品系约2800种。目前世界上常用的近交品系小鼠约有250多个，均具有不同特征。突变品系小鼠约有350多个。目前我国各生物制品、医学研究单位最常用的小鼠为昆明种（KM）。

1. 小鼠近交品系

(1) 129系小鼠

背景介绍：①起源：英国的Dunn最初用一个英国动物饲养爱好者的鼠（English fanciers）和一个来自Castle的chinchilla鼠交配获得，这两种品系都来自101品系鼠。该品系小鼠携带一粉红色眼基因（p），其特征为产生睾丸肿瘤，支系间不同。②腹部毛色为浅色的环纹，淡黄色或白色，因支系而异，毛色基因：A^w，B，c^{ch}，p。③Jax网站的IMSR小鼠资源库里面收录的129品系小鼠有140种之多。

近交支系：

129P1：近交代数F97，淡黄色或白化，毛色基因：A^w，c^{ch}（或c），p。Jax饲养。亚系129/ReJ-Lama2^{dy}。

129P2：近交代数F89，淡黄色，毛色基因：A^w、c^{ch}、p。Ola饲养。129P2-dy为营养不良的亚系。

129P3：近交代数F169，淡黄色或白色，毛色基因：A^w/A^w p Tyr^{c-ch}/p Tyr^C。

129T1：近交代数N8（N代表回交）、F49，毛色野鼠色，肚皮毛白色，毛色基因A^w，c^{ch}，p^+。携带ter/＋基因，产生睾丸肿瘤几率高，起源系用一携带w基因鼠继续和129回交，在N8代，产生38个雄鼠，其中8个产生睾丸肿瘤，继续行兄妹交配，排除w基因，睾丸肿瘤为30％（Stevens，1973）。Jax饲养。

129X1：近交代数F112，粉红色眼睛，腹部浅白，光栗鼠。毛色基因：A^w/A^w p Tyr^{c-ch}/p Tyr^C。

品系特征：①肿瘤：自发性睾丸畸胎瘤，对乳腺肿瘤刺激物敏感。②微生物和寄生虫：对利什曼原虫感染有抵抗力，对仙苔病毒特别敏感。③生理：对卵巢和卵母细胞移植研究有重要意义，在所有年龄段对雌激素高度敏感，对X射线有抵抗力，心率较慢。④病理：易发生尿路结石。

(2) 615 系小鼠

背景介绍：①起源：1961 年中国医学科学院输血和血液研究所将普通小鼠与 C57BL 杂交所生子代经近亲交配 20 代以上而育成。得到国际小鼠命名委员会公认，已被 Jax 收录。②近交代数：64。③毛色和毛色基因：深褐色，aa、bb、CC。

品系特征：①肿瘤：肿瘤发生率为 10%～20%（雌鼠乳腺癌，雄鼠肺癌）。22 种肿瘤移植品系通过此种动物建立起来。这种动物被广泛用于抗癌药物的筛选，同时还被应用于肿瘤免疫、肿瘤机理研究。②微生物：对津 638 白血病病毒敏感。

(3) A 系小鼠

背景介绍：①起源：Strong 用冷泉港研究所（Cold Spring Harbor Laboratory）白化鼠和 Bagg 的白化鼠杂交，此后分别实施近亲交配，产生近交支系。②近交代数：F150＋。③毛色：白化，毛色基因：a，b，C。

1）A/HeJ：也称 AHe，含 Hc^0。①起源：1921 年 L. C. Strong 博士用冷泉港白化原种和 Bagg 白化原种杂交后，近交培育而成。1927 年 Bittner 从 Strong 博士处获得亚系，1938 年引入 Heston，1948 年引入 Jax，1988 年引入 ILAS。②近交代数：266 代（Jax，2005）。③毛色和毛色基因：白化，aa、bb、cC。④组织相容性基因：H－2a（A，A/J，A/He，A/SnSf，A/WySN）。H－1（no a or c）H－3（no a or b）。此品系的小鼠跟A/J品系的生物学特性非常类似，只是没有 $Dysf^{prmd}$ 基因。

主要应用于肺肿瘤（特别是腺癌）、乳腺肿瘤、先天性腭裂、造血功能障碍（淋巴组织缺陷）、补体 C5 缺乏等研究。

2）A/J：生化标记有 $Dysf^{prmd}$（位于 6 号染色体的进行性肌肉萎缩基因位点）、Hc^0（位于 2 号染色体的补体溶血活性基因位点）。①起源：1921 年 L. C. Strong 博士用冷泉港白化原种（albino）和 Bagg 白化原种杂交后，近交培育而成。1928 年引入 Cloudman，1947 年引入 Jax，1988 年引入 ILAS（中国医学科学院实验动物研究所，下同）。②近交代数：268 代（Jax，2005）。③毛色和毛色基因：白化，aa、bb、cC。④组织相容性基因：H－2a（A，A/J，A/He，A/SnSf，A/WySN），H－1（no a or c），H－3（no a or b)。

A/J 小鼠已经被广泛用于癌症和免疫学研究。可的松可以引起其先天性腭裂。自发性肺腺瘤发病率很高，对致癌物非常敏感。多产雌鼠的乳腺癌发病率也很高。在 Jax 的亚系中，出现了各种内分泌腺体的肌上皮起源的自发性肌上皮瘤。相对于其他一些敏感品系（C57BL/6J，C57L/J，C57BR/cdJ 和 SM/J）对饮食所致的动脉粥样硬化不敏感。相对于 C57BL/6J 小鼠来说，A/J 小鼠吸烟后引发肺气肿的时间要短一半左右。因为含有 Dysf 基因，该品系小鼠在 4～5 个月后会出现进行性肌营养不良。

应用范围：

①癌症研究：肺腺瘤和乳腺肿瘤发病率较高；

②心血管病研究：对饮食引发的动脉粥样硬化有抵抗作用；

③发育生物学研究：颅面部和上颚的缺陷（先天性上颚裂）；

④内脏研究：肺脏缺陷（肺气肿、COPD）；

⑤神经生物学和感觉神经研究：前庭和听力缺陷（年龄相关性听力减退）；

⑥免疫和炎症方面的研究：与 Hc^{0} 基因相关的免疫缺陷（特定补体成分缺失，如 C5），杂交瘤；

⑦小鼠/人类基因同源性研究：$Dysf^{prmd}$ 基因相关的肌肉萎缩，2B 型肌营养不良。

(4) AB 系小鼠

常见品系：AB/Jena。

背景介绍：①毛色和毛色基因：白化，AA、BB、cc、DD。②组织相容性基因：HbbD。

品系特征：未孕雌鼠白血病和视网膜肉瘤的发病率为 35%～54%，纤维肉瘤的发病率为 15%～30%。雌、雄鼠都可发生肺部肿瘤，对酪蛋白引起的淀粉样变性敏感（Staats，1976）。生命力及繁殖能力强，自发淀粉样变性发生率高（Zschiesche，1972）。

(5) AKR 系小鼠

背景介绍：①毛色和毛色基因：白化，aa、BB、cc、DD。②组织相容性基因：H-2k，H-3（not a or b）。

品系特征：

①免疫学特征：缺乏补体 C5，容易诱发免疫耐受性。对白血病因子、百日咳组胺易感因子敏感。干扰素产量高。

②生理学特性：血液过氧化氢酶活性高，类固醇浓度低。白细胞增多症从 5～6 个月后的小鼠即可发现，但经常在 8～9 个月以后 80％～90％都发现（雌鼠 90％，雄鼠 65％）白细胞增多症，但很少见到淋巴细胞而经常见到髓性白细胞，最常见到者为白细胞母细胞的增多。

③行为学特点：种内攻击性强，食欲强，对声音刺激敏感。

④癌发生率：淋巴细胞性白血病为 60％～100％。

⑤饲养特点：在普通环境中繁殖率低。在无菌和 SPF 环境中繁殖良好。生育期短。应使其在 2～5 月龄间繁殖。

(6) AMMS/1 系小鼠

背景介绍：①起源：1974 年军事医学科学院将昆明种小鼠经近亲交配 20 代以上而育成。②毛色和毛色基因：白化，aa、bb、cc。③品系特征：对炭疽弱毒株比较敏感。对骨髓多向性造血干细胞测定比较规律。

(7) BALB/c 系小鼠

背景介绍：①毛色和毛色基因：白化，AA、bb、cc、DD。②组织相容性基因：H-2d，H-1b，H-3（no a or b）。

BALB/c 是最常用的 2～3 个近交系之一，它的特殊应用，就是注射矿物油，以产生浆细胞瘤，生产单克隆抗体，广泛应用于不同实验，生育能力强，繁殖年龄长，乳腺癌发病率低，但是若用 C3H 鼠（携带乳腺癌病毒）哺乳，可产生乳腺癌，达到较高的发病率。

(8) CBA 系小鼠

背景介绍：毛色：野鼠色；毛色基因：A，B，C。

近交支系：

CBA/Ca 或 CBA/H：①毛色和毛色基因：野鼠色，AA、BB、CC、DD。②组织相容性基因：H-2k。

CBA/CaN：携带和性染色体有关的免疫缺陷基因，不能对Ⅲ型 pneumococal 多糖起反应，没有携带自然产生对肿瘤起作用的抗体，经常在其他近交系发现（Martin，1965）。

CBA/J：①毛色和毛色基因：野鼠色，AA、BB、CC、DD。②组织相容性基因：H－2k，H－1a，H－3（no a or b）。CBA/J应用广泛，携带$Pde6b^{rd1}$（视网膜恶化基因-1）基因标记。

CBA/N（先前命名为CBA/HN）：①毛色和毛色基因：野鼠色，AA、BB、CC、DD。②组织相容性基因：H－2k。

品系特征：易诱发免疫耐受性。18%的动物出现下颚第三臼齿缺失。血压较高。对维生素K不足高度敏感。连续注射酪蛋白后较C3H更易引起淀粉样变性。雌鼠乳腺癌发病率60%～65%，雄鼠肝癌为65%。SPF级动物的雄、雌鼠寿命分别为486d和825d。

(9) C3H系小鼠

背景介绍：①起源：用Bagg白化鼠和DBA雄鼠交配，然后近亲交配，选育乳腺癌发病率高的动物为常用的近交系之一。不经它系哺乳抚养的支系，乳腺癌产生百分率甚高，1岁龄鼠90%以上发病，乳腺癌病毒由母乳传至仔鼠，为致病主要原因。新生仔鼠，若为它系母鼠抚养，或移植受精卵至它系，则大大减少乳腺癌发病率。不为它系抚养的支系，常用作乳腺癌的研究。为它系抚养的支系，作为普通实验用。该系用于行为学的研究，须注意携带rd（视网膜退化）基因，在6周龄失明。②毛色：棕灰色（野鼠色），毛色基因：A，B，C。

近交支系：

C3H/Fg：起源不明，有高的淋巴细胞性白血病发病率。

C3H/He：分布最广的支系，未经它系抚养的雌鼠，在11月龄，90%产生乳腺瘤。

C3H/HeJ：应用甚广，对脂多糖免疫反应不良，源于B细胞缺失。

C3H/He－Avy：同源近交系，回交Avy到C3H/He近交系，有高几率的乳腺瘤产生，7～8月龄，几乎100%乳腺瘤，Avy为黄色基因。

C3H/He/ola：①毛色和毛色基因：野鼠色，AA、BB、CC、DD。②组织相容性基因：H－2k，H－1a，H－3B。

C3H/HeJ－gld：①毛色和毛色基因：野鼠色，AA、BB、CC、DD。②组织相容性基因：H－2k，H－1a，H－3B。C3H/

HeJ－gld 小鼠的自身免疫病，是因存在于第 1 染色体上的隐性基因 gld（generalized lymphoproliferative disease）引起发病。对伤寒沙门菌补体 C5 有抵抗力。

品系特征：较易诱发免疫耐受性。C3H/HeL 对脂多糖非特异性活化 B 细胞的作用呈低反应性，其他 C3H 系小鼠反应性高。对鼠伤寒沙门菌补体 C5 有抵抗力。雄鼠对氨气、氯仿、松节油等气体特别敏感，且死亡率高，而雌鼠反应不强。红细胞及白细胞数较少，易患淀粉样变性疾病，血液中过氧化氢酶活性高。繁殖用雌鼠乳腺癌发病率为 85%～100%。通过乳汁感染而不是胎盘感染。白血病发病率雌、雄鼠分别为 0.5%和 14%。肝癌雌、雄鼠分别为 0%和 10%。14 月龄雄性小鼠肝癌自发率为 85%。较易饲养。

(10) C3HA 系小鼠

背景介绍：①毛色和毛色基因：野鼠色，AA、BB、CC、DD。②组织相容性基因：H－2k。

该鼠体型小，2 月龄时体重为 17～20g，但繁殖力强。乳腺癌发病率高，生育过或未生育过的雌鼠的肿瘤发病率均为 90%左右。肺腺癌发病率高且与性别无关。我国饲育时有 30%的自发性乳腺癌，并对致肝癌物质敏感。

(11) C57BL 系小鼠

背景介绍：毛色：黑色，毛色基因：a，B，C。

C57BL 在所有近交系中最广用的只有 C57BL/6 系，在 14%的实验中应用。肾上腺储存脂质少，注射酪蛋白后易引起淀粉样变性疾病，用可的松可诱发出 20%腭裂，对结核杆菌敏感，对鼠痘病毒有一定抵抗力。乳腺癌发病率低（0%～1%），用致癌剂难以致癌。老龄鼠淋巴瘤自发率为 20%～25%；雌鼠白血病为 7%～16%，经照射后肝癌发生率高。新生仔鼠中雌性的 16.8%、雄性的 3%为小眼或无眼症。0.6%出现后肢多趾症。较易诱发免疫耐受性。干扰素产量较高，对百日咳易感因子敏感。寿命最长达 1200d，平均雌鼠 692d，雄鼠 676d。嗜乙醇性高。

(12) C57BR 系小鼠

背景介绍：①毛色：黑色。②遗传基本组成：a/a，C/C：H－2b，Mup－1b，Ig－1b，T1ab（a/B/C/D/H－2b）。③乳腺癌发病

率较低，有眼睛缺损，对放射性有抵抗力，对结核杆菌敏感，对鼠痘病毒有一定的抵抗力，干扰素产量高，对百日咳易感因子敏感。常用于致癌研究。

1）C57BR/cdJ：①毛色及毛色基因：棕色，aa、bb、CC、DD。②组织相容性基因：H－2k。

生物学特征：乳腺癌发生率低，有一定数量的肝癌（Jax）。对X线抵抗力强，对胰岛素敏感（Lac，英国 M. R. C. 实验动物中心）。雄鼠肝癌发生率为25%。

2）C57BR/cdJN（亦称 C57 棕色亚系 cd，或 BR）

①遗传组成：a/a，b/b，C/C：H－2k，T1aa，Mup－1a，lg－1a，lg－2A。②毛色：棕色。③乳腺肿瘤发生率低：25%的鼠可患肝癌；对X线抵抗力很强，但对胰岛素敏感。

(13) C57L 系小鼠

背景介绍：①毛色及毛色基因：灰色或黑色，a、b、C。②组织相容性基因：H－2k。

品系特征：肺肿瘤发生率在1%以下；雄鼠和孕雌鼠白血病发生率1%以下，但未孕雌鼠为4%；乳腺肿瘤在孕雌鼠中发生率为3%，雄鼠和未孕雌鼠为0%。有类似霍奇金病变的网状组织细胞瘤，B型发生率在18月龄鼠为25%。垂体肿瘤发生率也较高。对二甲基苯并蒽（DMBA）诱发皮肤溃疡敏感，但对3－甲基胆蒽诱发肿瘤不敏感。对实验过敏性脑脊髓膜炎敏感。高脂饮食血脂含量高。

(14) C58 系小鼠

1年内的小鼠白血病发病率高，淋巴细胞性白血病发病率，雌雄鼠中约占95%（Umc），另有报道雌鼠白血病发病率为97%。通常一次排卵数量多。肾发育不全者约占10%。对疟原虫感染有一定抵抗力。

C58/LwN：鼠龄1年之内白血病发病率高，白血病细胞广泛浸润髓外组织。通常一次排卵数量多。肾发育不全者占10%，肝有C型网织细胞内瘤。

(15) C－1（中国1号）

背景介绍：1955年中国医学科学院实验医学研究所将KM小

鼠经近亲交配 20 代以上育成。毛色：白化。

品系特征：肿瘤自发率低。繁殖力中等，2 月龄体重 17g。

(16) DBA 系小鼠

背景介绍：①毛色：淡棕色。②遗传基本组成：a/a，b/b，d/d，C/C：H－2d，T1ac，Ig－1c，Mup－1a (a/b/C/d/H－2d)。

DBA/2J：毛色为淡棕色。遗传基本组成：a/a，b/b，d/d，C/C：H－2d，T1ac，Ig－1c，Mup－1a (a/b/C/d/H－2d)。

DBA/2J 可用于营养与肝癌发生率关系的研究，35 日龄听源性癫痫发作达 100%，对鼠伤寒沙门菌 C5 有抵抗力，对乙醇过敏。也可作为许多瘤株的宿主：腺癌 (M4823，S663)、皮肤黑色素瘤 (S91)、肉瘤 (37)、白血病 (P1534，L－1210/8－AGB)、淋巴瘤 (207，P－238)、胸腺瘤等。

(17) IRM－2 小鼠

背景介绍：IRM－2 近交系小鼠由天津的中国医学科学院放射医学研究所培育而成。

品系特征：IRM－2 近交系小鼠融合了 615 小鼠肿瘤易感、生理指标稳定的特性与 ICR/JCL 小鼠辐射抗性强的特性，其先进性主要体现在：①基因高度纯合、遗传特性稳定；②辐射抗性强，是目前国际上辐射抗性最强的小鼠；③自发突变率低，染色体断裂为 0.33%，一般近交系小鼠为 1%，无着丝粒畸变和不平衡异位均为 0.08%，一般近交系小鼠为 0.2%，G－显带核型稳定；④对某些肿瘤易感，可以接种多种肿瘤，已接种同系自发恶性淋巴瘤、T739 小鼠肺腺癌及津白-Ⅱ小鼠乳腺癌并传代；⑤生长快，繁殖力强；⑥血液生理、血清生化指标稳定，个体间差异小。IRM－2 小鼠比一般的纯系和杂交品系小鼠具有更强的辐射抗性。

目前 IRM－2 小鼠主要应用于：①辐射诱癌诱变机理研究、辐射损伤量-效关系以及宇宙射线遗传损伤研究的动物模型；②抗放射、抗辐射药物筛选以及肿瘤放疗动物模型；③小鼠基因库和克隆抗辐射相关基因的模型生物。

(18) NJS 小鼠

该品系血清胆固醇含量为 5.65±0.83mmol/L，已超过小鼠的正常值范围，显示该品系小鼠已呈自发性高胆固醇血症状态。该品系 8～10 月龄动脉硬化在好发部位出现，如主动脉窦、升主动脉的阳性检出率为 100%，主要是处于脂斑和脂纹期的病变。该品系可作为自发性高胆固醇血症和动脉粥样硬化症的模型动物。

(19) NOD 系小鼠

背景介绍：毛色：白化，毛色基因：A，B，C。在 30 周龄，80%雌鼠、20%雄鼠发生依赖胰岛素的糖尿病。NOD 鼠缺乏补体 C5（Hc^0）。

(20) NZB 系小鼠

背景介绍：毛色及毛色基因：黑色，aa、BB、CC、DD。组织相容性基因：H－2D。

品系特征：自身免疫性溶血性贫血。从 6 月龄起出现抗核抗体。老龄小鼠出现红斑狼疮细胞。血清免疫球蛋白量异常高。脾随增龄而加重。最初淋巴滤泡明显增大，红髓中出现浆细胞。8 月龄左右出现进行性溶血性贫血，相伴出现红细胞系、粒细胞系和巨核细胞系的骨髓外造血灶增加及红髓扩大。出生后浅表淋巴结逐渐增大，3 月龄时达米粒大，12 月龄后异常肿大。淋巴细胞性白血病的发生率为 7%。常有未成熟期发病者，一般多在 3～8 月龄发病。SPF 级雌鼠寿命为 441d，雄鼠为 459d。哺育不易，繁殖极为困难。有肥胖的倾向。母鼠受孕期仅在 4 月龄之前，较其他近交系为短。在产仔后，有咬死自产仔鼠的习性。

(21) NZW 系小鼠

背景介绍：①起源：系 Otago 大学医学院 W. H. Hall 从动物基础种群中选出的一对粉红色眼睛的小鼠。②近交代数：126（Jax，2005）。③毛色及毛色基因：黑色，AA、bb、cc、DD。④组织相容性基因：H－2z。

品系特征：肺肿瘤 2%～24%，淋巴细胞性白血病 3%～29%，心脏病 2%～24%。抵抗紫外线的免疫抑制作用。平均寿命：雄 802d，雌 733d。应用见 NZB。

(22) SSB 系小鼠

起源：1991 年上海生物制品研究所选用 KM 种小鼠经近交 34 代后培育而成。

品系特征：适宜作致癌、致畸、致突变实验，是理想的尿道上皮癌动物模型。

(23) T739 系小鼠

背景介绍：1987 年由天津市医学科学研究所选用 615 雄鼠和昆明种雌鼠近交 46 代后培育而成。毛色：土黄色。

品系特征：肺腺癌 LA795 是该近交系小鼠的一种同基因型瘤株，所以该鼠是 LA795 的理想宿主。目前该系小鼠及其瘤株已广泛用于实验肿瘤学、抗肿瘤药物的筛选和遗传学等方面的研究。它也是可移植性胸腹水型淋巴细胞性白血病 L845 的同基因瘤株，已利用该模型进行多种抗癌药物的反应实验，比较敏感，效果良好。

(24) TA2（津白 2 号）

背景介绍：①1963 年天津医学院将昆明种小鼠以近亲交配 20 代以上而育成。②毛色和毛色基因：白化，aa、BB、cC。③组织相容性基因：H－2by。

品系特征：乳腺肿瘤发生率在繁殖鼠中为 81.4%，在未育雌鼠中为 41.4%。卵巢肿瘤为 4.4%，肺癌为 2.7%，淋巴细胞性白血病为 1.3%。繁殖力中等。平均寿命：雌鼠 416d，雄鼠 479d。对射线敏感。

2. 小鼠远交系背景介绍

(1) KM 小鼠

KM 小鼠基因库大，基因杂合率高，目前国内已从 KM 小鼠远交系中先后培育出不少近交系小鼠。KM 小鼠被毛白色，54 日龄性成熟，雄鼠体重 31g，平均日增重 0.55g，雌鼠平均日增重 0.37g。平均窝仔数 7.25 只。断乳存活率 82.15%，胎间隔 30.9d。肿瘤自发率较高，占淘汰鼠的 22%，且从生产第一胎就开始出现。经 50 多年的选育，现在 KM 小鼠肿瘤自发率极低。不同地饲养的昆明小鼠封闭群的生长发育与繁殖性能存在一定差异。但其共同特点是抗病力和适应力很强，繁殖率和成活率高。

品系特征：该鼠适应性强，在生育过的老龄雌鼠中，常有自发性乳腺癌，繁殖力高，受孕率在 98%以上，产仔平均为 8 只以上。

广泛应用于药理学、毒理学等方面的实验，用于各种药物毒性、筛选性实验，生物效应测定和药物效价比较等实验，也适用于一般的小鼠动物移植瘤的实验。

(2) ICR 小鼠

背景介绍：毛色白化。

品系特征：适应性强，体格健壮，繁殖力强，生长速度快，实验重复性较好，雌鼠自发性畸胎瘤和管状腺瘤发病率为 0%～1%，用氨基甲酸乙酯诱发时，11～16d 胚胎期畸胎瘤和管状腺瘤发病率为 5.9%，离乳个体管状腺瘤和囊瘤发生率为 30%，孕鼠为 3%。是国际通用的封闭群小鼠，我国从美国、日本、英国、瑞士等国引进的 ICR，各群体之间在遗传特性方面不可避免地出现了一些差异，在应用时应注意。

ICR/JCL 小鼠是进行免疫药物筛选、复制病理模型较常用的实验动物，其外周血象和骨髓细胞具有较好的稳定性，也是良好的血液学实验用动物。广泛用于药理、毒理、肿瘤、放射性、食品、生物制品等的科研、生产和教学。

3. 小鼠突变品系背景介绍

(1) AKR/J－nustr 裸鼠：毛色和毛色基因：白化，a、B、c、D。组织相容性基因：H－2k，H－3 (no a or b)。

(2) BALB/c－nu 裸鼠：是 BALB/c 裸鼠。它没有胸腺，因此造成 T 细胞缺陷。毛色：无毛，白化。

(3) 615/PBI－Beige

背景介绍：中国药品生物制品检定所和北京市肿瘤研究所以 615、PBI 近交系小鼠为受体，昆明突变无毛鼠为供体，以过 M6＋N3 代的杂交-内交和直接杂交导放交配，成功地育成了仅有胸腺残迹的 T 细胞免疫功能缺陷的 615/PBI 同源系裸鼠，在此基础上，又将 615/PBI－nu 裸鼠的 nu 基因与 C57BL/6PBI－bg 小鼠的 bg 基因，通过反复的互交和内交，获得了具有 T 和 NK 联合缺陷的 615B6/PBI－bg 裸鼠（简称 615/PBI－bg 裸鼠）。

(4) SCID－hu

SCID 小鼠为严重联合免疫缺陷动物模型，SCID 基因纯合的小鼠 T、B 细胞大大减少，细胞和体液免疫功能缺陷。由于 SCID 小鼠缺乏有效的免疫系统，科学家通过移植人免疫组织或免疫细胞，使 SCID 小鼠具有了人类部分免疫系统，称为 SCID－hu 小鼠。具有人免疫系统的小鼠模型的用途十分广泛。

广泛用于免疫细胞分化和功能的研究、异种免疫功能的重建、人单抗的生产、人类自身免疫性疾病以及免疫缺陷性疾病的研究、病毒学和肿瘤学等方面的研究。

(5) SCID - Beige

近交系小鼠，在隔离器中维持。来源：该品系为常染色体 scid 和 beige 隐性突变同类系（congenic）小鼠。该品系由 Croy 等在 Guelph 大学通过 C. B - 17 scid/scid 和 C57BL/6 - bg/bg 小鼠的杂交得到。2001 年维通利华从 CRL 引入第 8 代核心群。毛色：白化。

(6) C57BL/6J - ob

毛色及毛色基因：黑色，aa、BB、CC、DD。组织相容性基因：H - 2b，H - 1c，H - 3A。

品系特征：带有 ob 基因（obese）。该基因为 6 号染色体隐性基因，纯合子导致单纯肥胖伴晚期糖尿病。在 2 周龄时肥胖个体外表上有别于正常个体。在 8～9 月龄时，动物体重增加到最大值，约为 70g，多种代谢失调，包括脂肪形成增加，脂肪分解减少。代谢失调与过食症和胰岛素分泌过多有关，动物在 6～9 周龄时有中度的高血糖，但 12～16 周后自发消失。

(7) Beige（C57BL/6J - bg）/nude

1988 年中国药品生物制品鉴定所把分别具有 bg 和 nu 非等位基因的小鼠（C57BL/6J），通过杂交-互交系统的繁殖技术，在国内首次育成了 Beige/nude 小鼠。

品系特征：经遗传特征、表型特征、病理生理等方面的检查，证实该系小鼠具有 T 细胞与 NK 细胞功能联合缺陷特性，在肿瘤转移因素研究的应用中，证明是一种十分有价值的实验动物模型。

(8) C57BL/6J - me

来自 C57BL/6J 小鼠的突然变异小鼠，最初发现于 1965 年。

品系特征：该鼠 1～2 日龄时表皮可见中性粒细胞聚集，表皮色素呈斑点状，故称为虫蛀小鼠。到 4 周龄，胸腺即退化，出现严重免疫缺陷，与 SCID 小鼠相同，呈现严重的免疫缺陷病。SCID 仅有淋巴细胞（T 细胞及 B 细胞）。

16.2.2 大鼠品系背景介绍

大鼠在生物医学研究中占据着重要的地位，它是由野生褐家鼠(Rattu Norvegicus)和黑家鼠经驯化后所获得的变种。在1880年前就已培育出3种隐性毛色基因的纯合子：白化型、黑色非野生色和斑驳色。大约在19世纪末，这些隐性株系即被引进美国加以培育。随着生物医学研究需要，现在全世界已培育出100多个近交品系。常用的大鼠近交品系有十几个如ACI、BVF、F344、PA、M520、WAB、WAC、WKA、SD、RF等。常用的非近交的纯种大鼠有7种，其中以Wistar和SD大鼠用得最多，我国医药研究中应用也比较广泛。

1. 近交系大鼠

(1) AS系大鼠

背景介绍：①起源：1930年Otago大学用从英国引入的Wistar大鼠繁殖，它可能是GH品系，因而具有组织相容性。②毛色及毛色基因：白化(C)。

品系特征：血压不如GH品系高，但仍比正常高，易患实验过敏性脑脊髓膜炎，对自身免疫性肾小球肾炎敏感，这与其组织相容性有关。具有良好的繁殖力。

(2) COP系大鼠

毛色及毛色基因：头部被毛呈黑色头巾状(a，h)。

品系特征：能产生自发性胸腺肿瘤。吸收小剂量己烯雌酚能使动物产生膀胱结石和乳头瘤而死亡。对乳腺癌有抵抗力，垂体小。对囊尾蚴虫有抵抗力。可以作为人类前列腺癌的动物模型。平均寿命20±0.2个月。

(3) F344系大鼠

属近交系大鼠，其被毛呈白色。毛色及毛色基因：白化(a，c，h)。

品系特征：平均寿命2～3年，旋转运动性低，血清胰岛素含量低。原发和继发性脾红细胞免疫反应性低。乳腺癌、垂体腺瘤、甲状腺瘤、睾丸间质细胞瘤发病率高。容易饲养繁殖，对诱发高血压的发病有抗性，肾脏疾病发病率高。

该品系为国际上广泛使用的近交系大鼠。广泛用于毒理学、肿瘤学、生理学等领域。

(4) LOU/CN 系大鼠

背景介绍：①毛色和毛色基因：白化（C）。②组织相容性基因：RTly（LOU/CN 和 LOU/MN 之间有组织相容性）。常用于免疫学研究，特别是制备单克隆抗体。LOU/CN 大鼠的腹水量比 BALB/c 小鼠大几十倍，可大量生产单克隆抗体。

(5) LOU/MN 系大鼠

背景介绍：①毛色和毛色基因：白化（C）。②组织相容性基因：RTly。免疫细胞瘤发病率雄性为 0.7%，雌性为 2.1%，其氨基酸、聚胺分泌的昼夜节律已经被研究明确，可以作为研究和治疗免疫细胞瘤的动物模型。

(6) SHR 系大鼠

又称自发性高血压大鼠，属突变系大鼠，其被毛呈白色。①起源：源于东京远交系 Wistar 大鼠。②SHR 自发性高血压大鼠各国已培育出不同的品系，如日本冈本（Okamoto）教授培育的 SHR；Smirk 等培育的新西兰种 GHR；Bianchi 等培育成功的米兰种大鼠 MHS；由 Dahl 等培育成功的 Brookhaven 种高血压敏感大鼠 HSR 等品系。③毛色：白化（cc）。

SHR 大鼠自发性高血压发病率高，且无明显原发性肾脏或肾上腺损伤，心血管疾病发病率高。但其生育能力、存活寿命无明显下降。

(7) SHRSP，SHRSR，ALR，STR，MIR 系大鼠

起源：1974 年日本家森教授从 SHR 中用亲代死于或不死于脑出血和脑栓塞的仔鼠分别进行选择性交配而培育成功。1983 年 5 月上海市高血压研究所从日本家森教授处引进 SHRSP、SHRSR、WKY 等品系。SHRSP（高血压脑卒中模型）多用于高血压脑卒中的实验研究。

(8) TR1 大鼠

TR1 近交系大鼠是原天津医学院实验肿瘤研究室林炳水教授等培育的近交系大鼠。1992 年通过鉴定，至今已繁育至 58 代。其属低癌系，对放射线及化学致癌物质敏感，已被成功用于血液病动

物模型的建立。TR1 近交系大鼠具有自己独特的遗传组成，其遗传组成：a，b，c，s；AKp-1，Amy-s，Amy-1，Cat，Es-1，Es-2，Es-3，Es-4，Es-6，Es-7，Es-8，Es-9，Es-10，Es-12，Glo-1，Gpi，Ldh，Pgm，Svp-1，TrF。

TR1 近交系大鼠对放射线敏感，^{60}Co 射线 800rad 一次全身照射后，平均存活 14.1d；对化学致癌物质敏感，二甲基苯蒽（DMBA）诱发大鼠骨髓增生异常综合征（MDS）、白血病和纤维肉瘤；自发肿瘤的发生率：乳腺癌雌性为 1.6%，雄性为 0%；乳腺纤维肉瘤雌性为 9.3%，雄性为 1%；肺癌雌性为 1.6%，雄性为 2.9%；腹腔纤维肉瘤为 1%，纤维瘤<1%。

2. 远交系大鼠

(1) SD（Sprague Dawley）大鼠

生长快，繁育性能好，大多用于安全性试验及营养与生长发育有关的研究。该品系对性激素敏感，对呼吸道疾病有较强的抵抗力。广泛用于药理、毒理、药效及 GLP 实验。该品系和 Wistar 大鼠为我国最常用的大鼠品系，在大多数的实验动物生产单位都有出售。

(2) Wistar 大鼠

常用的既有近交系，也有远交系。其被毛呈白色，特征为头部较宽、耳朵较长、尾长短于身长。

Wistar 大鼠性情温顺，性周期稳定，早熟多产，平均每窝产 10 只左右，生长发育快，乳腺癌发病率很低，对传染病抵抗力强。该品种产仔数多，雄鼠耳朵比其他品系稍长。

16.2.3 自发突变大、小鼠模型

1. 肌萎缩症（dystrophia muscularis，简称 dy）小鼠

或称肌失营养症后肢瘫痪小鼠。该鼠与人类有相似的肌萎缩症状，其 dy/dy 大约出生两周可见后肢拖地，表现为进行性肌无力和广泛性肌萎缩。病鼠出生时是活的，但只有少数病鼠能存活 10 周以上，无繁殖力。但已证明将 dy/dy 雌鼠的卵巢移植到正常雌鼠体内具有生殖能力。由于雌鼠基本不育，交配无能，且母性不好，一般得留杂合型，如雄鼠与正常雌鼠交配有困难，可人工授精，也可

卵巢移植。常用的有 REJ129/dy 后肢偏瘫小鼠。

2. 肥胖症（obese，简称 ob）鼠

肥胖症鼠有肥胖症小鼠（obese mouse）和肥胖症大鼠（obese rat）。分 ob 突变型和 ad 突变型两种，均无生育能力，需要杂合子交配以保持此基因。ob 型肥胖症小鼠体重可达 60g，表现为单纯肥胖而不伴有糖尿病。ob/ob 型纯合子在 4 周龄时即可辨认出，体重可达正常鼠 4 倍。ad 型为成年肥胖和糖尿症（adult obesity and diabetes）。ad/ad 型的肥胖症体重相当于正常鼠的 2 倍，7～10 周龄时表现出高血糖和糖尿症。这种小鼠的肥胖症与人类的肥胖症很相似，常用于肥胖症的生化、病理、激素及药物治疗等的研究。

在新西兰小鼠中也发现一种肥胖症叫 NZO（New Zealand obese）。该鼠通常具有生殖能力，所有的小鼠均发生肥胖，但脂肪沉积主要是在腹内，于 2～4 月龄时即可发现脂肪沉积，最终达到总体重的 70%，高血糖不明显，但胰岛素的水平升高。在快速增重期间，食物的摄入量明显增加。此外，还有一种肥胖基因 fa，肥胖同时伴有糖尿病，受孕率低。日本 KK 小鼠也发生肥胖。从小鼠的肥胖症可知，肥胖症有不同的遗传型。

3. 侏儒症鼠（dwarf mice，简称 dw）或称矮小畸形鼠

又称垂体性侏儒症（pituitary dwarfism），其缺乏垂体前叶的生长激素和促甲状腺激素导致生长发育障碍。纯合子 dw/dw 小鼠在 12～13 月龄时即可被识别，它表现为短尾和短鼻，到成熟年龄时，其体积约为同窝正常鼠的 1/4，8 周龄时体重为 8～10g，尽管多数能存活到成熟期，但雄鼠和雌鼠均无生殖力，可出现继发的黏液性水肿。由于该鼠无生育能力，两性均不育，所以只能用杂合子把基因保留下来，这样只能得到 25%的矮小畸形鼠。

4. 糖尿病鼠（diabetes mouse model）

目前报道使用的糖尿病模式动物有 BB 大鼠、NOD 小鼠，两者都属于 1 型糖尿病模型。而 KK 小鼠、db/db 小鼠则为 2 型糖尿病模型，两型皆有明显不同的病征。

KK 小鼠遗传组成为：a，B，c，D，S。1944 年由 K. Kondo 培育而成，有些亚系携带黄色肥胖基因（Ay）。该品系小鼠自发糖尿病，对胰岛素不敏感，对葡萄糖耐受性差。和正常的 C57BL 小鼠

相比，KK 小鼠的耐糖性、胰岛素和肾上腺素的感受性都很低。KK 小鼠通过和 C57BL 小鼠杂交，可以获得不同程度的糖尿病模型。这与人类糖尿病的多样性相对应。通过饲喂高能量饲料，或给予金硫葡萄糖，或导入肥胖基因（AY）等手段会使动物出现肥胖症，并常常有伴高胰岛素血症的高血糖症（肥胖 KK 小鼠）。作为人糖尿病模型，KK 小鼠有着和 ob/ob、db/db 小鼠突变种不同的用途。

db/db 小鼠由 Hummel 等（1966）最先报道，由单隐性突变基因引起，自发于 Jax 的近交系小鼠（C57BL/Ks），该基因（db）与肥胖基因（ob）不是等位基因，尽管它们的表现型特征相似，db/db 基因鼠的第一个表现是当病鼠到 3～4 周龄时，腋和腹股沟皮下组织出现脂肪的异常沉积，此时血糖升高。雌鼠无生殖力，但其卵巢移植到其他鼠后仍能恢复生殖活性。多数鼠不能存活到 8 个月以上，但若在发病早期节制饮食则可延长生命。临床症状包括肥胖、高血糖、糖尿、蛋白尿、烦渴、多尿，最后可因酮尿而死亡。

BB 大鼠是 Wistar 大鼠的自发突变种，30％大鼠在出生 60～120 日龄时出现低血胰岛素、高血糖及酮体等症状。非肥胖性糖尿病（nonobese diabetic，NOD）鼠对 1 型糖尿病有易感性。该小鼠广泛用于化合物、药物试验和糖尿病发病机制的研究。

5. 骨骼硬化症（osteopetrosis，简称 op）鼠

该疾病模型为隐性遗传病，发生于侏儒症（dwarf）小鼠。op 为隐性基因，位于第 12 号染色体。约 10 日龄时，op/op 即有表征，表现为头呈圆顶状，脚短，囟门缺如。op/op 小鼠的长骨受到的影响最大，在出生后至少 6 个月里，骨髓腔闭合，出现原始的海绵骨，病鼠骨片比同窝正常鼠密实，到 6～10 月龄时骨髓腔重新出现，并充满正常的造血成分，其中巨核细胞数目增多。其他骨硬化突变体鼠不伴随色素异常，因此不同于小眼畸形 mi/mi 和灰色致死 gl/gl 小鼠。op/op 突变体生存的时间较长，骨骼的病变可随小鼠的成长而消失。在骨骼病变消除前，骨基质形成和甲状腺滤泡旁细胞水平的比率大幅度下降。

6. 贫血鼠（anemia mouse）

显性斑点（dominant spotting）突变贫血鼠，用于研究人类再

生不良性贫血。W/Wv 骨髓衰竭性贫血小鼠为细胞性贫血，其特征是大红细胞减少、血细胞比容减少及平均细胞体积增加。W 是指白斑（white spotting），是一组复等位基因，正常时是小写 w/w，当呈 W/W 时则表示贫血。在 W 处有 5 个等位基因，任何两个等位基因都可引起严重的大红细胞性、发育不全性贫血，同时引起肝脏造血功能障碍。Wv 的 v 是活（viable）的意思。

贫血的严重性受环境和基因型影响。W/Wv 贫血小鼠来自两个品系，在杂合状态携带 Wv 等位基因的 C57BL/6J 小鼠和在杂合状态携带 W 等位基因的 WB/ReJ 小鼠交配产生的 F1 小鼠。这些突变体均无生育力，表现为黑眼、白色。① ＋/＋非贫血小鼠，红细胞计数正常，如：WBB6F1/J -＋/＋小鼠。② W/Wv 遗传性贫血小鼠，能活到成年，如：WBB6F1/J - W/Wv 小鼠。W/Wv 可活到成年，为白色、黑眼，通常是不育的，偶然表现出有限的生育力，其红细胞只有正常的半数，与人类贫血相似。③W/W 遗传性贫血小鼠，造血干细胞正常，是造血微环境发生缺陷的小鼠。W/W出生后只能存活几天，当有修饰基因存在时，则 W/w 呈部分显性，可出现 90%～98%白斑，如无修饰基因存在，则呈现纯白，但为黑眼，如有一些修饰基因存在可出现不同程度的花斑。④W/Wa遗传性贫血小鼠，造血微环境正常，是造血干细胞发生缺陷的小鼠。

7. 高血压大鼠（hypertension rat）

包括日本种大鼠（SHR）、新西兰种大鼠（GHR）、米兰种大鼠（MHS）、高血压敏感大鼠（HSR）等。SHR 大鼠由 Okamoto 和 Aoki 选育成功，正常大鼠收缩压 110～120mmHg，育成后血压高达 200mmHg。出生 5 周龄 SHR 大鼠血压可达 150mmHg，成年后血压平均为 170～180mmHg，最高可达 200mmHg 以上，因此 SHR 也可称为自发性高血压大鼠。此鼠除高血压自发率为 100% 的特点外，还有高血压性心血管病变。适于人类的高血压病研究。遗传性高血压大鼠寿命明显缩短。

8. 白内障（cataract，简称 Cat）突变鼠

Cat 突变鼠是显性遗传，10 日龄至 14 周龄时晶状体混浊，还会发生晶状体液化。当 Cat 呈杂合状态时出现白内障，这种性状在

一般情况下很容易观察到。

9. 无脾（asplenia，简称 As）突变鼠

该鼠脾脏完全缺如，它作为一个遗传性疾病出现于显性半肢畸形的杂合子小鼠。这些小鼠已被广泛应用于脾脏功能的研究，也是研究中医中药的重要动物模型，还是研究血吸虫病的良好实验材料。

10. 灰色致死（grey-lethal，简称 gl）突变鼠

gl/gl 突变鼠除显纯灰色外，很主要的性状是生长障碍，出生 14d 后即比正常为小。牙不萌，形态不正常，牙齿不钙化。肢体长骨不正常。一般死于 22～30 日龄，利用其骨骼系统的障碍，可用作锶的代谢研究。

11. 视网膜退化（retinal degeneration，简称 rd）突变鼠

此种病鼠与人类的色素性视网膜炎相似，人类的色素性视网膜炎也是一种遗传病，呈现进行性视网膜硬化，有色素沉着及视网膜血管闭锁萎缩。人类这种病例很难取得标本进行病理等研究，而动物模型则提供了极为理想的实验材料，还可进行其他一系列研究。

12. 淡化致死基因（dilute-lethal，简称 dl）突变鼠

dl/dl 除淡化的性状外，还有惊厥、瘫痪，大约死于生后 3 周。后来有人发现这种病的苯丙氨酸氢氧酶的活性大大下降，因此此模型相似于人类的苯丙酮尿症。

13. 针尾（pintail，简称 Pt）突变鼠

当 Pt/＋杂合状态呈现显性突变性状，可见削短与卷曲的尾巴，且椎间盘逐龄产生快速退化，类似人类的椎间盘突出症，适用于该项研究。

14. SHR/Ola 大鼠

1963 年东京 Okamoto 用自发性高血压的 Wistar 大鼠培育而成。高血压发生率高，且无明显原发性肾脏或肾上腺损伤，血压高于 200mmHg，尿嘌呤糖尿病能进一步使血压增高，动物对抗高血压药物有反应，该品系为筛选抗高血压药物的最适动物模型。在幼年时，血浆去甲肾上腺素和多巴胺 β-羟化酶水平增高，但总儿茶酚胺无明显不同，肾上腺儿茶酚胺含量减少。循环血中的促肾上腺素水平明显偏高，甲状腺重量增加。繁殖力及寿命无明显下降，可

饲养13～14个月，繁殖时应选用高血压大鼠作亲代。

15. 裸大鼠

1953年在英国Rowett研究所发现并培育而成。体毛稀少，成年鼠尾根部常多毛，2～6周龄皮肤上有棕色鳞片状物，随后变得光滑，发育相对缓慢，体重约为正常大鼠的60%～70%，在SPF环境下可活1～1.5年。裸大鼠为先天无胸腺，T细胞功能缺陷，同种或异种皮肤移植生长期达3～4个月以上；易患呼吸道疾病，对结核菌素无迟发性变态反应，血中未测出IgM和IgG，淋巴细胞转化实验为阴性；B细胞功能一般正常，NK细胞活力增强。裸大鼠主要用于肿瘤方面的研究。

16.2.4 豚鼠

近交品系豚鼠目前世界上有12个。由于豚鼠妊娠期较长，为68（62～72）d，一胎出生较少，一般2～3只，培育一个近交品系需要20～30年，所以近交品系较少。用于医学科研的主要有近交品系纯系2号和纯系13号。

目前国内常用的品种包括Emn－1：DHP豚鼠和FMMU白化豚鼠。我国1973年曾从英国实验动物中心引进DHP远交系豚鼠，也是属于Dunkin-Hartley品系，由于饲养在Pirbright单位，而被称为DHP，引进我国后经过8代兄妹交配繁殖，又改用随机交配到现在。FMMU白化豚鼠的听觉敏感性和缺氧耐受性都明显高于三色豚鼠。第一军医大学实验动物中心已育成较大的FMMU白化豚鼠生产种群，广泛应用于医药和化妆品、保健品等产品的检定中。此外，还对该豚鼠进行微生物净化，已有清洁级白化豚鼠供应。

16.2.5 地鼠

地鼠在世界上共有4属66个变种或亚属。培育的近交品系有38个。全世界普遍应用于医学科研工作的多为金黄地鼠，约占使用地鼠的90%，其次是中国地鼠，约占使用地鼠的10%。常用的有5种：

1. 金黄地鼠（Golden hamster，Mesocricetus auratus）

又称叙利亚地鼠，金黄色，体重150g，染色体22对。金黄地鼠是由野生动物驯养后进入实验室的动物。1930年于耶路撒冷的希伯来大学由Aharoni博士人工饲养，后来成为研究杜氏利什曼原虫感染人类内脏引起利什曼原虫疾病的一个重要动物模型。1975年《国际实验动物索引》所公布的金黄地鼠近交系有38种，突变系17种，远交系38种。各实验室饲养有所不同，但遗传上比较一致，无大的变异。应用最多，主要分布在东欧、南欧和亚洲的少数地区。我国使用最多的是远交系的金黄地鼠。金黄地鼠最适合于诱发肺肿瘤，它无原发性肺肿瘤，对诱发支气管性肺癌较敏感；其肺的抗感染力强于大鼠和豚鼠。

2. 中国地鼠（Chinese hamster，Cricetulus griseus）

又称黑线仓鼠、背纹仓鼠。灰色、体型小，染色体22对，体重约40g。已有群、系20个。栖住于中国的东海岸至里海的东海岸这一地区。中国地鼠1948年由中国引入美国，1952年用于糖尿病研究。我国已育成的有山西医科大学的山医群体近交系中国地鼠，军事医学科学院的A：CHA白化黑线仓鼠突变群。

3. 欧洲黑腹地鼠（European hamster，Cricetus cricetus）

体型大，性凶猛，体重约200g，染色体22对。还有一种是白化地鼠（白色、红眼），亦可用于医学研究，多数用于狂犬疫苗生产。

4. 长爪沙鼠（Meriones Unguiculataus Milme-Edwauds）

亦称长爪沙土鼠、蒙古沙鼠（Mongolian gerbil）或黑爪蒙古沙土鼠（内蒙古一带）、黄耗子（河北坝上地区）、砂耗子等。在动物分类学上属于哺乳纲、啮齿目、仓鼠科、沙鼠亚科、沙鼠属。产于我国内蒙古、河北、山西、甘肃等地，是一种正在进行开发、有着广阔应用前景的多功能性的实验动物，由于具有许多独特的生物学特征，在神经系统、脑血管疾病、寄生虫病、传染病研究，在营养、代谢病研究和生殖、内分泌研究中已被广泛采用。长爪沙鼠平均体重雄性为76.5±14.6g，雌性57.0±16.4g，介于大鼠和小鼠之间。1952年，开始将长爪沙鼠实验动物化，并用于生物医学研究。目前，国外已培育了多个近交系和突变系，国内只有封闭群长爪沙鼠，在浙江实验动物中心、广州医学院实验动物中心、新疆实验动物中心等地有销售。

5. 东方田鼠（Microtus fortis）

主要分布在我国以及和我国接壤的俄罗斯、朝鲜、蒙古的某些地区。东方田鼠染色体数目在47～54个之间，二倍体数为52，常染色体可分为A组、B组、C组和D组。背毛黑棕色，自头至臀部色调基本一致。两侧毛色稍淡。腹面为污白色，毛基深灰色，毛尖白色，但有的带灰栗色。四足背毛与体背同色。尾两色，上面与背色相同，下面灰白色。幼体背面毛色较淡，呈灰褐色，腹面乳白色。该鼠毛色各地区间的差别较大，有的毛色浅，呈黄棕色色调。可用于抗日本血吸虫感染机理的研究。

16.2.6 实验用兔

实验研究用兔有38种不同的类型，此外还有一些供玩赏的类型。我国医学科研和教学中最常用的有下列4个品种：

1. 中国本兔（又名白家兔、菜兔）

中国本兔是我国劳动人民长期培育成的一种皮肉兼用，又适合实验需要的品种。饲养历史悠久，全国各地均有分布。毛色为纯白，体型紧凑，体重3～5斤，红眼睛，嘴较尖，耳朵短而厚。皮厚实，被毛短密。中国本兔有许多突出的优点，如抗病力强，耐粗饲料，对环境适应性好，繁殖力强。雌兔有5～6对乳头。

2. 大耳白兔（又名大耳兔，日本大耳白）

大耳白兔是日本用中国本兔选育而成的皮肉兼用和供实验用的良种兔。毛色纯白，红眼睛，体型较大。体重8～12斤，最高可达16斤。两耳长大高举，耳根细，耳端尖，形同柳叶，颌下具肉髯，被毛浓密。大耳白兔生长发育快，繁殖力较强，但抗病力较差。由于它的耳朵大，皮肤白色，血管清晰，便于取血和注射，是一种常用的实验用兔。

3. 青紫兰色兔（又名山羊青，金基拉）

青紫兰色兔是一种优良的皮肉兼用的实验用兔，我国各地都有饲养。每根毛分为三段颜色，耳尖及尾、面呈黑色，眼圈、尾底及腹部呈白色。由于这种特殊的毛色很像一种原产于南美洲的珍贵毛皮兽——毛丝鼠（学名Chinchilla）的毛色，根据译名称为青紫兰色（也译金基拉、青琪纳），我国广大群众又称其为山羊青。青紫兰色兔分标准和大型两个品系。

4. 新西兰白兔（New Zealand white）

新西兰兔是美国加利福尼亚州培育的品种。按毛色分为新西兰白兔和红兔两种，因和栖息在新西兰岛上的野生兔毛色相似而命名。新西兰白兔具有毛色纯白、皮肤光泽、体格健壮、繁殖力强、生长迅速、性情温和、容易管理等优点，已被培育成稳定的近交系实验动物。除广泛应用于皮肤反应试验、药剂的热原试验、致畸形试验、毒性试验和检定外，亦常用于妊娠诊断、人工受胎试验、计划生育研究和制造诊断血清等。

16.2.7 实验用犬

国际上用于医学科学研究的犬主要有：比格犬、拉布拉多猎狗（Labrador 犬）、大猎犬、墨西哥无毛犬、四系杂交犬、拳师（Boxer）黑白斑点短毛犬、灰狗（Greyhound 犬）等。我国自己繁殖饲养的犬品种很多，如中国猎犬、西藏牧羊犬、狼犬、四眼犬、华北犬、西北犬等。用于实验的犬主要包括：比格犬、华北犬、西北犬、山东细犬。这些品种犬的主要特点如下：

1. 比格犬（Beagle）

也叫小猎兔犬，原产英国，是猎犬中较小的一种。1880 年引入美国，开始大量繁殖。比格犬被公认为是较理想的实验用家犬，已成为目前实验研究型别中最标准的动物，多用于长期的慢性实验。比格犬遗传性能稳定，在研究工作中重复性好而稳定，品种固定且优良，一般无遗传性神经疾患。它已被广泛用于基础医学的研究工作和农药的各种安全性试验。

2. 华北犬和西北犬

广泛用于烧伤、放射损伤等研究。华北犬耳较小，后肢较小，颈部较长，前肢较大，而西北犬正好与此相反。两种犬各种体表面积的百分比有一定的差异。体表面积这些差异对烧伤实验研究时烧伤面积的计算具有重要意义。

3. 山东细犬

也叫中国猎犬，是中国古老的狩猎犬种，主要分布在山东聊城、梁山（长毛品系）、济宁（短毛品系）。后来狩猎犬的作用渐渐不明显所以饲养的较少，导致许多纯种细犬失传，现在纯正的细犬存量较少。

4. 狼犬

适用于胸外科、脏器移植等实验研究。

5. 四系杂交犬（4-Way Ovoss）

这是为满足科研工作者需要而培养出的一种外科手术用犬，它可由两种以上品系犬进行杂交而成。

16.2.8 小型猪（minipig）

自 20 世纪 80 年代以来，我国就已经开始对小型猪资源调查和实验动物化培育研究。到目前为止已培育出了不少有价值品系，主要的品种有：海南五指山小型猪（WZSP）、云南小耳猪、贵州香猪、广西巴马香猪、甘肃合作猪、青海藏猪等。

研究发现，我国小型猪是培育实验动物的理想素材，具有以下特点：①体型小，体重轻，成年体重 15～50kg；②性成熟早；③遗传稳定，品系内均一性好；④无重大传染病感染等特异性。目前近交品系猪已列为国家异种器官移植研究用猪。五指山小型猪和贵州香猪是我国特有的两种近交系猪。

1. 五指山小型猪（WZSP）

具有体型小、性成熟早、遗传稳定、可近亲繁殖的特点。由中国农业科学院畜牧研究所经过近交繁育 17 代，培育出世界上首批五指山小型猪实验用近交系。检测表明，其血液生理生化值和心、肝、肾药物代谢近似人类，血型类似人类。

2. 云南小耳猪

具有体型较小、性成熟早、体为黑色等特点，通过近亲繁殖，已获得近交 20 代仔猪，已分化为体重大小、毛色、体态不一的 8 个家系。

3. 巴马香猪

具有性成熟早、遗传较稳定、产仔率较高，体毛分别为黑色和白色。巴马香猪外貌清秀，个体矮小。外貌颜色特征主要表现为两头黑、中间白，部分个体背腰部稍带黑斑，额头有白线或倒三角形白斑，俗称“两头乌”、“芭蕉猪”。被毛稀疏，有光泽，皮肤红润细腻；成年猪被毛较长，尤其是公猪，被毛和嘴粗长似野猪。巴马香猪极耐粗饲料，适应性和抗病能力强；性成熟为99～127d。

4. 贵州香猪

系国家珍贵微型猪种，是在特定生态环境条件下，经过千百年的自然选择和人工选择而形成的特小型猪种，其体型小、肉质鲜嫩、基因纯合、生长期短、抗病力强、易饲养。

5. 版纳小型猪

近交系目前已进入18代，近交系数达97.8%，是目前最理想的人类异种器官供体和最理想的实验用小型猪之一。版纳小型猪主要分布在云南西双版纳境内山区。公猪稍高，稍重，性成熟早，4至6月龄即可配种繁殖，窝产仔6～8头，初生猪约0.4kg，2月龄重约5kg，皮薄。

6. 藏猪

系高原放牧品种，主要分布在西藏自治区及毗邻的四川甘孜藏族自治州、云南迪庆藏族自治州交通不便的半农半牧区，全身被毛黑色并有棕毛，身躯稍窄，背腰稍凸，后躯高，腹线平。该猪能适应恶劣的高寒气候和以放牧为主的低劣饲养条件，是世界分布海拔最高（3000m）地区的猪种，有极顽强的生命力和抗逆力。

猪性情温驯，毛色白、黑、黑白及褐色，汗腺不发达，幼猪和成年猪都不耐热，性成熟早，寿命最长达27年，平均16年。小型猪体型矮小，成年体重30～60kg。染色体数$2n=38$。猪在生物医学研究中应用于：皮肤烧伤、肿瘤学、免疫学、心血管系统疾病及糖尿病、畸形学和产期生物学等研究。猪还是老年学、婴儿病毒性腹泻、霉形体关节炎、血友病、十二指肠溃疡、胰腺炎等疾病研究中的理想的动物模型。小型猪腹股沟区的局部解剖、腹股沟管的构成及阴囊疝的发生均与人相似。基底动脉的弯曲状况与人相似，并以一个弯曲者稍多，适宜用其建立人类脑血管病模型。

16.2.9 非人灵长类动物

猴属哺乳纲、灵长目、猴科、猕猴属动物。在医学科学研究中广泛应用的主要是猕猴属猴，主要有12个品种，其中恒河猴分布最广，数量最多，应用最广。猕猴作为灵长类动物，是人类的近亲动物，在组织结构、生理和代谢功能等方面同人类相似。包括猕猴在内的非人灵长类与人类的遗传物质有75%～98.5%的同源性，显示了许多相似的生物学和行为学特征，成为解决人类健康问题、疾病问题的基础研究和临床前研究的理想动物模型。

1. 恒河猴

学名为Macaca mulatta，英文名Rhesus monkey，属哺乳纲、灵长目、狭鼻亚目、猕猴科。又名罗猴、广西猴等。其身上大部分毛色为灰褐色，腰部以下为橙黄色，有光泽，胸腹部、腿部的灰色较浓，面部、两耳多为肉色，臀部多为红色，雌猴色更赤，眉骨高，眼窝深，有两颊囊。属群居性动物，常数十只或成百只活动，生活在热带、亚热带和温带的山林区或石山上，毛长能耐寒，素食性。

2. 食蟹猴

学名Macaca fascicularis，也叫Crab-eating macaque。尾巴比身体还长，于猕猴中属体型较小者。居住于距海岸或河边不远的湿地及低地，会游泳。食蟹猴大多使用于医学上，同时也常被当作宠物来饲养，产地分布广，亚种极多。

3. 狨猴

学名Hapale jacchus或Callithrix jacchus，英文名Marmoset。狨科有3属35种之多，是产于中南美洲的小型低等猿类，特点是体小尾长，尾不具有缠绕性，头圆，无颊囊，鼻孔侧向。各种狨猴皆活泼、温顺、脆弱，易驯养。主要用于生殖生理、避孕药物、甲型肝炎病毒和寄生虫病的研究。狨猴又名绢毛猴、普通狨（Callithrix jacchus）、银狨（Callithrix argentata）、倭狨（Cebuella pygmaea）、棉顶狨（cottontop pinche）。

4. 松鼠猴

英文名Squirrel monkey，主要用于视觉研究、脑神经和药理学研究。

5. 普通棉耳狨猴（Callithrix jacchus，the common cotton-eared marmoset）

为珍贵的超小型非人灵长类动物，原产于南美亚马逊河的热带丛林。自20世纪60年代末首先被用于人类营养学研究并在实验室内繁殖成功，由于其具有体型小、繁殖率高、食量少、费用低、易在实验室内笼养等优点，自70年代起已被广泛应用于人类脑发育、畸胎学、内分泌学、行为学、免疫学、病毒学、病毒肿瘤学和生殖生物学等多学科研究领域，近年来常用于人类肝炎的研究。

天津医科大学内分泌研究所于1987年从澳大利亚引进15对普通棉耳狨猴用于地方病基础研究。这批狨猴存活下来并繁殖了2～3代，年拥有量保持在100只左右，是国内唯一较具规模的狨猴群体。普通棉耳狨猴是理想的甲肝动物模型。随着我国生命科学研究与国际水平接轨，普通棉耳狨可能进入更多的研究领域。

其他还有台湾岩猴、平顶猴、日本猕猴、头巾猴、戴帽猴、狮尾猴、叟猴、苏拉威西猴、金丝猴、夜猴、獭猴等。

16.2.10 其他常用实验动物

除上述动物外，还有一些动物用于实验研究，包括猫、鸡、羊、牛、马、鸽和蟾蜍等。

1. 猫（Felis catus，cat）

在19世纪末开始用作实验动物。猫在某些实验上具有其他实验动物难以取代的特殊位置，因此不少科学家开始进行猫的纯化培养，有的国家还育成了无特定病原体（SPF级）的猫。现国内已有单位开始饲养、繁殖供医学实验研究用的猫。猫主要用于神经学、生理学和毒理学的研究。

2. 山羊（Capra hircus，goat）

医学上的血清学诊断、检验室的血液培养基等都大量使用山羊血。山羊还适用于营养学、微生物学、免疫学、泌乳生理学研究，也可用于放射生物学研究和进行实验外科手术、制作肺水肿模型等。

3. 绵羊（Ovis aries，sheep）

绵羊是免疫学研究中常用的动物，如可用绵羊制备抗正常人全血清的免疫血清。绵羊红细胞用于血清学“补体结合试验”。绵羊还适用于生理学实验和实验外科手术，绵羊的蓝舌病还被用于人的脑积水研究。

4. 蟾蜍（Bufo bufo，toad）和青蛙（Rana nigromaculata，frog）

蟾蜍和青蛙属两栖纲、无尾目，蟾蜍属蟾蜍科，青蛙属蛙科，品种很多。蟾蜍和青蛙是医学实验中常用的动物，特别是在生理学、药理学实验中更为常用。在临床检验工作中，还可用雄蛙作妊娠诊断实验。蟾蜍和青蛙在我国分布广泛，夏秋季各地均容易捕捉，也易养活。蟾蜍比青蛙在捕捉和饲养等方面更为简便，故在实验中用途较广。

5. 马（Equns caballus，horse）

马是单胃草食性动物，生性急躁，多属于神经容易兴奋的类型，易受惊吓，具有较好的记忆能力，有特殊的消化系统。医学上对血清学的研究以及生物制品在免疫血清的制造等方面通常是在马上进行的。马还有以下用途：生产特异性抗血清或抗生素，如抗白喉血清、破伤风抗血清等；研究传染病，如以马传染性贫血研究人的溶血性贫血、艾滋病等；研究遗传性疾病，如无虹膜症、小脑退化症、白斑病等。

6. 牛（Bos taurus，cattle）

牛属哺乳纲、侧蹄目、牛科，牛为有胎盘、有蹄的反刍动物。医学研究中主要选用乳牛来制备小牛血清，供免疫学研究用。牛还可用于传染性疾病、代谢紊乱、环境科学、遗传性疾病的研究等。

7. 雪貂（Mustela pulourius furo）

经驯化供实验用的雪貂毛色呈野生色或白化，体毛呈淡黄色，黑脸。雪貂同其他鼬科一样，显示了一些解剖学上的独特性。雪貂已应用于病毒学、生殖生理学、药理学和毒理学等的研究。还可作为小脑发育不全、流行性感冒和SARS等动物模型来研究人类相应的疾病。

8. 树鼩（Tupaia belangeri chinensis）

又名树膘鼠、树仙。现在一般称作原猴类动物。外形似松鼠，体型小，吻尖细，成年时体重120～150g。普通树鼩尾蓬松似松鼠，但另有细尾树鼩和笔尾树鼩。毛色为栗红色或橄灰色，肩部有淡白色的条纹。主要用于神经、消化、泌尿系统，病毒学等方面的研究。已有人用树鼩开展了EB病毒、轮状病毒、甲型肝炎病毒和乙型肝炎病毒模型研究。

16.2.11 我国野生动物实验动物化情况

我国野生啮齿动物数量多、分布广、资源丰富、种类繁多，迄今为止已发现的啮齿动物多达204种，有23种在国内仅分布在新疆，其中塔里木兔（Lepus yarkandensis）、郑氏沙鼠（Meriones chengi）和伊犁鼠兔（Ochtona iliensis）为世界特有品种。我国北方荒漠所有的跳鼠（Dipodidae）和绝大多数沙鼠（Gerbillinae），是我国干旱区生物多样性的重要组成部分和天然基因库，也是我国重要的动物资源宝库。新疆开展啮齿动物驯养始于1989年，灰仓鼠（Cricetulus migratorius）、草原兔尾鼠（Lagurus lagurus）、子午沙鼠（Meriones meridianus）已在实验室内繁殖成功并保留种群至今，分别繁殖到24代、20多代和14代。

1. 灰仓鼠（Cricetulus migratorius）

灰仓鼠幼体发育快，体脂肪含量高，适应性很强，有浅冬眠现象，内脏器官系数雌性普遍高于雄性，血清中各种无机离子浓度和酶活性明显高于其他动物。在鼠疫和多房棘球蚴动物模型应用方面优于小鼠，能感染人戊型肝炎病毒（HEV）、人乙型肝炎病毒（HBV）和利什曼原虫，对抗凝血剂杀鼠灵和α-氯代醇具有很强的耐药性。

2. 草原兔尾鼠（Lagurus lagurus）

对环境温度、湿度变化敏感，性成熟早，凝血时间很短，无机元素Zn、Cd、As、Pb在毛发中含量最高，Cu、Mg在脾脏中最高，Fe在肝脏中最高，Al在心脏最高。它是目前最理想的利什曼原虫动物模型之一，能感染人戊型肝炎病毒（HEV）。

3. 子午沙鼠（Meriones meridianus）

子午沙鼠叶氏亚种体重只有长爪沙鼠的2/3，光照时间对性腺变化影响较大，适应性强，能消化纤维物，有胆囊。能用于多房棘球蚴和细粒棘球蚴包虫病动物模型研究，也可用作人戊型肝炎动物模型。

16.3 常用实验动物的生物学特性

实验动物的选择是医学科学研究中首先要考虑的问题。因为实验动物选择恰当与否关系到课题质量的高低、经费开支的多少、研究途径正确与否以及实验方法的简单与繁琐问题，甚至会影响到课题的成败及研究结果正确性。了解实验动物学基础知识，是正确选择实验动物的基本条件。

1. 常用实验动物

(1) 小鼠、大鼠、豚鼠、地鼠（仓鼠）；

(2) 兔、犬、猴、猫、猪、鸡等。

2. 生物学特性

(1) 一般特性：饮食数量、饲料量、饮水量、产热量、排便排尿量、体表面积、给药量换算等；

(2) 生理学特点：细胞更新速度、平均寿命、性成熟年龄、血清生化指标、细胞总数、红细胞压积、血红蛋白浓度、白细胞总数、心率、心搏出量、血压、心电、体温、血糖；

(3) 解剖学特点：脏器重量、肠道长度等。

16.3.1 常用实验动物一般特性（表16.6～16.11）

表16.6 实验动物饲料量、饮水量、产热量表

（以下数据因种类/饲育环境等不同而有差异，仅供参考）

种　类	饲料量	饮水量	热量（cal/h）
小鼠	15g/(100g·d)	15ml/(100g·d)	2.34
大鼠	10g/(100g·d)	10～12ml/(100g·d)	15.60
豚鼠	6g/(100g·d)	10ml/(100g·d)	21.81
兔	5g/(100g·d)	5～10ml/(100g·d)	132.60
金黄地鼠	10～12g/(100g·d)	10～15ml/(100g·d)	ND
鸡	96.4g/d	ND	117
犬(4.5kg)	300～500g/d	350g/d	312～585
猕猴	113～907g/d	200～950(450)g/d	253.5～780

表 16.7 实验动物排便排尿量表

种 类	排便量 (g/d)	排尿量 (ml/d)	种 类	排便量 (g/d)	排尿量 (ml/d)
小鼠(成年)	1.4～2.8	1～3	鸡（成年）	113～227	ND
大鼠(成年)	7.1～14.2	10～15	猕猴(成年)	110～300/kg	110～550
豚鼠(成年)	21.2～85.0	15～75	犬（4.5kg）	113～340	65～400
兔（1.36～2.26kg)	14.2～56.7/kg	40～100/kg	牛（成年）	27.0～60.8/kg	11.4～19.0L
金黄地鼠(成年)	5.7～22.7	6～12	猪（成年）	2.7～3.2/kg	1.9～3.8L

表 16.8 实验动物的体表面积

种类	体重 (g)	按公式计算出的动物体表面积（cm^2）		成年动物的体表面积		
		1g 0.8762＋0.6981P	S＝KW2/3	体表面积 （cm^2）	体表体重比 cm^2/kg	身体容量 （L）
小鼠	18	56.53	78.29	60	3000	—
	30	80.76	110.06			
大鼠	180	282.0	291.05	300	1500	0.264
	340	439.6	443.93			
豚鼠	200	303.5	290.69	480	1200	0.527
	500	575.5	535.40			
兔	1000	1239	1631.32	1800	720	3.16
	3500	2187	2866.08			
狗	10000	4658	4889.70	—	—	—
	15000	6181	6538.36			

注：P＝动物体重（克），W＝动物体重（克），K＝常数，S＝体表面积

表 16.9 常用实验动物及人的体表面积比例（剂量换算用）

种类	20g 小鼠	200g 大鼠	400g 豚鼠	1.5kg 兔	2.0kg 猫	4.0kg 猴	12kg 犬	70kg 人
20g 小鼠	1.0	7.0	12.25	27.8	29.0	64.1	124.2	387.9
200g 大鼠	0.14	1.0	1.74	3.9	4.2	9.2	17.8	56.0
400g 豚鼠	0.08	0.57	1.0	2.25	2.4	5.2	10.2	31.5
1.5kg 兔	0.04	0.25	0.44	1.0	1.08	2.4	4.5	14.2
2.0kg 猫	0.03	0.23	0.41	0.92	1.0	2.2	4.1	13.0
4.0kg 猴	0.016	0.11	0.19	0.42	0.45	1.0	1.9	6.1
12kg 犬	0.008	0.06	0.10	0.22	0.24	0.52	1.0	3.1
70kg 人	0.0026	0.018	0.031	0.07	0.076	0.16	0.32	1.0

查表方法：例：如犬剂量为 10mg/kg，12kg 的犬总剂量为 12×10mg＝120mg。查上表 70kg 人与 12kg 犬相交处为 3.1，所以人（70kg）的剂量＝120mg×3.1＝372mg

表 16.10 不同种类实验动物一次给药能耐受的最大剂量（ml）

种类	灌胃	皮下注射	肌肉注射	腹腔注射	静脉注射
小鼠	0.9	1.5	0.2	1	0.8
大鼠	5.0	5.0	0.5	2	4.0
兔	200	10	2.0	5	10
猴	300	50	3.0	10	20
犬	500	100	4.0	—	100

表 16.11 人与动物的给药量换算方法

种类	人				猴			犬			小鼠
体重*	50	60	70	80	4	5	6	10	12	15	0.02
μg·kg⁻¹·d⁻¹	11.2	10.5	10	9.6	28.9	26.8	25.2	20.2	79.0	77.7	730.3
	22.4	21.0	20	19.2	57.8	53.6	50.4	40.4	38.0	35.4	260.6
	33.6	31.5	30	28.8	86.7	80.4	75.6	60.6	57.0	53.1	390.9
	44.8	42.0	40	38.4	115.6	107.2	100.8	80.8	76.0	70.8	527.2
	56.0	52.5	50	48.0	144.5	734.0	126.0	107.0	95.0	88.5	651.5
	112.0	105.0	100	96.0	289.0	268.0	252.0	202.0	790.0	777.0	1303

注：*表示人与动物的不同体重，以 kg 表示，第三行及以下数据单位为 $\mu g \cdot kg^{-1} \cdot d^{-1}$

16.3.2 常用实验动物生理学特点

1. 哺乳动物和人的细胞更新速度（表 16.12）

表 16.12 哺乳动物和人的细胞更新速度

细胞种类	小鼠	大鼠	家兔	犬	人
中性粒细胞：					
骨髓中成熟时间（d）	—	4	—	4～6	8～13
红细胞：					
血中寿命（d）	41～50	50～60	50～70	90～135	109～127
骨髓中成熟时间（d）	—	—	—	2～3	4～7
血小板：					
血中寿命（d）	—	4～5	3～4	—	8～9
骨髓中成熟时间（d）	—	＞2	5～6	—	4～10
消化道上皮细胞：					
胃（h）	—	6	—	—	4～6
十二指肠（h）	2	2	—	—	2
空肠（d）	＞50	＞62	—	—	130
回肠（d）	＞42	＞74	—	—	3
大肠（d）	2	1	—	3	4～6
直肠（d）	—	6	—	—	
睾丸：生精细胞（d）	34	48	—	—	74
角膜上皮（d）	4～7	3～7	—	—	7
毛发（d）	—	34	—	—	120～150

2. 常用实验动物的寿命（表 16.13）

表 16.13 实验动物的寿命比较

种类	最长寿命（年）	平均寿命（年）	种类	最长寿命（年）	平均寿命（年）
大鼠	5	4	地鼠	3	2
小鼠	3	2	猪	27	16
豚鼠	7	5	犬	20	10
猴	30	10	兔	15	8

3. 常用实验动物的性成熟年龄和繁殖周期

（1）常用实验动物的繁殖周期特点

小鼠、大鼠、豚鼠、兔、犬、恒河猴等各种动物的性周期、排卵时间及妊娠期都各不相同。如犬是季节性单发情，猫是季节性多次发情，而鼠、豚鼠全年都有发情周期的循环，灵长类有月经周期，但只有一定季节才排卵（表 16.14～16.17）。

（2）常用实验动物排卵和性周期特点

哺乳动物的排卵可分为两种类型，一般动物是按一定的周期进行排卵的，这类动物不交配也可正常排卵，此称为自发排卵或非刺激性排卵；而兔、猫、雪貂（白鼬）、水貂等，只有经过交配的刺激才能进行排卵，此称为诱发排卵，也称刺激性排卵或反射性排卵。

表 16.14 实验动物性成熟年龄及繁殖周期

种类	第一次交配年龄	发情周期（d）	发情持续期	排卵时间	受精卵进入子宫时间	植入开始时间	妊娠期
大鼠	8～10 月龄	4.5（4～5）	14h	发情后 10h	交配后 3～4d	交配后 5～6d	22d（19～23）
小鼠	6～8 月龄	5(4～7)	6～24h	发情后 2～3h	交配后 3～4d	交配后 4～5d	19～21d
豚鼠	雄 6 月龄 雌 5 月龄	16.5（12～18）	8h	发情后 10h	交配后 3～4d	交配后 5～7d	70d（69～75）
兔	4～5 月龄	多次发情	时间界限不明显	诱发排卵，交配后 10.5h	交配后 4d	交配后 7～8d	32d（29～36）
犬	1～2 岁雄犬	发情期间隔 4～8 个月，春秋季以品种不同而不同	9d（4～13）	发情第 3 或 4d	交配后 5～6d	交配后 15d	60d（58～63）
恒河猴	第 3～5 次性周期后才可进行交配	月经周期 28（23～33）	时间界限不明显，一般为 4～6h	月经周期 9～20d 接近发情结束时	交配后 4d	交配后 9d	164d（156～180）

实验动物性季节（繁殖季节）差异较大，兔、小鼠、大鼠、猪等一年四季都有性活动（妊娠时除外），这类动物称为“常年多次发情（或常年发情动物）”，其繁殖力很强。犬的发情有一定的季节性，雌犬一年内发情两次，多在春秋两季，每次发情持续 14～21d，每次发情的间隔期约 7 个月。猫的繁殖季节，北半球是 3～8 月，南半球是 9 月到次年的 2 月。欧洲田鼠的繁殖季节是 4～8 月。羊的繁殖季节在秋季（7～10 月）。

表 16.15　实验动物繁殖生理数据（1）

种类	性成熟年龄（生后）	繁殖适龄期（生后）	成熟时体重	性周期（d）	发情持续时间
小鼠	♀35～50d ♂45～60d	60～90d	20g 以上	5(4～7)	12h(8～20)
大鼠	60d	80～110d	♀250g 以上 ♂150g 以上	4(4～5)	13.3h(8～20)
豚鼠	♀30～45d ♂70d	12～14 周	500g 以上	16.5(12～18)	6h(1～18)
兔	小型:4 个月 小型:6 个月 小型:8 个月	小:6 个月 中:8 个月 大:10 个月	2.5kg 以上		
犬	♀6 个月 ♂6～8 个月	12 个月	8～20kg	180(126～240)	9d(4～13)
鸡	4～6 个月	4～6 个月	1.5～3kg		
猴	♀3.5 年 ♂4.5 年	♀4.5 年 ♂5.5 年	8kg 以上	28(23～33)	4～6d

表 16.16 实验动物繁殖生理数据(2)

种类	发情性质	发情后排卵时间	妊娠期(d)	哺乳期(d)	产仔数(只)	寿命(年)
小鼠	全年,多发性	2～3h	19(18～24)	21	6(1～18)	2～3
大鼠	全年,多发性	8～10h	20(19～22)	21	8(1～12)	3～4
豚鼠	全年,多发性	10h	68(62～72)	21	3.5(1～6)	7
兔	全年均有交配可能	交配后刺激排卵,交配后10.5h	30(29～35)	45	6(1～10)	8
犬	单发情,每年春秋2次	1～3d	60(58～63)	60	2～8	10
猴	单发情,11月～次年3月	月经开始后9～20d	164(149～180)	8个月	1	30

4. 常用实验动物的血细胞正常指标值

(1) 实验动物白细胞总数、分类计数及血小板数(表16.18)。

(2) 实验动物红细胞总数、压积、体积、大小和血红蛋白浓度(表16.19)。

表 16.17　实验动物生殖生理指标值表

种类	始发情期（生后）(d)	繁殖适龄期（生后）	成熟体重	性周期(d)	发情持续时间(h)	发情性质	由发情开始至排卵	妊娠期(d)	产仔数	新生体重(g)	哺乳时间	离乳体重(g)	成年体重(g)
小鼠	30～40	8 周	20g 以上	5(4～7)	12(8～20)	全年	2～3h	19 (18～20)	6(1～18)	1.5	21d	10～12	25～30
大鼠	50～60	3 个月	♂250g 以上 ♀150g 以上	4(4～5)	13.5 (8～20)	全年	8～10h	20 (19～22)	8(1～12)	5～6	21d	35～40	250～400
豚鼠	45～60	4 个月	500g 以上	16.5 (14～17)	8(1～18)	全年	10h	68 (62～72)	3.5 (1～6)	85～90	21d	160～170	500～800
金黄地鼠	20～35	8 周	♂70g ♀70g 以上	4(4～5)	4(4～5) 6(12)	全年	8～12h	16 (15～19)	7(3～14)	1.3～3.2	21d	37～42	110～125
家兔	150～240	4 个月	2.5kg 以上			全年	交配后 10.5h	30 (29～35)	6(1～10)	70～80	45d	1000	2900 1000～7000
狗	180～240	12 个月	5～20kg	180 (126～240)	9d(4～13)	春秋 2 次	1～3d	60 (58～63)	7(1～20)	200～500	60d		10～30kg
猕猴	36～ 40 个月	48 个月	♂5kg 以上 ♀4kg 以上	28 (23～33)	4～6d	11 月～ 次年 3 月 发情一次	月经开始后 第 11～15d	164 (149～180)	1	300～600	6～ 8 个月		

表 16.18　实验动物白细胞正常指标值表

种类	白细胞数	白细胞分类(%)					血液比重	血量/体重	血小板 $10^3/m^3$
		嗜碱	嗜酸	中性	淋巴细胞	单核细胞			
小鼠	8.0 (4.0～12.0)	0.5 (0～1.0)	2.0 (0～5.0)	25.5 (12.0～44.0)	68.0 (54.0～85.0)	4.0 (0～15.0)	–	1/5	157～260
大鼠	14.0 (5.0～25.0)	0.5 (0～1.5)	2.2 (0～6.0)	46.0 (36.0～52.0)	73.0 (65.0～84.0)	2.3 (0～5.0)	–	1/20	100～300
豚鼠	10.0 (7.0～19.0)	0.7 (0～2.0)	4.0 (2.0～12.0)	42.0 (22.0～50.0)	49.0 (37.0～64.0)	4.3 (3.0～13.0)	–	1/20	116*
地鼠	7.0	0	0.6	24.5	73.9	1.1	–	1/20	564.7±203.7
家兔	9.0 (6.0～13.0)	5.0 (2.0～7.0)	2.0 (0.5～3.5)	46.0 (36.0～52.0)	39.0 (30.0～52.0)	8.0 (4.0～12.0)	1.050	1/20	280±20
狗	12 (8.0～18.0)	0.7 (0～2.0)	5.1 (2.0～14.0)	68 (62.0～80.0)	21 (10.0～28.0)	5.2 (3.0～9.0)	1.059	1/13	218.6±92.2*
猕猴	7.2～14.4	0.2±0.6 0.2±0.6	4.9±3.9 5.1±6.2	20.9±11.1 23.7±10.9	70.8±12.3 67.8±11.3	3.5±2.5 4.3±2.9	–	1/15	344 (250～750)

* 为普通显微镜检查测定结果，其他为相差显微镜测定结果

表 16.19　实验动物红细胞总数、压积、体积、大小和血红蛋白浓度

种类	红细胞总数 ($10^6/mm^3$)	红细胞压积 (ml/100ml 血)	单个红细胞体积 (mm^3)	单个红细胞大小(μm)(涂片法)	血红蛋白浓度		单个红细胞 Hb 含量(ng)
					g/100ml 血	g/100ml 红细胞	
小鼠	9.3 (7.7～12.5)	41.5	49 (48～51)	6.0	14.8 (10～19)	36 (33～39)	16 (15.5～16.5)
大鼠	8.9 (7.2～9.6)	46 (39～53)	55 (52～58)	7.0 (6.0～7.5)	14.8 (12～17.5)	32 (30～35)	17 (15～19)
豚鼠	5.6 (4.5～7.0)	42 (37～47)	77 (71～83)	7.4 (7.0～7.5)	14.4 (11～16.5)	34 (33～35)	26 (24.5～27.5)
金黄地鼠	6.69 (3.96～9.96)	49 (30～59)	70.0	5.6 (5.4～5.8)	16.6 (12.0～30)	32.0	23.0
鸡	2.8 (2.0～3.2)	35.6 (24～43.3)	127 (120～137)	6.8～11.2	10.3 (7.3～12.9)	29 (27～30)	36.6 (33～41)
兔	5.7 (4.5～7.0)	41.5 (33～50)	61 (60～68)	7.5 (6.5～7.5)	11.9 (8～15)	29 (27～31)	21 (19～23)
犬	6.3 (4.5～8.0)	45.5 (38～53)	66 (59～68)	7.0 (6.2～8)	14.8 (11～18)	33 (30～35)	23 (21～25)
猕猴	5.2 (3.6～6.8)	42 (32～52)	—	—	12.6 (10～16)	30.0	—

5. 实验动物的心率、心输出量、血容量（表 16.20）

表 16.20　实验动物血容量、心率、心输出量

种类	平均体重 (kg)	血容量 (占体重的%)	心率 (次/分)	心输出量 (L/min)	心输出量 [L/(min·kg)]
小鼠	—	8.30	600(328～780)	—	—
大鼠	0.18	7.40	328(216～600)	0.047	0.26
豚鼠	—	6.40	280(260～400)	—	—
兔	2.6	8.7(7～10)	205(123～304)	0.28	0.11
犬	19.30	5.60～8.30	120(100～130)	2.30	0.12
猪	—	2.50～5.00	(55～60)	3.10	—

6. 实验动物的血压数值(表 16.21)

表 16.21　实验动物的血压数值

种类	动物数	麻醉情况	血压(mmHg)	
			收缩压	舒张压
小鼠	9	氨基甲酸乙酯或乙醚	113(95～125)	81(67～90)
大鼠	124	戊巴比妥钠	129(88～184)	91(58～145)
	100	不麻醉	98(82～120)	—
	青年 19	不麻醉	111(95～138)	—
金黄地鼠	—	戊巴比妥钠	(120～170)	—
豚鼠	8	乙醚、戊巴比妥	77(28～140)	47(16～90)
兔	32	不麻醉	110(95～130)	80(60～90)
猴	14	不麻醉	150(137～188)	127(112～152)
猪	—	不麻醉	169(144～185)	108(98～120)
犬	13	不麻醉	112(95～136)	56(43～66)
	22	戊巴比妥钠	149(108～189)	100(75～122)
	67♂	巴比妥钠	134(85～190)	—
	87♀	巴比妥钠	125(60～170)	—

注:1mmHg≈0.133kPa

7. 实验动物心电图正常参考数值（间期）（表 16.22，16.23）

表 16.22　4 种动物心电图正常参考数值（间期）

波形	猴（107 例）	兔（10 例）	豚鼠（37 例）	大鼠（91 例）
P 波（秒）	0.037±0.0014	0.031	0.022 (0.015～0.028)	0.015±0.0037 (0.010～0.030)
PR 间期（秒）	0.078±0.002	0.068	0.050 (0.044～0.068)	0.049±0.007 (0.035～0.070)
QRS 综合波（秒）	0.037±0.0014	0.042	0.038 (0.033～0.048)	0.015±0.0015 (0.0125～0.020)
QT 间期（秒）	0.200±0.006	0.140	0.116	0.0787±0.0137 (0.045～0.115)

续表

波形	猴（107 例）	兔（10 例）	豚鼠（37 例）	大鼠（91 例）
ST 间期（秒）	—	—	0.078 （0.066～0.098）	—
T 波（秒）	0.037±0.014	0.065	0.044 （0.035～0.060）	0.0638±0.0134 （0.030～0.100）
心率（次/分）	215±6 （150～300）	247 （214～272）	261 （214～311）	358±47 （240～444）

表 16.23　3 种动物心电图正常参考数值（波幅电压、毫伏）

波形	导联			猴（107 例）	兔（10 例）	大鼠（91 例）
P 波	标准导联		向上	0.12±0.010	0.075	0.015±0.0037
			向下		0.135	
	加压肢体导联		向上	0.10	0.096	0.014±0.0031
			向下	0.08	0.090	
QRS 综合波	标准导联		Q	—	0.120	0.030±0.017
			R	0.061±0.07	0.160	0.775±0.226
			S	0.25±0.07	0.130	0.255±0.147
	加压肢体导联		Q	0.41	0.110	0.135±0.096
			R	0.41	0.110	0.350±0.178
			S	0.41	0.100	0.155±0.117
	胸导联	V_1	R	0.48	—	—
			S	0.97	—	—
		V_2	R	0.92	—	—
			S	0.56	—	—
		V_3	R	0.90	—	—
			S	0.20	—	—

续表

波形	导联		猴（107 例）	兔（10 例）	大鼠（91 例）
T 波	标准导联	向上	0.17±0.02	0.210	0.145±0.055
		向下		0.180	
	加压肢体导联	向上	0.14	0.170	0.045±0.075
		向下	0.13	0.250	
	胸导联	向上	0.35		
		向下	0.11		

8. 实验动物正常心率时心脏周期情况（表 16.24）

表 16.24　实验动物正常心率时心脏周期情况

指标	测定单位	小鼠	大鼠	豚鼠
动物数		400	280	50
体重	g	15～30	180～350	400～700
心脏收缩数	min	625(470～780)	475(370～580)	280(200～360)
心房传导性 P	ms	—	17(12～20)	20(16～24)
房室传导性 P-Q	ms	34(30～40)	48(40～54)	63(60～70)
室间传导性 QRS	ms	13(10～15)	13(10～16)	13(12～14)
电收缩持续性 Q-T	ms	55(45～60)	74(62～85)	130(120～140)
房室收缩关系	ms	0.60(0.56～0.61)	0.58(0.51～0.65)	0.58(0.55～0.62)
应力时间 Q-Ⅰ音	ms	—	14(10～19)	18(16～20)
机械收缩持续性Ⅰ-Ⅱ音	ms	46(40～50)	62(52～72)	110(100～120)
收缩指数		0.49(0.48～0.51)	0.49(0.41～0.56)	0.51(0.48～0.56)
峰值电压 P	mV	0.1(0～0.2)	0.1(0～0.2)	0.1(0～0.2)
R	mV	0.4(0.2～0.6)	0.5(0.3～0.8)	0.7(0.3～1.2)
T	mV	0.2(0～0.5)	0.2(0.1～0.4)	0.2(0～0.5)

9. 实验动物的血糖含量（表 16.25）

表 16.25　实验动物血液中葡萄糖、果糖含量

种类	葡萄糖（mg/100ml）		果糖（mg/100ml）		种类	葡萄糖（mg/100ml）		果糖（mg/100ml）	
猴	C	119	—	—	牛	B	55（43～71）	B	108
	S	148				P	48（13～78）		
马	B	幼：60（46～74）	B	61（84～138）		C	15		
	C	15	—	—	绵羊	B	45（39～51）	B	山羊：50
	B	73（64～82）	C	78		C	13		
猪	B	176（55～342）	P	70	豚鼠	B	128（95～151）	B	0.7
	P	239（58～770）	C	74		P	155（116～179）		
狗	B	93（82～100）	B	1.1	大鼠	B	103（91～124）	B	0.1
	P	85（64～100）				P	99（81～126）		
兔	B	132（112～156）	B	1.7	小鼠	B	155（147～171）	—	—
	P	156（137～192）				P	175（168～185）		
猫	B	174（109～254）	B	0.9	鸡	B	220（206～234）	—	—
	P	206（135～311）							

10. 实验动物血液温度、酸碱度、黏稠度、比重和体温数据（表 16.26）

表 16.26　实验动物血液温度、酸碱度、黏稠度、比重和体温数据

种类	血液温度（℃）	血液 pH	血液黏稠度	血液比重			体温（直肠，℃）
				全血	血浆	血球	
大鼠	38.2	7.35（7.26～7.44）	—	—	—	—	39.0（38.5～39.5）
豚鼠	38.6	7.35（7.17～7.55）	—	1.060	—	—	38.6（37.8～39.5）
金黄地鼠	38.0	7.39（7.37～7.44）	—	—	—	—	38.0（37.0～39.0）

续表

种类	血液温度(℃)	血液 pH	血液黏稠度	血液比重			体温(直肠,℃)
				全血	血浆	血球	
兔	39.4	7.35 (7.21～7.57)	4.0 (3.5～4.5)	1.050	—	1.090	39.0 (38.5～39.5)
鸡	41.7	7.54 (7.45～7.63)	5.0 (4.5～5.5)	1.064	1.029～1.034	1.090	41.7 (41.6～41.8)
狗	38.9	7.36 (7.31～7.42)	4.6 (3.8～5.5)	1.059	1.029～1.034	1.090	39.0 (38.5～39.5)
猪	—	7.57 (7.36～7.79)	4.5 (4.0～5.0)	1.005～1.060	—	—	39.0 (38.0～40.0)

11. 实验动物临床生理正常指标值（表 16.27，16.28）

表 16.27　实验动物临床生理正常指标值

种类	体温(℃)	呼吸数(1min)	脉数(1min)	血压(mmHg)	红细胞数(10^6)	血红蛋白(g/100ml)	血细胞容量值(%)	红细胞直径(μm)
小鼠	38.0 (37.7～38.7)	128.6 (118～139)	485 (422～549)	147 (133～160)	93 (92～118)	12～16	54.6	5.5
大鼠	38.2 (37.8～38.7)	85.5	334 (324～341)	107 (92～118)	8.9 (7.2～9.6)	15.6	50	6.6
豚鼠	38.5 (38.2～38.9)	92.7 (66～120)	287 (267～340)	75～90	5.6 (4.5～7.0)	11～15	33～44	7.0
家兔	39.0 (38.5～39.5)	51	205 (123～304)	89.3 (59～119)	5.7 (4.5～7.0)	8～15	33～44	7.0
地鼠	37.0(颊囊) 直肠低 1～2 夏天 38.7±0.3	74 (33～127)	450 (300～600)	90～100	7.4	17.6	47.9	6.2～7.0
狗	38.5 (37.5～39.0)	10～30	70～120	155	6.3 (6.0～9.5)	8～13.8	40.8	6.0
猕猴	37～40	39～60	175～253	140～176	5.4～6.1	13～15	44 (41～47)	6.7

表 16.28　实验动物蛋白正常指标值

种类	血沉 1h（mm）	血清蛋白量	白蛋白（%）	α蛋白（%）	β蛋白（%）	γ蛋白（%）	寿命（年）
小鼠		7.3 (6.1～8.3)	48.0±3.97	18.5±7.5	19.0±7.5	14.5±10.8	1～2
大鼠	♂0.70 ♀1.8	6.3	41.03～57.65 40.2	a_1:7.94～15.89 a_2:5.82～12.26 a_1：6.1 a_2：9.0	16.07～27.46 18.2	7.65～17.69 16.5	2～3
豚鼠	1.5	5.5 (5.0～6.1)	54.5 55.3	22.8 a_1：6.4 a_2:18.9	8.1 8.0	14.6 11.4	4～5
家兔	1～2	5.6 (4.3～7.0)	66.8±7.9 62.5 59.0～62.8	6.7±2.3 10.7 a_1:2.9～5.4 a_2:6.3～7.6	9.6±3.2 14.8 14.1～19.1	16.8±6.8 12.0 10.2～11.7	5～6
金黄地鼠	1.2	4.1 (2.4～5.7)	48.2±5.3	a_1:8.4±1.9 a_2:220.3±7.5	11.9±4.6	11.2±3.4	2～3
狗	2.0	6.4 (5.3～7.3)	43.0 51.1 49.3	16.3 11.3 12.0	25.4 17.7 22.3	15.3 19.9 16.4	15
猕猴		7.2	61.1	14.5	38.6	21.8	20

白蛋白、α蛋白、β蛋白、γ蛋白的测定方法有 3 种：Antweiler 法、滤纸电泳和 Tiselius 法，所以有的数值是 3 组

16.3.3　常见实验动物解剖学特点（表 16.29，16.30）

表 16.29　实验动物脏器重量值（脏器均为%）

种类	平均体重	肝	脾	肾	心	肺	脑	甲状腺	肾上腺	垂体	眼球	睾丸	胰脏
小鼠♂	20g	5.18	0.38	0.88	0.5	0.74	1.42	0.01	0.0168	0.0074		0.5980	0.34
大鼠	201～300g	4.07	0.43	0.74	0.38	0.79	0.29	0.0097	♂0.015 ♀0.023	0.0025 0.0041	0.12	0.87	0.39
豚鼠	361.5g	4.48	0.15	0.86	0.37	0.67	0.92	0.0161	0.0512	0.0026		0.5255	

续表

种类	平均体重	肝	脾	肾	心	肺	脑	甲状腺	肾上腺	垂体	眼球	睾丸	胰脏
家兔♂ ♀	2900g 2975g	2.09 2.52	0.31 0.30	0.25 0.25	0.27 0.29	0.60 0.43	0.39 0.35	0.0310 0.0202	0.011 0.0089	0.0017 0.0010	0.210 0.171	0.174	0.106～0.171
金黄地鼠	120g	5.16	0.46	0.53	0.47	0.61	0.88	0.006	0.02	0.003	0.18	0.81	
狗	13kg	2.94	0.54	0.30	0.85	0.94	0.59	0.02	0.01	0.0007 0.0008	0.10	0.2	0.2
猕猴♂ ♀	3.3kg 3.6kg	2.66 3.19	0.29	0.61 0.70	0.34 0.29	0.53 0.79	2.78 2.57	0.001	0.02 0.03	0.0014		0.5422	

表 16.30 实验动物肠道长度值

种类	肠道长度				
	单位	全长	小肠	盲肠	大肠
小鼠	cm	99.3～100.7	76.5～77.3	3.4～3.6	19.4～19.8
大鼠	cm	99.4～100.8	80.5～81.1	2.7～2.9	16.2～16.8
狗	m	2.2～5.0	2.0～4.8	0.12～0.15	0.6～0.8
兔	cm	98.2～101.8	60.1～61.7	10.8～11.4	27.3～28.7
豚鼠	cm	98.5～102.7	58.4～59.6	4.3～4.9	35.8～37.2
鸡	cm	204～216	180	12～25	12
猪	m	18.2～25.0	15～21	0.2～0.4	3.0～3.5

参考文献

1. 中国科学院上海实验动物中心网站，http://www.slaccas.com/htm/labjs-zl1.htm
2. 卢胜明，岳秉飞．我国实验动物种质资源的保护与利用现状．实验动物科学与管理，2003，20（zl）：1-4
3. 中科院上海生命科学信息网，http://www.lifescience.org.cn/
4. 重庆医科大学实验动物中心 2004 年 5 月公布数据
5. 卢耀增等编．医用实验动物学．北京：北京医科大学中国协和医科大学出版社，1994

6. 吉林大学实验动物中心网站，http://laC. jlu. edu. cn/news. htm
7. 美国杰克逊研究所网站，http://www. informatics. jax. org/mgihome/nomen/strain _ 129. shtml
8. 魏泓主编．医学实验动物学．成都：四川科学技术出版社，1998
9. 施新猷主编．比较医学．西安：陕西科学技术出版社，2002
10. 王锯，陈振文主编．现代医学实验动物学概论．北京：中国协和医科大学出版社，2004
11. 廖力夫．新疆野生啮齿动物资源及其开发利用前景．实验动物科学与管理，2003，20（zl）：18－20
12. 吴淑勤，黄志斌，石存斌等．鱼类实验动物与剑尾鱼水生实验动物化．实验动物科学与管理，2003，20（zl）：20－22

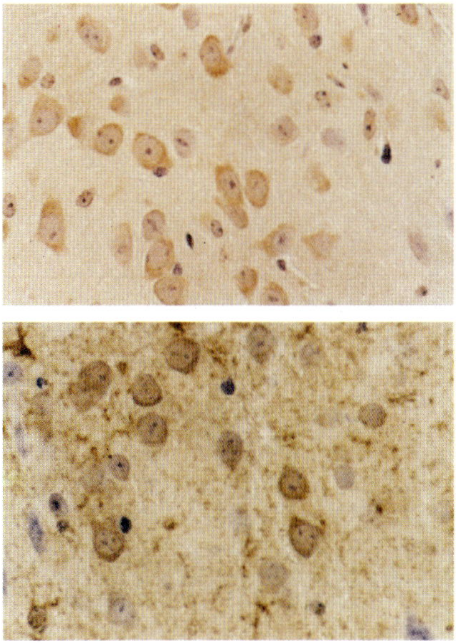

彩图 3.3　上图：免疫组化染色，抗体 Aβ1－16（×400），大脑皮层神经元细胞以锥体细胞为主，胞浆呈明显阳性着色，神经胶质细胞及间质内未见阳性着色（9 月龄）；下图：免疫组化染色，抗体 Aβ1－42（×400），大脑皮层神经元细胞以锥体细胞为主，胞浆呈明显阳性着色，间质内亦可见分布不均的阳性着色颗粒（9 月龄）

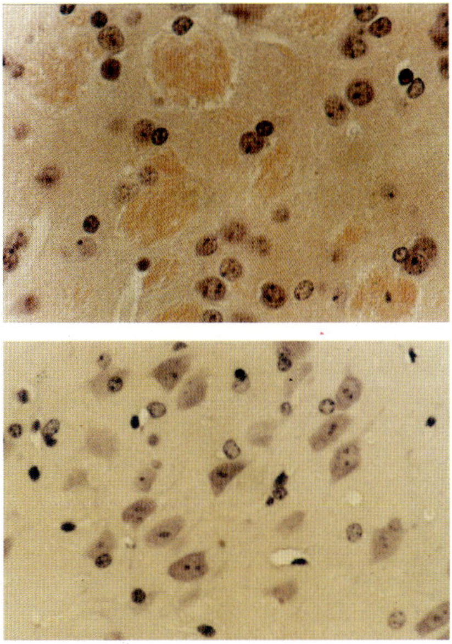

彩图 3.4　上图：刚果红染色（×400），间质内类淀粉样物质沉积（9 月龄）；下图：阴性对照

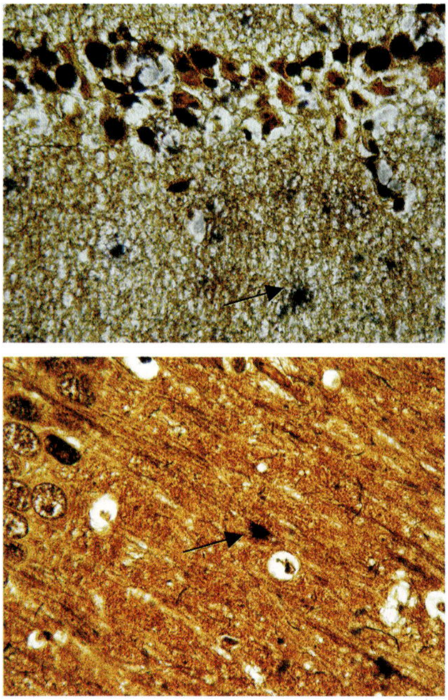

彩图 3.5　Bielschowsky 改良法银染（×100），箭头所指为早期老年斑（12 月龄）

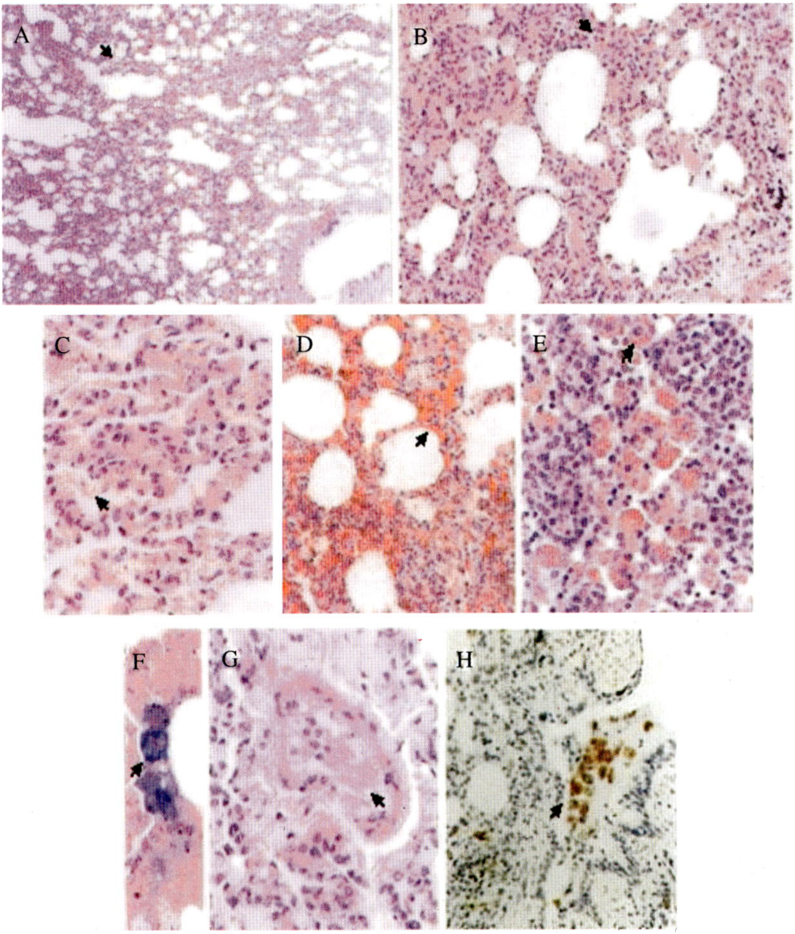

彩图 13.1　病毒接种 5d 后病理改变　包括：A. 均匀分布的间质性肺炎，HE，×100；B. 肺泡间隔单核细胞浸润，HE，×200；C. 肺泡中单核细胞积聚，上皮细胞脱落，HE，×400；D. 出血和出血性间质性肺炎，HE，×200；E. 肺门淋巴结吞噬细胞吞噬 RBC，HE，×400；F. 细胞中铁染色阳性，×400；G. 肺泡透明膜形成，HE，×400；H. $CD68^+$ 单核细胞出现在呼吸道和肺泡中，CD68 McAb 染色，×400

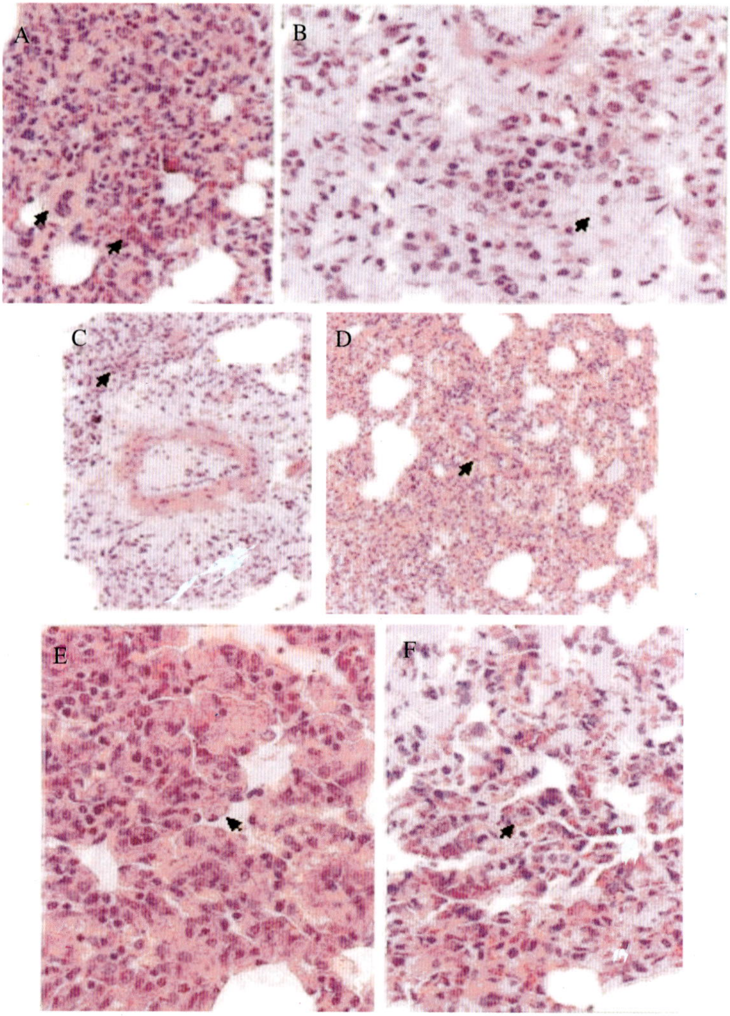

彩图 13.2　病毒接种 7d 后病理改变　包括：A. 出血性间质性肺炎伴有巨细胞的出现，HE，×400；B. 巨细胞和泡沫细胞在肺泡内积聚，支气管扩张，HE，×200；C. 肺间质的病变，HE，×200；D. 上皮细胞增生和静脉壁的纤维化，HE，×20；E. 肺泡中单核细胞（泡沫细胞）增生和积聚，HE，×400；F. 出血和红细胞吞噬现象，HE，×400

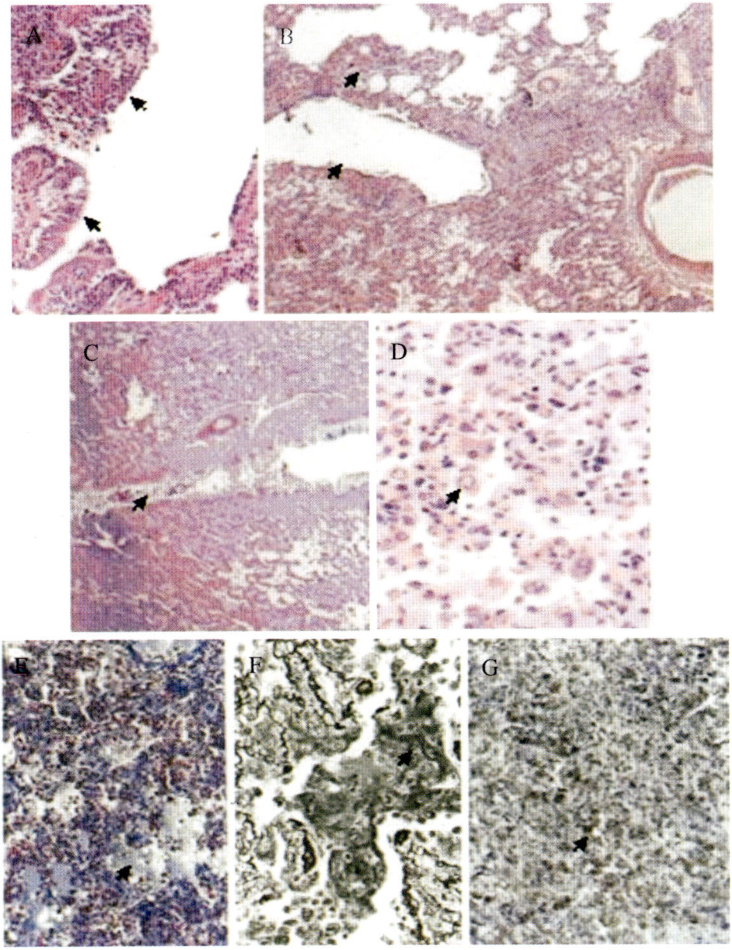

彩图 13.3　病毒接种 10d 后病理改变　包括：A. 支气管上皮的炎症、脱落和再生，HE，×200；B. 间质性肺炎和呼吸性管道的扩张，HE，×200；C. 黏液性炎细胞和细胞碎片堵塞呼吸管道，PAS，×200；D. 在毁损的肺泡中有吞噬细胞、泡沫细胞和巨细胞的积聚，HE，×400；E. 肺泡中可见水肿液，单核细胞染成红色，MCT 染色，×200；F. 肺泡间隔网状纤维和弹力纤维的断裂，Gomorri 银染，×400；G. 淋巴结组织中查到 SARS 冠状病毒抗原

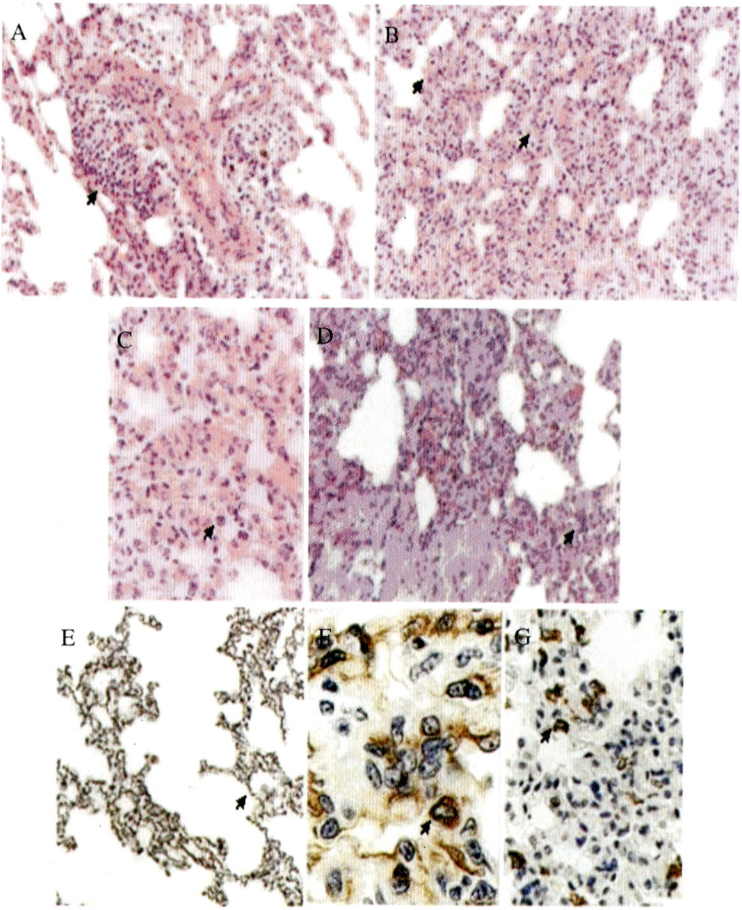

彩图 13.4　病毒接种 15d 后病理改变　包括：A. 和 B. 间质性肺炎的发展，肺泡和肺泡间隔内可见单核细胞的积聚，HE，×400；C. 肺泡和肺泡间隔内吞噬细胞的积聚，HE，×400；D. 出血和红细胞吞噬现象，HE，×200；E. 肺泡间隔网状纤维的断裂，Gomorri 银染，×400；F. 肺泡内皮细胞角蛋白染色阳性，角蛋白 McAb 染色，×1000；G. 肺泡间隔 $CD68^+$ 吞噬细胞浸润，Gomorri 银染，×400

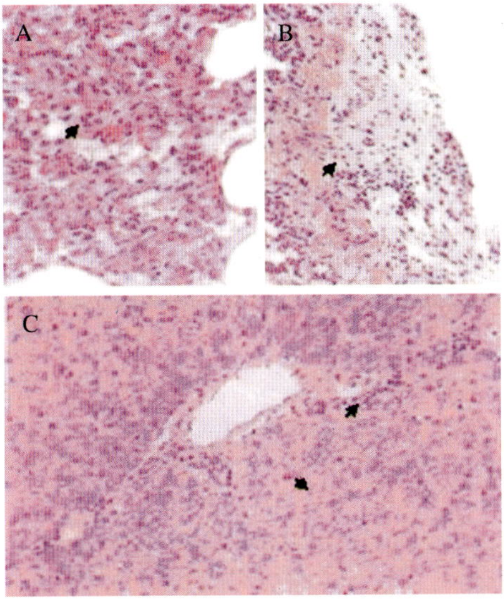

彩图 13.5　病毒接种 20d 后病理改变　A. 肺间质病变仍然明显，肺泡被炎症病灶中的单核细胞和泡沫细胞所替代，HE，×400；B. 胸膜水肿和渗出性炎症，同时有成纤维细胞和纤维细胞的增生，HE，×200；C. 肝脏脂肪变性，肝细胞局灶性坏死，伴有血管（静脉）周围的单核细胞（淋巴细胞）浸润，HE，×200

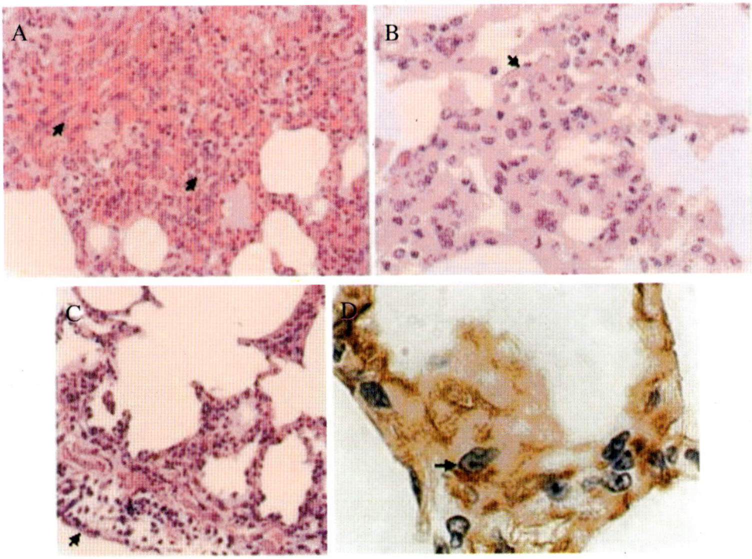

彩图 13.6　病毒接种 30d 后病理改变　包括：A. 肺间质的病灶，肺实质内有成纤维细胞的增生，HE，×200；B. 肺泡中有巨噬细胞的积聚和透明膜形成，HE，×400；C. 胸膜水肿和炎症细胞积聚，肺泡扩张，HE，×200；D. 肺泡内衬细胞内有完整的角蛋白，角蛋白 McAb 染色，×1000

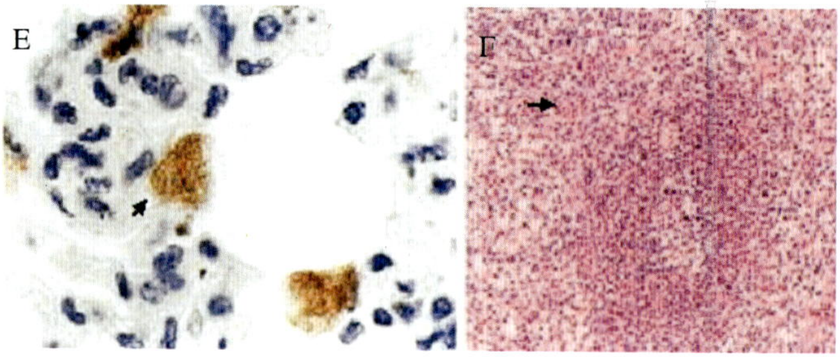

彩图 13.6　病毒接种 30d 后病理改变　E. 在肺泡和肺泡间隔内有少许 CD68^{+} 吞噬细胞，CD68 McAb 染色，×1000；F. 脾脏中有红髓细胞的充血和增生，HE，×200

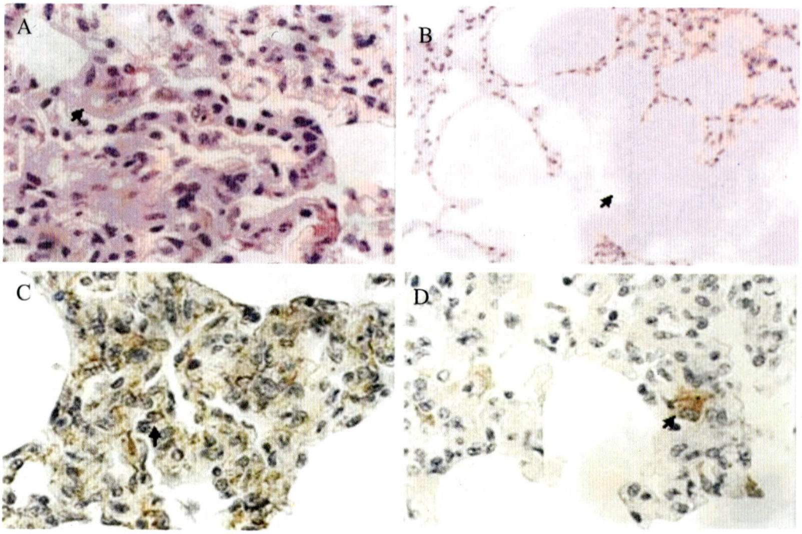

彩图 13.7　病毒接种 60d 后病理改变　包括：A. 在某些肺泡中有透明膜形成，HE，×400；B. 肺泡囊扩张和局灶性水肿，HE，×200；C. 肺泡内衬细胞增生（角蛋白阳性），角蛋白 McAb 染色，×400；D. 在肺泡间隔内可见到少许 CD68^{+} 细胞，CD68 McAb 染色，×400